Psicofarmacología

Bases neurofuncionales, acciones y terapéutica

Ana Adan – Gemma Prat

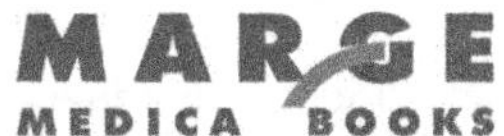

PSICOFARMACOLOGÍA. Bases neurofuncionales, acciones y terapéutica
1.ª edición 2023

© 2023, Ana Adan, Gemma Prat
© de esta edición, incluido el diseño de la cubierta, ICG Marge, SL
Imagen de la portada: Hèctor Soler

Edita: Marge Médica Books – Brutau, 160 – 08203 Sabadell (Barcelona)
Tel. 931 429 486 – marge@margebooks.com – www.margebooks.com

Edición: David Soler
Realización editorial: Mercedes Lara
Impresión: Safekat, SL (Madrid)

ISBN: 978-84-19109-57-6
Depósito Legal: B 14255-2023

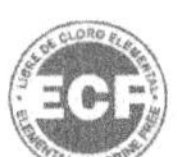

El papel empleado en este libro no ha sido blanqueado con cloro elemental (CI_2).

A los docentes que nos formaron en Psiquiatría y Psicología Clínica,
por transmitirnos sus conocimientos y, en especial, el espíritu crítico
y la curiosidad por el progreso científico.
A nuestros alumnos, que año tras año nos obligan a seguir aprendiendo.
A Albert, Sandra y Toni, por animarnos y comprender el tiempo
que les hemos restado de ocio para preparar el material de este libro.

ÍNDICE

Con la introducción de los principales grupos de psicofármacos en la práctica clínica, en la mayor parte de los casos por descubrimientos accidentales, se inició un replanteamiento total de las hipótesis teóricas, la nosología, la investigación, las aproximaciones terapéuticas y de la asistencia socio-sanitaria que hasta el momento eran vigentes en la Psiquiatría y la Psicología de los países desarrollados.

Durante los años 1950 y 1960, la década de oro de la psicofarmacología, la práctica clínica psiquiátrica se centró en administrar algunos grupos de psicofármacos con la finalidad de tratar diversos desórdenes psiquiátricos. Pese a que muchas de las hipótesis teóricas surgidas de aquellos descubrimientos iniciales pueden considerarse *gigantes con pies de barro,* puesto que ninguna se ha podido demostrar hasta la fecha, es necesario reconocer que han contribuido en el desarrollo actual de la salud mental, el cual beneficia a millones de seres humanos.

Desde ese período ha aumentado la necesidad de introducir la formación en psicofarmacología para capacitar a los profesionales en el ámbito de las ciencias de la salud. En la actualidad, se considera obligatorio que el abordaje de los distintos trastornos psicopatológicos sea de tipo interdisciplinario, de modo que intervienen profesionales de toda la rama sanitaria, por ejemplo, psiquiatras, psicólogos, enfermeros, terapeutas ocupacionales, fisioterapeutas, trabajadores sociales, etc.

En el campo específico de la psicología, el estudio de la psicofarmacología tiene una gran importancia. Como disciplina científica, la psicología estudia las leyes generales del pensamiento y el comportamiento, por lo tanto, ha de prever todo aquello que las pueda modificar, como es el caso de los psicótropos, conociendo que en función de la modificación —beneficiosa o malsana— se estará ante sustancias psicoactivas consideradas como medicamentos o drogas.

El libro que se presenta, elaborado desde la experiencia formativa de diferentes generaciones de psicólogos, en el marco de la asignatura obligatoria de psicofarmacología en la Universidad de Barcelona, representa una herramienta muy útil para abordar de forma práctica y sencilla el conocimiento objetivo de la psicofarmacología en general y, más concretamente, de los distintos grupos de psicofármacos utilizados en la clínica actual.

Esta obra es, sin duda, de gran utilidad para estudiantes de grado y postgrado de diferentes disciplinas, puesto que se ha adoptado una pedagogía innovadora (esquemas didácticos) para facilitar el aprendizaje de los conocimientos básicos de la psicofarmacología, además de incluir hipótesis etiopatogénicas, principios de investigación, mecanismos de acción, acontecimientos adversos e interacciones entre tratamientos farmacológicos y psicológicos.

El texto está diseñado para personas con un nivel básico de psiquiatría y farmacología, aunque también resulta práctico para definir conceptos y actualizar conocimientos a profesionales con una amplia experiencia clínica, dado que su presentación esquematizada permite realizar una progresión continuada de los contenidos, además de localizar datos concretos en el texto.

Finalmente, solo me queda reconocer y agradecer el gran esfuerzo que las autoras han realizado en esta obra, con el pleno convencimiento que ésta se convertirá en una clara referencia para la formación de las nuevas generaciones de profesionales que tienen que trabajar en el marco de las ciencias de la salud.

Profesor Miguel Casas
Catedrático emérito de Psiquiatría de la Universidad Autónoma de Barcelona
Consultor senior del Servicio de Psiquiatría del Hospital Universitario Vall d'Hebrón

5-HT: serotonina (5-hidroxitriptamina).
5-HT1: receptor serotoninérgico tipo 1.
5-HT2: receptor serotoninérgico tipo 2.
5-HT3: receptor serotoninérgico tipo 3.
5-HT4: receptor serotoninérgico tipo 4.
5-HT5: receptor serotoninérgico tipo 5.
5-HT6: receptor serotoninérgico tipo 6.
5-HT7: receptor serotoninérgico tipo 7.

ACh: acetilcolina.
AChE: enzima acetilcolinesterasa.
AD: antidepresivo/s.
ADT: antidepresivo/s tricíclico/s.
AGD: ácido glutámico descarboxilasa.
Ago: agonismo.
AINEs: antinflamatorios no esteroideos.
α_1: receptor adrenérgico alfa-1.
α_2: receptor adrenérgico alfa-2.
Ans.: ansiolíticos.
Antag: antagonismo.
AMPc: adenosina-mono-fosfato cíclico.
ASIR: antagonista serotoninérgico inhibidor de la recaptación.

$\beta1$: receptor adrenérgico beta-1.
$\beta2$: receptor adrenérgico beta-2.
$\beta3$: receptor adrenérgico beta-3.
BChE: enzima butirilcolinesterasa.
BHE: barrera hematoencefálica.
BZD: benzodiacepina.

Ca^{+2}: ion calcio.
CB1: receptor cannabinoide tipo 1.
CB2: receptor cannabinoide tipo 2.
Cl^-: ion cloro.
CO_2: dióxido de carbono.
CYP: sistema enzimático del cito-cromo P450.

D1: receptor dopaminérgico tipo 1.
D2: receptor dopaminérgico tipo 2.
D3: receptor dopaminérgico tipo 3.
D4: receptor dopaminérgico tipo 4.

D5: receptor dopaminérgico tipo 5.
DA: dopamina.
DOB: 4-bromo-2,5-dimetioxianfetamina.
DOM: 4-metil-2,5-dimetioxianfetamina.
DRMO: desinhibición y reproceso de los movimientos oculares.

EA: enfermedad de Alzheimer.
EC: estímulo condicionado.
ECG: electrocardiograma.
Ef. adv.: efectos adversos.
Ef. terap.: efectos terapéuticos.
EFC: especialidad farmacéutica comercial.
EFG: especialidad farmacéutica genérica.
EI: estímulo incondicionado.
E-R: estímulo-respuesta.

FDA: *Food and Drug Administration* (EEUU).

GABA: ácido gamma-aminobutírico.
$GABA_A$: receptor gabaérgico tipo A.
$GABA_B$: receptor gabaérgico tipo B.
Glu: glutamato.
GMPc: guanosina monofosfato cíclico.
g: gramo.

h: hora.
H1: receptor histaminérgico tipo 1.
HAMD: escala Hamilton de la depresión.
HHA: hipotálamo-hipofisarioadrenal.

IP: inositol fosfato.
IRD: inhibición recaptación dopamina.
IRN: inhibición recaptación noradrenalina.
IRS: inhibición recaptación serotonina.
ISRS: inhibidor selectivo de la recaptación de serotonina.
IMAO: inhibidor de la monoaminooxidasa.
IRNS: inhibidor recaptación noradrenalina y serotonina.
IRND: inhibidor recaptación noradrenalina y dopamina.

K^+: ion potasio.

LCR: líquido cefalorraquídeo.
LSD: dietilamina del ácido d-lisérgico.

M1: receptor colinérgico muscarínico tipo 1.
MAO: enzima monoaminooxidasa.
MAO_A: enzima monoaminooxidasa isoforma A.
MAO_B: enzima monoaminooxidasa isoforma B.
MDA: 3,4-metilendioxianfetamina.
MDEA: N-etil-3,4-metilendioxianfetamina.
MDMA: metilendioximetanfetamina (éxtasis).
mEq: miliequivalente.
mg: miligramo.
Mg^{+2}: ion magnesio.
ML1: receptor melatonina tipo 1.
ML2: receptor melatonina tipo 2.

NA: noradrenalina.
Na+: ion sodio.
nACh: receptor nicotínico colinérgico.
NaSSA: antidepresivo noradrenérgico y serotoninérgico específico.
NMDA: receptor n-metil-d-aspartato.
NO: óxido nítrico.
No recom.: no recomendable.
NOS: enzima/s óxido nítrico sintasa/s.

O_2: oxígeno.
OMS: Organización Mundial de la Salud.

pg: picogramo (10^{-12} gramos).
PLP: potenciación a largo plazo.
Pot. Resp.: potenciación respuesta.

QTC: intérvalo de despolarización y repolarización ventricular corregido.

®: marca registrada.
R: respuesta.
RC: respuesta condicionada.

REM: sueño paradójico *(Rapid Eye Movement Sleep).*
RC: respuesta incondicionada.
RIMA: inhibidor reversible de la monoaminooxidasa.
R Par: respuesta parcial.

SNC: sistema nervioso central.
SS: síndrome serotoninérgico.
SSADH: succínico semialdehído deshidrogenasa.

t1/2: vida media.
T3: triyodotironina (hormona tiroidea).
TAG: trastorno ansiedad generalizada.
TCC: terapia cognitivo conductual.
TDAH: trastorno por déficit de atención con hiperactividad.
TEC: terapia electroconvulsiva.
TEP: trastornos extrapiramidales.
TEPR: terapia de exposición con prevención de respuesta.
THC: Δ9-tetrahidrocannabinol.
TIP: terapia interpersonal.
TM: trastorno/s mental/es.
T. máx.: tiempo del pico de máximo nivel.
TOC: trastorno obsesivo-compulsivo.
TUS: trastorno por uso de sustancias.

µg: microgramo.

VIH: virus de la inmunodeficiencia humana.
v.b.: vía sublingual/bucal.
v.e.: vía endovenosa.
v.ep.: vía epidural.
v.h.: vía inhalada.
v.i.: vía intramuscular.
v.n.: vía intranasal. v.o.: vía oral.
v.p.: vía parenteral.
v.r.: vía rectal.
v.s.: vía subcutánea.
v.t.: vía transdérmica.

1 INTRODUCCIÓN A LA FARMACOLOGÍA

1.1 CONCEPTOS BÁSICOS

Farmacología *(Pharmacon + logos* = droga + conocimiento)

Ciencia que estudia los efectos de los fármacos sobre los seres vivos (actividad celular).

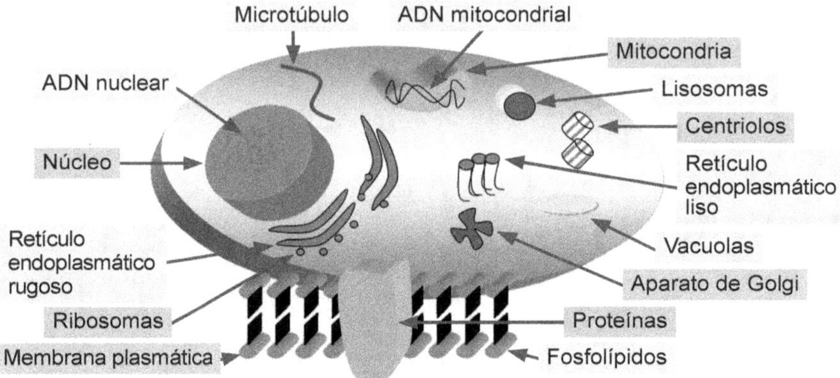

Fármaco

- Cualquier sustancia capaz de inducir una reacción o un cambio en el funcionamiento celular.

- Cualquier sustancia utilizada en farmacia como medicamento o como ingrediente de un medicamento.

- Liposoluble
- Hidrosoluble
- Polaridad

Medicamento

Sustancia utilizada, con finalidad terapéutica, contra las manifestaciones patológicas.

- Indicación
- Dosificación
- Contraindicación

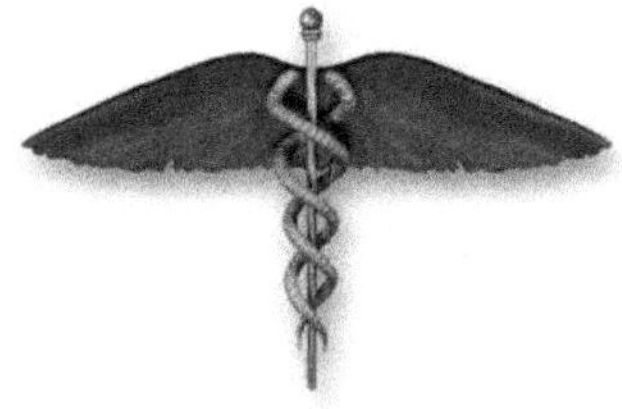

Farmacología médica

Rama de las ciencias biomédicas que estudia las sustancias química utilizadas para el diagnóstico, prevención o tratamiento de las enfermedades en humanos.

CONCEPTOS BÁSICOS

Medicamento

Poblaciones especiales

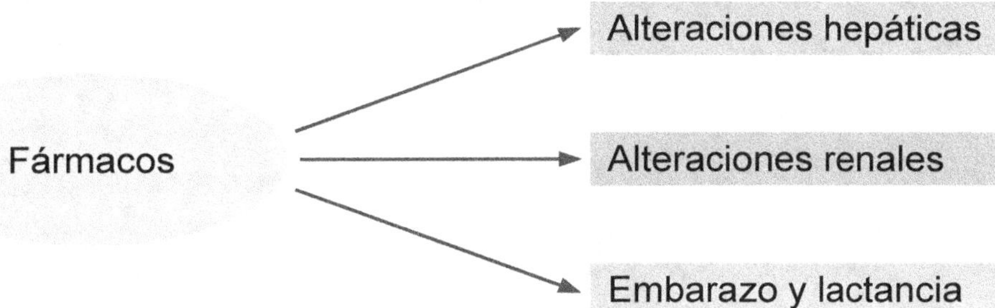

Grupos de personas que muestran condiciones fisiológicas diferentes de las adultas, en las que se ha demostrado la eficacia y la seguridad de los fármacos.

Principales contraindicaciones

Ramas de la Farmacología

- Farmacognosia
- Farmacotecnia y farmacia
- Farmacocinética
- Farmacodinámica
- Toxicología
- Farmacoquímica
- Farmacogenética
- Farmacología clínica
- Terapéutica
- Posología

CONCEPTOS BÁSICOS

Farmacocinética

Rama de la Farmacología que estudia el paso de los fármacos a través del organismo, en función del tiempo y de la cantidad administrada.

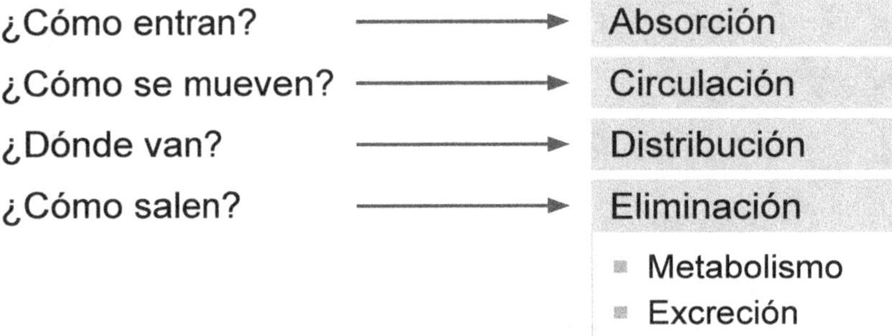

Farmacodinámica

Rama de la Farmacología que estudia el mecanismo de acción de los fármacos y sus efectos bioquímicos, fisiológicos o farmacológicos y conductuales.

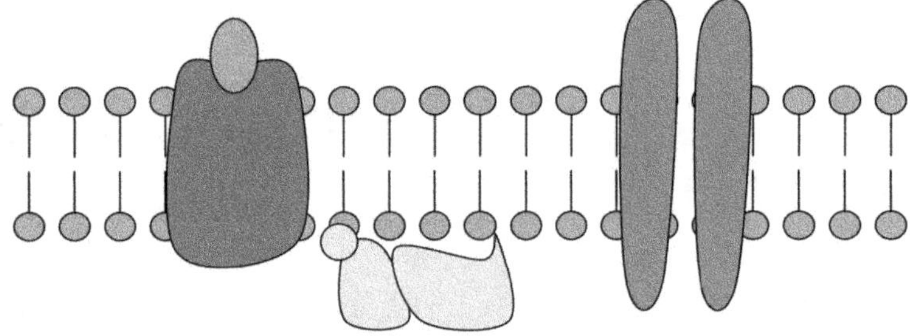

1.2 FARMACOCINÉTICA

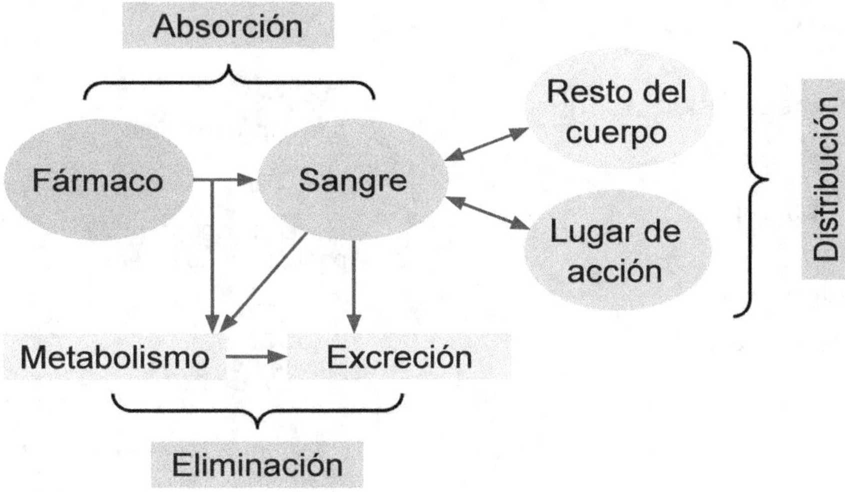

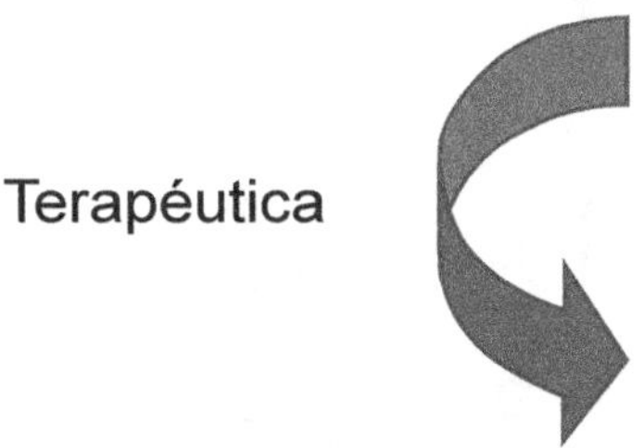

Curso temporal del fármaco en el organismo

Terapéutica

Posología

Cantidad y frecuencia
de administración (ej., 1 cada 8 h)

Absorción

Proceso por el que el **fármaco** llega a la **sangre.**

Factores que afectan a la absorción

- Características físico-químicas del fármaco.
- Características del preparado farmacéutico.
- Mecanismos de transporte.
- Características de las vías de administración.
- Otros factores:
  - Fisiológicos (edad).
  - Patológicos (enfermedades: renales, hepáticas).
  - Iatrogénicos (medicamentos).

FARMACOCINÉTICA

Absorción

Características físico-químicas del fármaco

- Liposolubilidad.
- Polaridad.
- Hidrosolubilidad.
- Peso molecular.

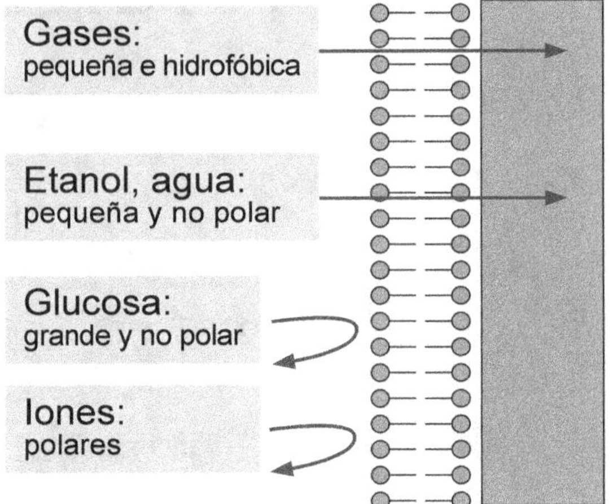

Absorción

Características físico-químicas del fármaco

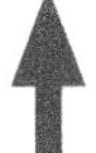 **Polaridad**
(ionización de la molécula, pH medio)

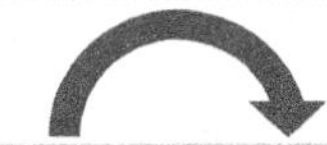 **Liposolubilidad**
(pKa, pH en el que el 50 % del fármaco se ioniza)

 **Ácidos**
+ ionizados en pH básico (>7)
Bases
+ ionizadas en pH ácido (<7)

Absorción

Características del preparado farmacéutico

- Sólido (granulados, comprimidos, cápsulas, supositorios, pastillas).
- Semisólido (pomadas, cremas).
- Líquido (jarabes, inyecciones, suspensiones).
- Gas (aerosoles).

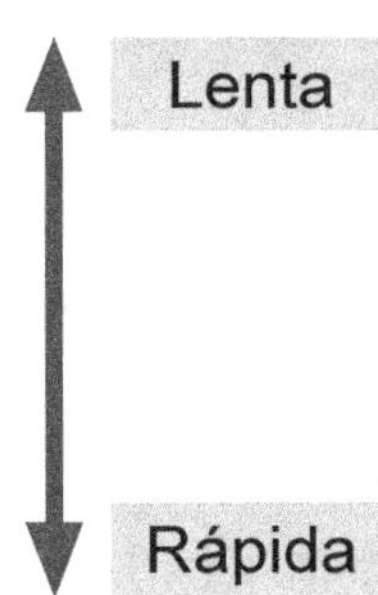

FARMACOCINÉTICA

Absorción

Mecanismos de transporte

- Difusión pasiva (a favor del gradiente de concentración).
- Transporte facilitado (molécula):
  - A favor del gradiente de concentración.
  - Saturable.
  - Inhibición competitiva.
- Transporte activo (molécula + energía):
  - En contra del gradiente de concentración.
  - Saturable.
  - Inhibición competitiva.
- Endocitosis, fagocitosis.

Absorción

Mecanismos de transporte

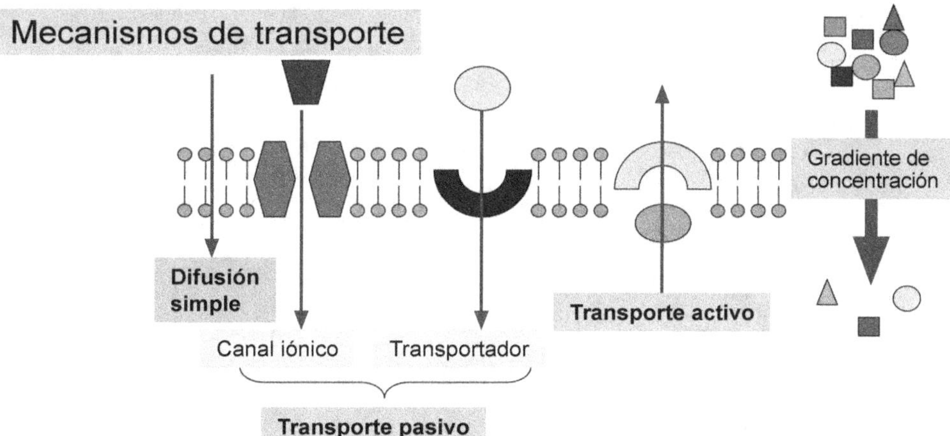

Absorción

Clasificación de las vías de administración

Enterales
- Oral (v.o)
- Sublingual/bucal (v.b)
- Rectal (v.r)

Parenterales (v.p)
- Endovenosa (v.e)
- Intramuscular (v.i)
- Subcutánea (v.s)

Otras
- Intranasal (v.n)
- Inhalada (v.h)
- Transdérmica (v.t)
- Epidural (v.ep)

FARMACOCINÉTICA

Administración vía oral

Disolución del fármaco en los líquidos digestivos

Ventajas
- No es dolorosa, fácil de tomar.
- Económica (respecto a otras vías).
- Variedad en las formas de dispensación.

Inconvenientes
- A dosis elevadas, poca solubilidad.
- Efecto del primer paso metabólico.
- Interacción con la comida presente en el estómago.
- Efectos negativos sobre la flora intestinal.
- En forma sólida no puede utilizarse en pacientes inconscientes.

Administración vía oral

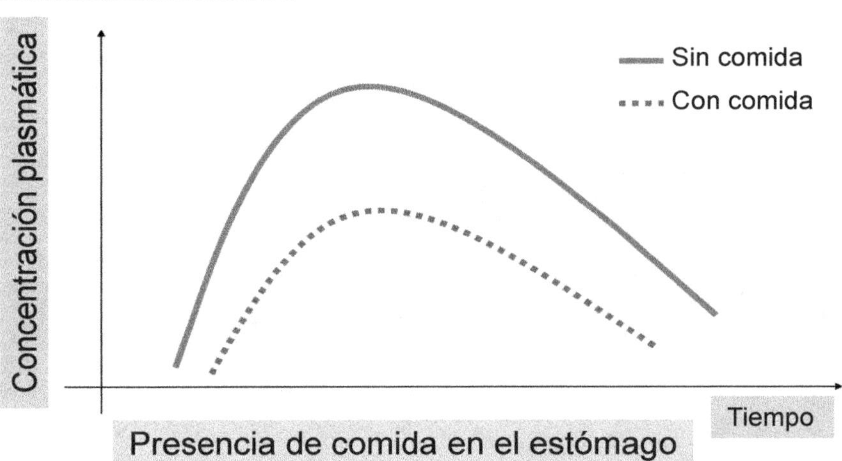

Administración vía oral

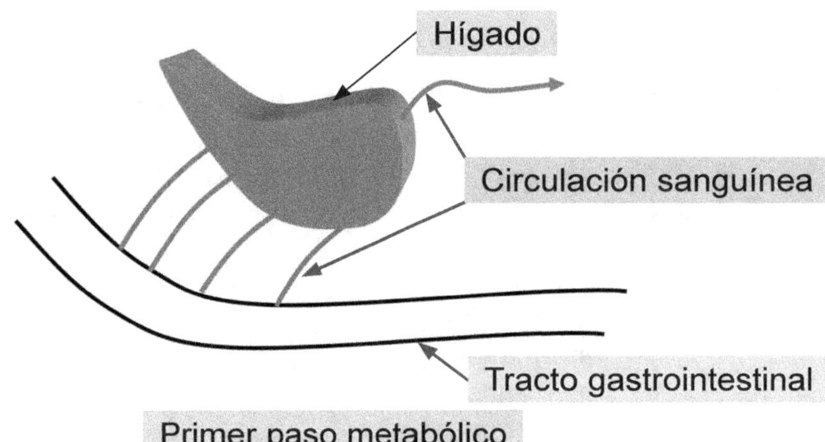

FARMACOCINÉTICA

Administración vía sublingual

Desintegración del fármaco en la cavidad bucal (sublingual)

Ventajas

- Evita el primer paso metabólico.
- La absorción es rápida.
- Mantiene la estabilidad del fármaco (pH neutro).

Inconvenientes

- Parte de la dosis puede ser ingerida y pasar al tracto gastrointestinal.
- Se limita a dosis pequeñas.

Administración vía rectal

El fármaco se absorbe por la mucosa rectal

Ventajas

- Reduce el primer paso metabólico.
- Útil en niños y personas con dificultad en la administración vía oral.

Inconvenientes

- Absorción errática.
- No es bien aceptada por los pacientes.

Administración vía enterales

Lugar	Área	Absorción	1.er paso metabólico
Boca	Pequeña	Rápida	No*
Estómago	Pequeña	Reducida	Sí
Duodeno	Muy grande	Rápida	Sí
Intestino delgado	Muy grande	Lenta	Sí
Intestino grueso	Grande	Muy lenta	No*

* Parte de la dosis puede ser ingerida o reabsorbida por el tracto intestinal.

FARMACOCINÉTICA

Administración vía endovenosa

Administración directa en la vena (bolus versus infusión)

Ventajas

- Evita el primer paso metabólico.
- Respuesta rápida (total de la dosis disponible).
- Venas relativamente insensibles (administraciones sostenidas).

Inconvenientes

- Respuesta rápida (más toxicidad).
- Costosa (esterilidad, personal entrenado).
- Se limita a la existencia de venas en buenas condiciones.

Administración vía intramuscular

Administración en músculo (ej., deltoides, glúteo)

Ventajas

- Evita el primer paso metabólico.
- Admite gran volumen de administración (más dosis).
- Liberación lenta (sostenida):
    - Suspensión (depot).
    - Microcristales (retard).

Inconvenientes

- Efectos indeseables (dolor, irritación).
- Costosa (esterilidad, personal entrenado).
- Absorción errática o incompleta.

Administración vía subcutánea

Administración bajo la piel

Ventajas

- Evita el primer paso metabólico.
- Absorción lenta pero completa.
- Absorción modificable:
    - Masaje (facilita).
    - Uso de vasoconstrictores (dificulta).

Inconvenientes

- Dolorosa.
- Irritación tisular.
- Limitación a dosis pequeñas (máx.: 2 ml).

FARMACOCINÉTICA

Administración vía inhalatoria

Administración pulmonar

Ventajas

- Evita el primer paso metabólico.
- Eficiente.
- Rápida.

Inconvenientes

- No permite la administración de sólidos ni líquidos, solo gases y sustancias volátiles.

Distribución

Proceso por el cuál el fármaco se reparte en los diferentes tejidos corporales.

Parámetros relacionados con las zonas corporales

- Volumen de distribución: cantidad en sangre versus cantidad en parte del cuerpo (peso corporal, edad, sexo, talla, etc.).
- Tasa de distribución: cantidad/unidad de tiempo.
- Extensión de la distribución: lugares del cuerpo en los que se distribuye.

Distribución

Factores que afectan a la distribución

- Características físico-químicas de los fármacos:
  - Polaridad.
  - Liposolubilidad.
  - Peso molecular.
  - Hidrosolubilidad.
- Permeabilidad de la membrana celular:
  - Mecanismos de transporte.
- Perfusión sanguínea del tejido.
- Unión a proteínas plasmáticas.
- Unión a elementos intracelulares.

FARMACOCINÉTICA

Distribución

El fármaco debe disolverse libremente en la sangre

Fármaco libre en sangre  = Fármaco disponible en el lugar de acción

Biodisponibilidad

Porcentaje del fármaco administrado que llega a la circulación y, por tanto, disponible.

- Psicofármacos (barrera hematoencefálica y afinidad de receptores).

Distribución

Unión a proteínas plasmáticas

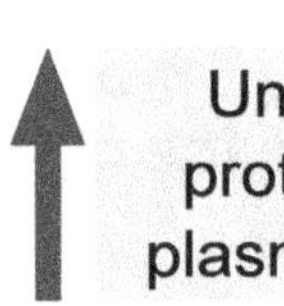

Unión a proteínas plasmáticas → Cantidad de fármaco libre en sangre

- Disminución del efecto agudo del fármaco.
- Incremento de la duración del efecto (desengancha).

Porcentaje de fijación a proteínas:

- Porcentaje del fármaco que se fija a las proteínas plasmáticas para su transporte.

Distribución

Parámetros relacionados con el tiempo de efecto del fármaco

Tiempo del pico de máximo nivel (T. máx.)

Tiempo que tarda en alcanzar el nivel plasmático máximo desde su administración. 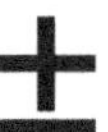 Tiempo de inicio de los efectos

Tiempo de vida media de eliminación (t1/2)

Tiempo que tarda en reducirse a la mitad la concentración plasmática (el más utilizado).  Tiempo de duración de los efectos

FARMACOCINÉTICA

Distribución

Tiempo de vida media de eliminación (t1/2)

Psicofármacos

↓

Tiempo de duración de los efectos

↓

Depende de:

- Paso de la barrera hematoencefálica
- Tipo de interacción con los elementos neuronales (ej., IMAO irreversibles)

Distribución

Vida media de eliminación

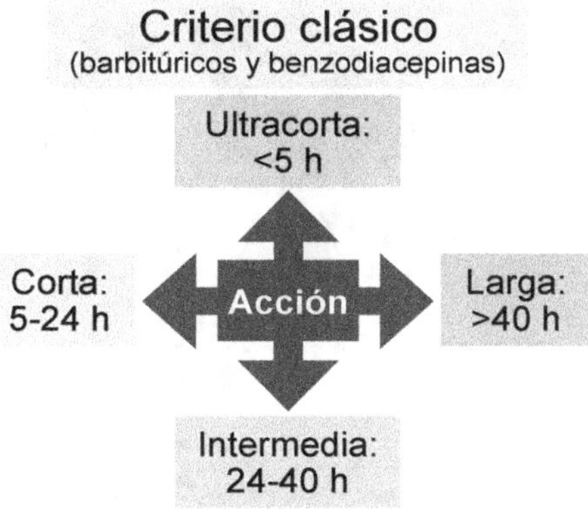

Distribución

Evolución de los niveles plasmáticos

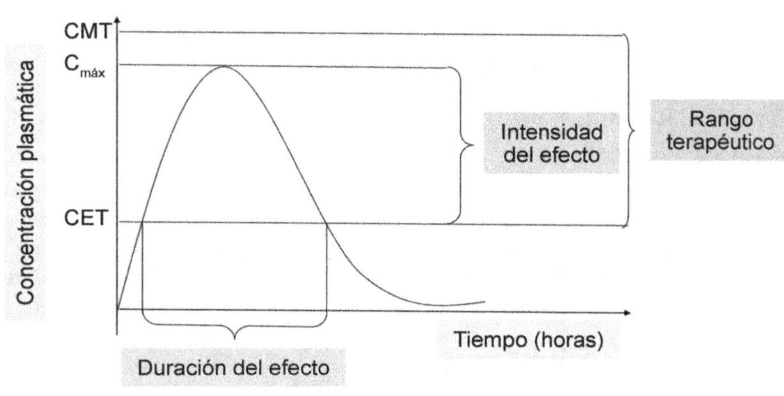

FARMACOCINÉTICA

Metabolismo

Proceso por el cuál el fármaco se transforma en otros productos (metabolitos) para favorecer la eliminación.

Metabolitos

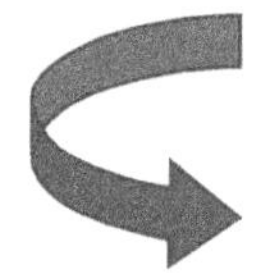

- Polares.
- Menos liposolubles.

- Favorecen la eliminación.
- Disminuyen la acción farmacológica y la posible toxicidad.

Excepto:
- Metabolitos activos (productos con actividad parecida al fármaco)
- Profármacos (productos que presentan actividad al metabolizarse)

Metabolismo

Enzimas metabólicos

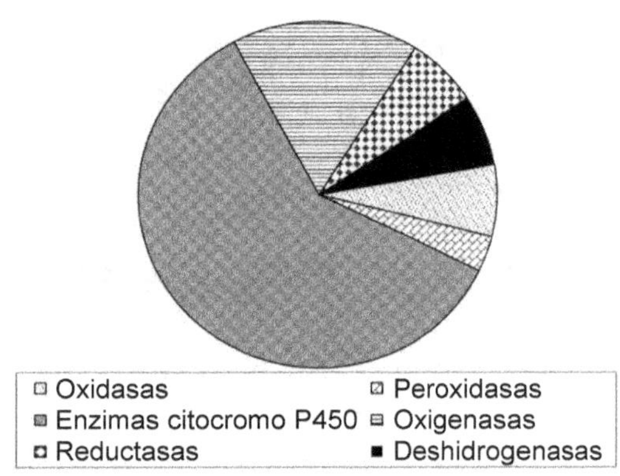

Órganos corporales

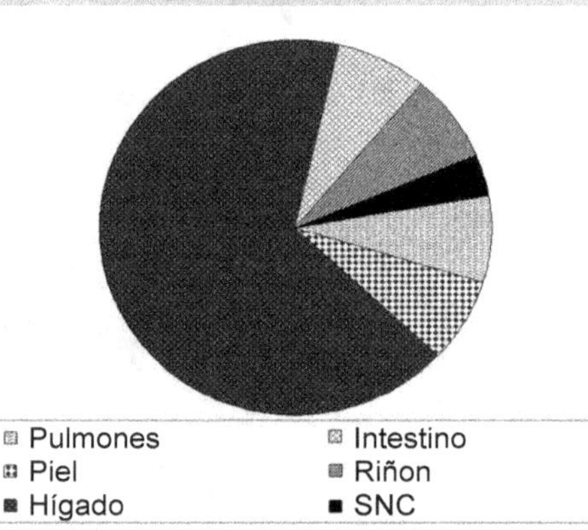

Metabolismo

Sistema enzimático del Citocromo P450

- Localizado en el retículo endoplasmático y mitocondrias.
- Múltiples familias genéticas: 12 (mamíferos).
- Metaboliza sustancias liposolubles y las transforma en polares, hidrosolubles y excretables.

CYP | 2 | D | 6 | Familia: 40 % homología | Núm. gen

Subfamilia: 55-60 % homología

FARMACOCINÉTICA

Metabolismo

Sistema enzimático del Citocromo P450

CYP 2 D ➡ Antidepresivos, antipsicóticos, opiáceos.

CYP 2 C ➡ Inhibidores de la MAO.

CYP 1 A ➡ Metilxantinas, antipsicóticos atípicos.

CYP 3 A ➡ Benzodiacepinas, antidepresivos.

Metabolismo

Variabilidad interindividual en el efecto de una dosis determinada de un fármaco.

- Polimorfismo genético.
- Inducción enzimática.
  - Autoinducción.
  - Heteroinducción.
- Inhibición enzimática.
  - Autoinhibición.
  - Heteroinhibición (competitiva).

Metabolismo

Polimorfismo genético

Genotipo	+	Factores ambientales	=	Fenotipo
Polimorfismo genético		Edad, sexo, raza, dieta, fármacos, enfermedades, etc.		Variabilidad enzimática
				Diferente metabolismo
				Diferente farmacocinética y farmacodinámica

FARMACOCINÉTICA

Metabolismo

Polimorfismo genético

Alteración genética	Enzimas	Metabolismo
No gen	No enzima	No metabolismo
Defecto parcial	Enzimas poco eficientes	Disminución del metabolismo
Copias repetidas	Más cantidad de enzimas	Aumento del metabolismo
Alteración funcional	Enzimas con afinidad diferencial	Aumento o disminución del metabolismo

Metabolismo

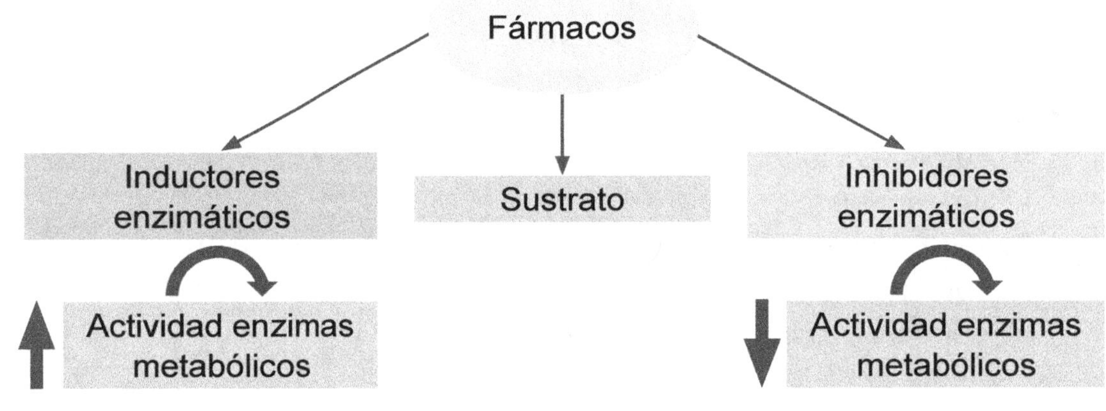

Metabolismo

Inducción enzimática
- Autoinducción.
- Heteroinducción.

Incremento de la actividad de los enzimas hepáticos

Incremento en el metabolismo del fármaco

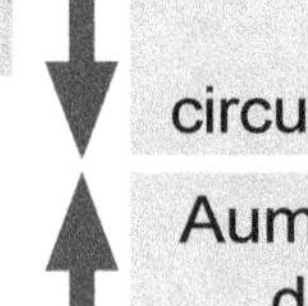

Cambios en la posología

Fármaco en circulación sanguínea

Aumento producción de metabolitos (saturación eliminación, acumulación en plasma)

FARMACOCINÉTICA

Metabolismo

Autoinducción enzimática

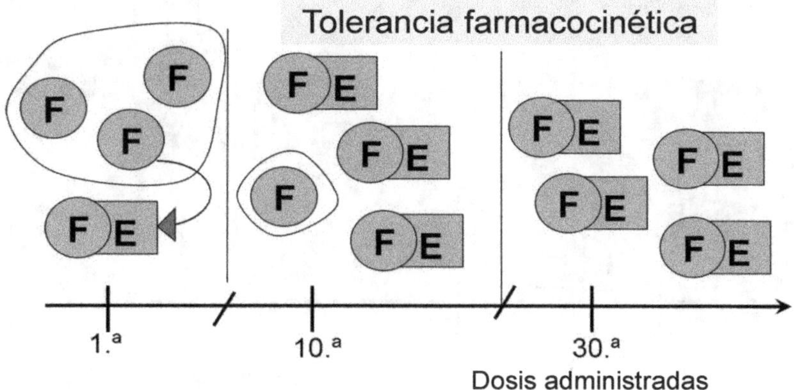

Metabolismo

Heteroinducción enzimática

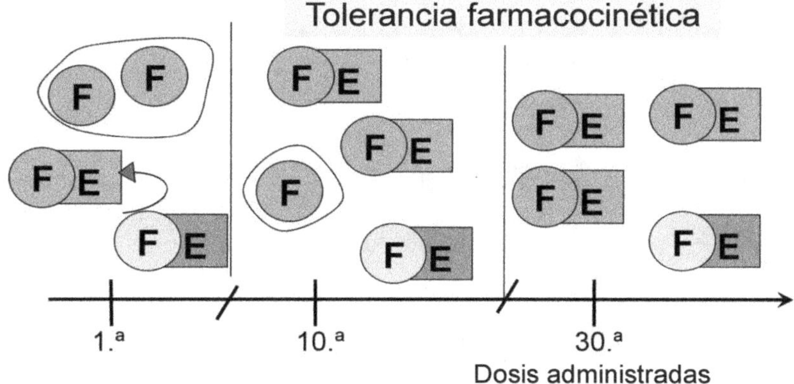

Metabolismo

Inhibición enzimática

- Autoinhibición.
- Heteroinhibición (competitiva).

Menor disponibilidad de los enzimas hepáticos

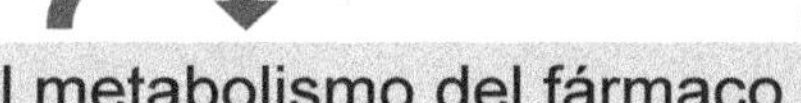

Disminución del metabolismo del fármaco

Fármaco en circulación sanguínea

Cambios en la posología

FARMACOCINÉTICA

Metabolismo

Inhibición enzimática

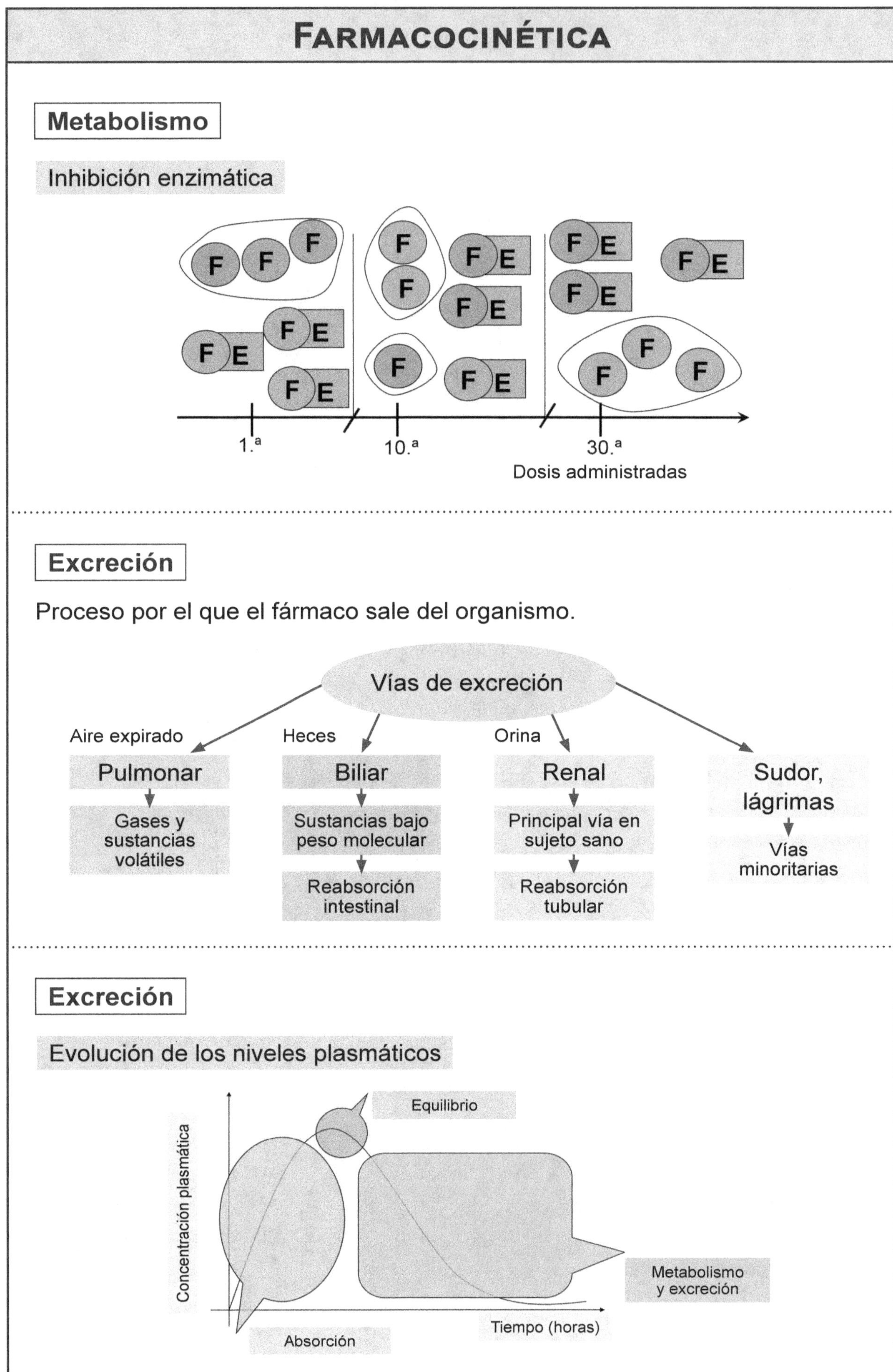

Excreción

Proceso por el que el fármaco sale del organismo.

Excreción

Evolución de los niveles plasmáticos

1.3 FARMACODINÁMICA

Mecanismos de acción

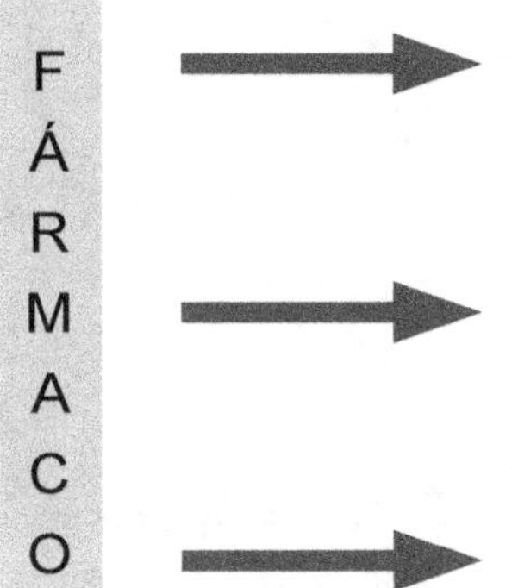

Farmacometría

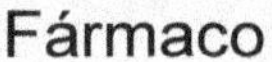

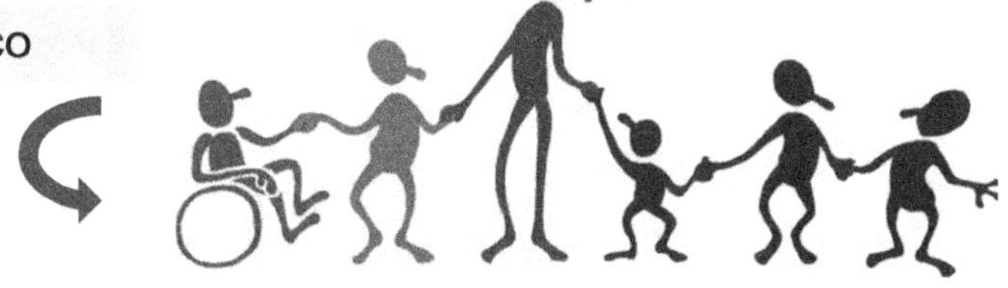

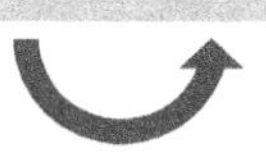

Medida numérica o matemática de los efectos de los fármacos

Curvas dosis-respuesta:
- Cualitativas
- Graduales

Farmacometría

Curva dosis-respuesta.   Cualitativa

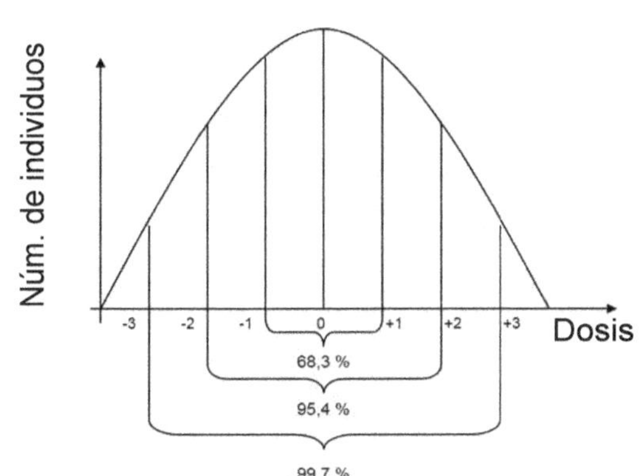

Frecuencia:
respuesta (sí/no) a una misma dosis de fármaco

33

FARMACODINÁMICA

Farmacometría

Curva dosis-respuesta. Cualitativa

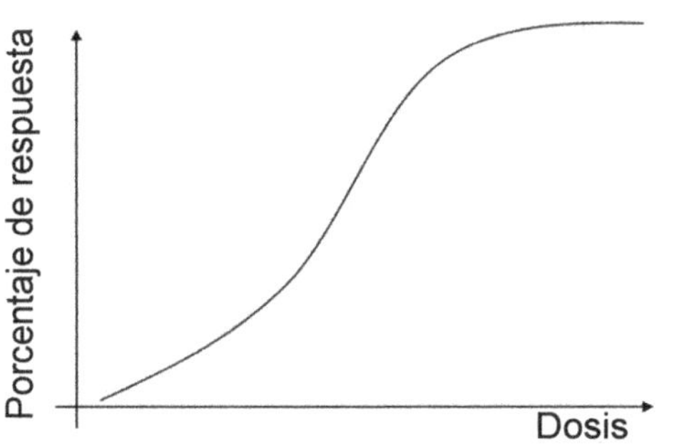

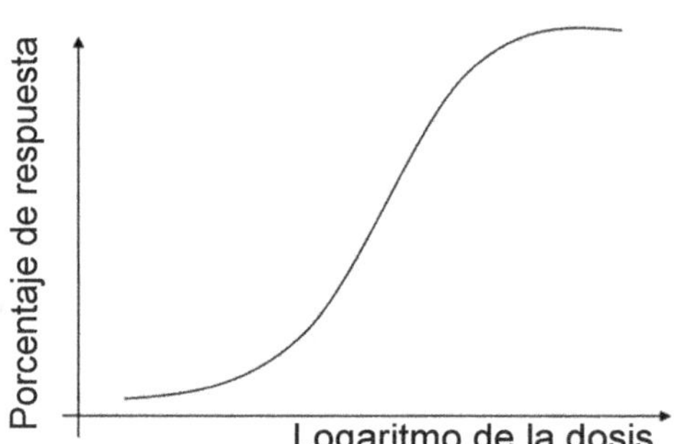

Transformación en **acumulativa** o **integral**.
Curva sigmoide (generalmente no simétrica).

Curva integrada normal
(logaritmo de la dosis), simétrica.

Farmacometría

Curva dosis-respuesta. Cualitativa

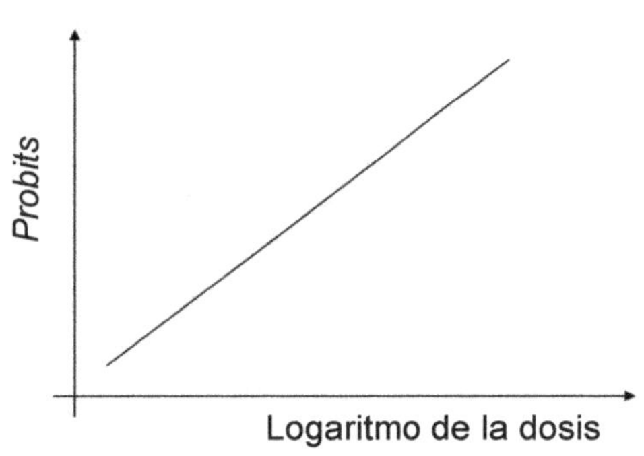

Transformación en recta recurriendo al cálculo de *probits* (unitades de probabilidad):

El porcentaje de respuesta se transforma en desviaciones de la distribución normal y se eliminan negativos añadiendo cinco unidades

---

Farmacometría

Curva dosis-respuesta. Gradual

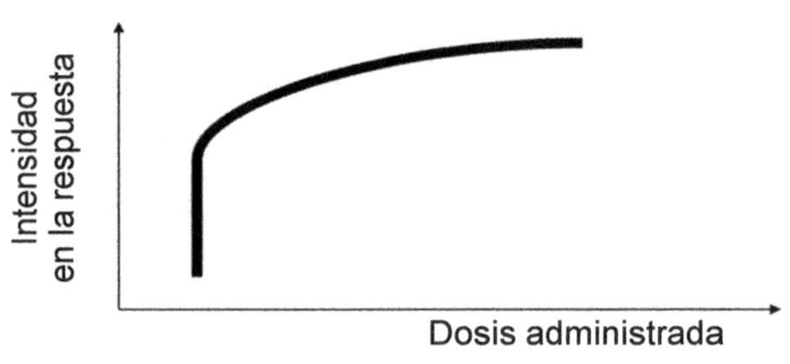

Intensidad:
respuesta a diferentes dosis (crecientes) de fármaco

FARMACODINÁMICA

Farmacometría

Curva dosis-respuesta. Gradual

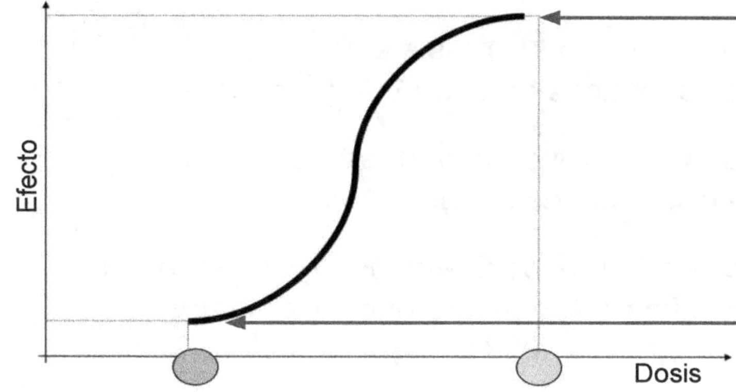

Dosis máxima: la necesaria para provocar efectos farmacológicos máximos

Dosis umbral: concentración mínima de fármaco que produce un efecto objetivable

Farmacometría

Curva dosis-respuesta. Gradual

Pendiente:	Distancia de dosis entre efecto inicial y máximo: ▪ Elevada (verticalidad). Fármaco poco manejable. ▪ Reducida (horizontalidad). Fármaco manejable.
Variabilidad:	Diferencias en el efecto farmacológico intraindividual e interindividual: ▪ Elevada. Fármaco poco manejable. ▪ Reducida. Fármaco manejable.
Potencia:	Cantidad de fármaco necesario para obtener el efecto deseado.

Farmacometría

Curva dosis-respuesta. Gradual

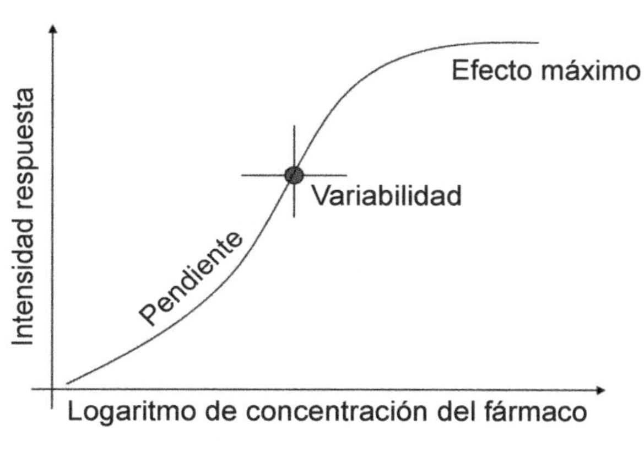

FARMACODINÁMICA

Farmacometría

Curva dosis-respuesta. Cualitativa

Dosis efectiva media (DE50):	▪ Capaz de producir los efectos deseados o terapéuticos en el 50 % de los sujetos
Dosis letal media (DL50):	▪ Capaz de provocar la muerte del 50 % de los animales de laboratorio
Dosis tóxica media (DT50):	▪ Capaz de provocar efectos tóxicos en el 50 % de animales de laboratorio y de sujetos

Farmacometría

Curva dosis-respuesta. Cualitativa

Medida de seguridad:	Índice terapéutico (IT) = DL50 o DT50/DE50. ▪ Más grande = mayor seguridad (ej., benzodiacepinas). ▪ Más pequeño = mayor peligrosidad (ej., litio).

1.4 EFECTOS ADVERSOS

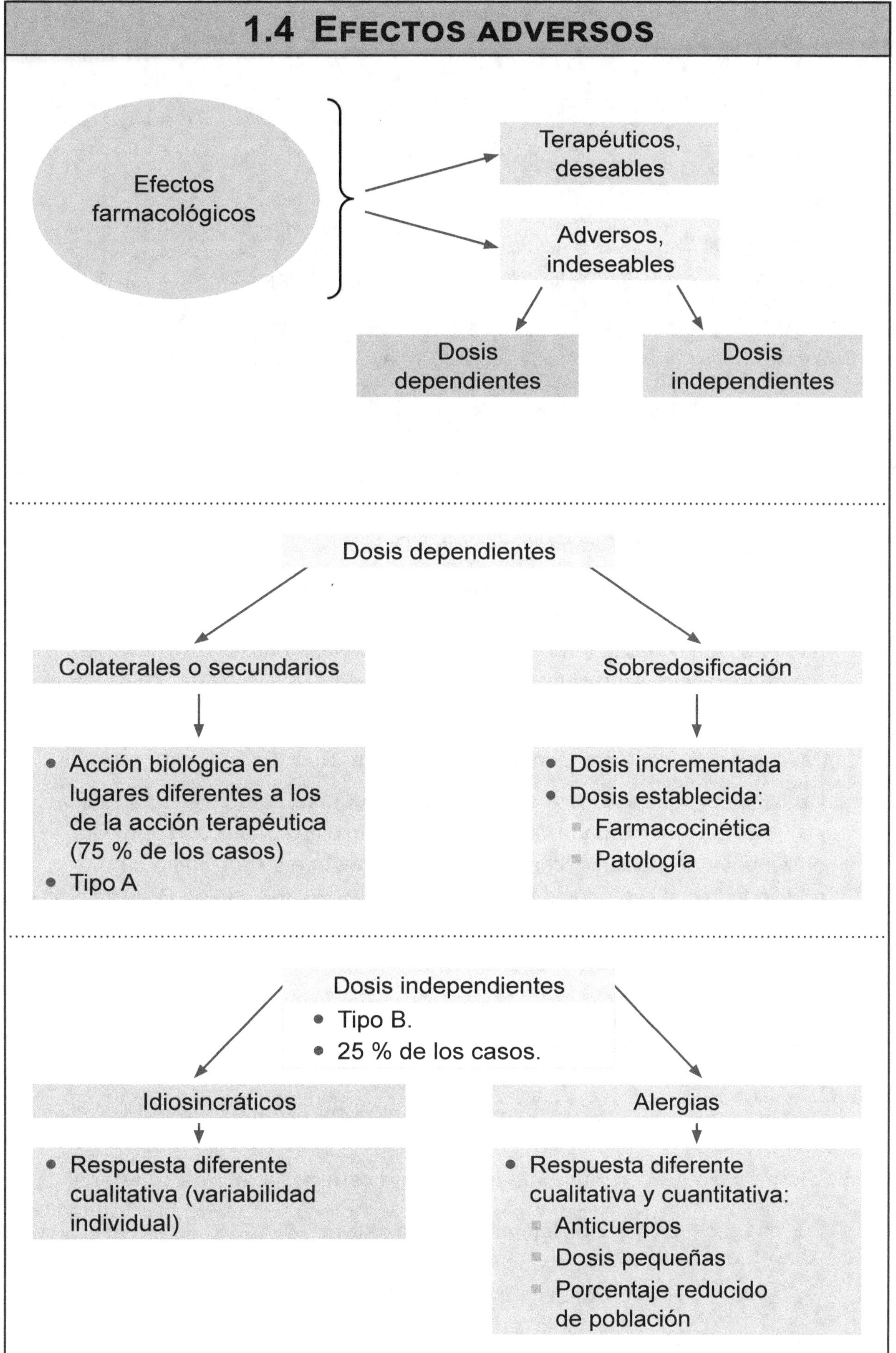

EFECTOS ADVERSOS

	Tipo A	Tipo B
Mecanismo	Conocido	No conocido
Predecible	Sí	No
Dosis-dependiente	Sí	No
Incidencia	Alta	Baja
Mortalidad	Baja	Alta
Tratamiento	Ajustar dosis, fármaco adicional, cambio tratamiento	Suspender

▶ Reacción adversa a un medicamento (OMS):

Cualquier efecto no deseado que se produzca después de la administración de un fármaco en dosis normales, útiles para la especie humana, con finalidad terapéutica (diagnóstico, prevención y tratamiento) o para modificar alguna función fisiológica. ⟶ Causalidad

▶ Acontecimiento adverso a un medicamento
(Ministerio de Sanidad, Consumo y Bienestar Social):

Cualquier experiencia no deseable que se produzca durante la prescripción, incluidas las enfermedades intercurrentes o un accidente, y que empeora el bienestar del paciente, con independencia de que se considere o no relacionado con el producto farmacéutico. ⟶ Casualidad

Atropina (antagonista muscarínico)

Enfermedad de Parkinson:	▪ Mejora el temblor y la rigidez motora
Llaga de estómago:	▪ Disminuye la secreción ácida del estómago
Bradicardia:	▪ Aumenta la actividad cardíaca y la presión arterial
Otros efectos:	▪ Abolición secreción salival ▪ Disminución de sudoración e hipertermia ▪ Relajación musculatura intestinal ▪ Inhibición de la micción

1.5 INTERACCIONES FARMACOLÓGICAS

Modificación del efecto de un fármaco

↓

Administración de otro fármaco

| Antes | Simultánea | Después |

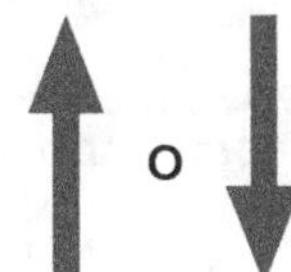

- Efectos adversos
- Efectos tóxicos
- Efectos terapéuticos

► Farmacocinéticas:
- Absorción (ej., movilidad intestinal).
- Circulación y distribución (ej., fijación a proteínas plasmáticas).
- Metabolismo (ej., inducción).
- Excreción (ej., secreción tubular).

► Farmacodinámicas:
- Acciones sobre los mismos sistemas efectores (ej., agonismo químico).
- Acciones sobre diferentes sistemas efectores (ej., potenciación efectos).

1.6 EFECTO PLACEBO

Definición

- Producto sin ninguna acción biológica apreciable que se administra como un medicamento.

- Intervención para simular una terapia que no tiene ningún efecto fisiológico o bioquímico sobre una condición patológica.

«Un epíteto dado a cualquier medicación adoptada más para complacer que para beneficiar al paciente.»

Hooper's Medical Dictionary, 1811

«Una sustancia o preparación inactiva, anteriormente usada para complacer al paciente, ahora también usada en estudios controlados para determinar la eficacia de sustancias medicinales.»

Dorlan Medical Dictionary, 1951

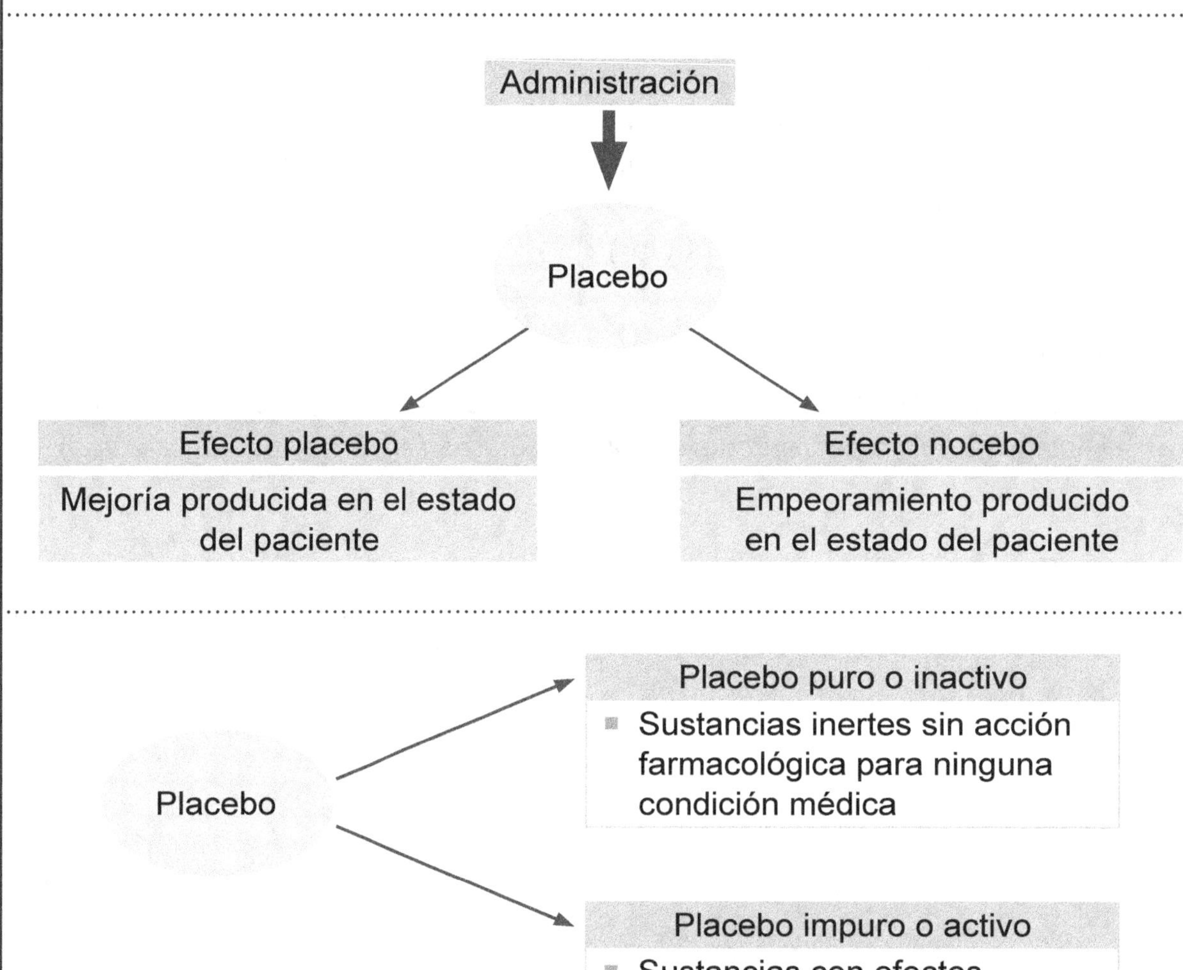

EFECTO PLACEBO

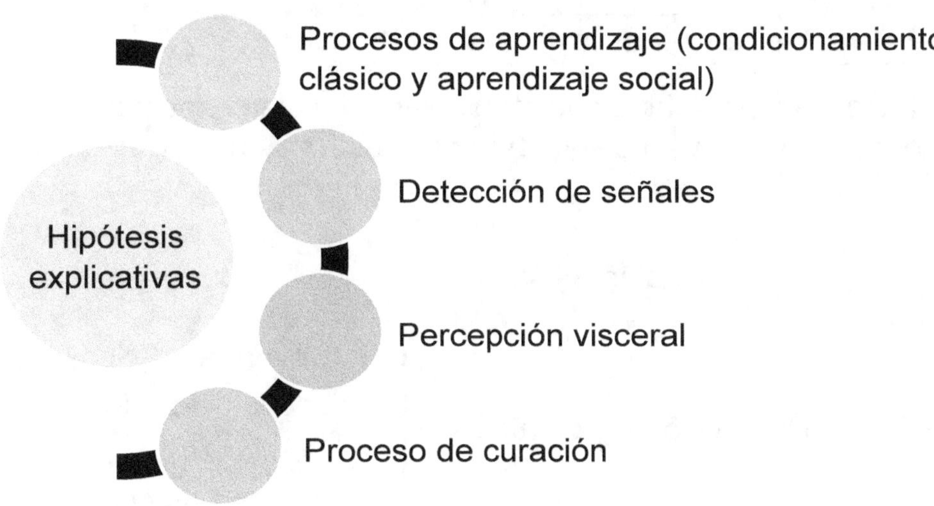

Condicionamiento clásico

Efecto placebo debido a asociaciones diagnósticas y terapéuticas previas que resultaron en una mejoría sintomática.

Estímulos condicionados
- Características formales del placebo (color, tamaño...).
- Tipo de intervención terapéutica (inyección, cirugía, pastillas...).
- Contexto situacional de la administración del placebo.

Teoría de la detección de señales

Efecto placebo debido a la manipulación de las expectativas y cogniciones del paciente mediante sugestiones e instrucciones verbales.

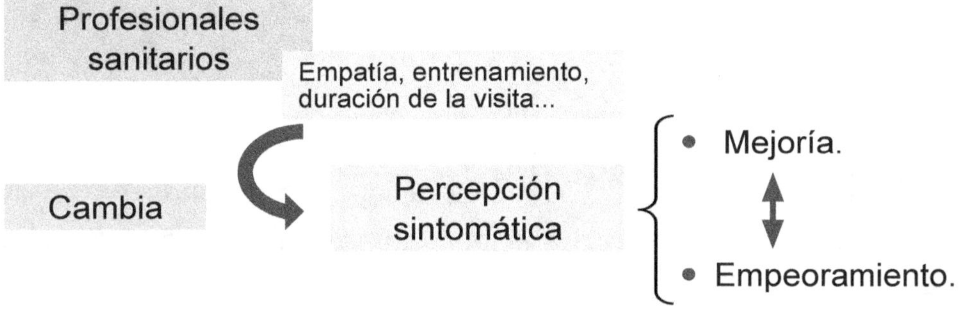

EFECTO PLACEBO

Teoría de la detección de señales

Efecto placebo debido a la manipulación de las expectativas y cogniciones del paciente mediante sugestiones e instrucciones verbales.

Paciente

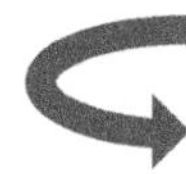

Percepción sintomática

- Severidad de los síntomas.
- Locus de control.
- Confianza.
- Sistema de creencias.

Aprendizaje social

Efecto placebo debido a asociaciones diagnósticas y terapéuticas percibidas en otras personas.

- Placebo o nocebo surge por imitación o contagio

Percepción visceral *(embodiment)*

Efecto placebo debido a memorias viscerales adquiridas y modificadas durante las relaciones terapéuticas.

Proceso de curación

Administración de placebo como desencadenante de una serie de cambios fisiológicos y bioquímicos que se relacionan con la mejoría de la condición patológica (procesos de autocuración).

Cambios fisiológicos

Placebo

- Dolor: liberación de endorfinas.
- Parkinson: aumento niveles de DA endógena.
- Asma: cambios en el flujo respiratorio máximo.

2 PSICOFARMACOLOGÍA BÁSICA

2.1 Conceptos básicos

2.2 Antecedentes históricos

2.3 Clasificación de los psicofármacos

2.4 Farmacología de la sinapsis

2.5 Efecto placebo. Psicobiología

2.6 Psicofarmacología y psicoterapia

2.1 CONCEPTOS BÁSICOS

Psicofarmacología

Ciencia que estudia los fármacos que tienen una acción sobre el SNC.

Características farmacocinéticas → Vías y pautas administración

Acciones farmacológicas → Terapéuticas y adversas

Características farmacodinámicas → Molecular y celular

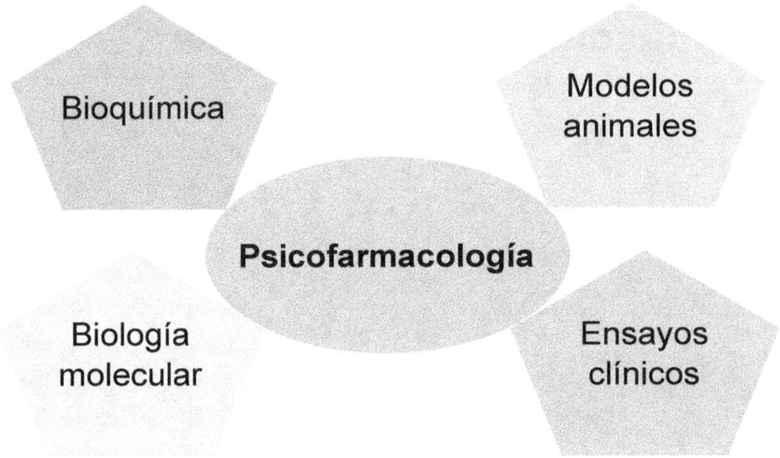

Bioquímica

Modelos animales

Psicofarmacología

Biología molecular

Ensayos clínicos

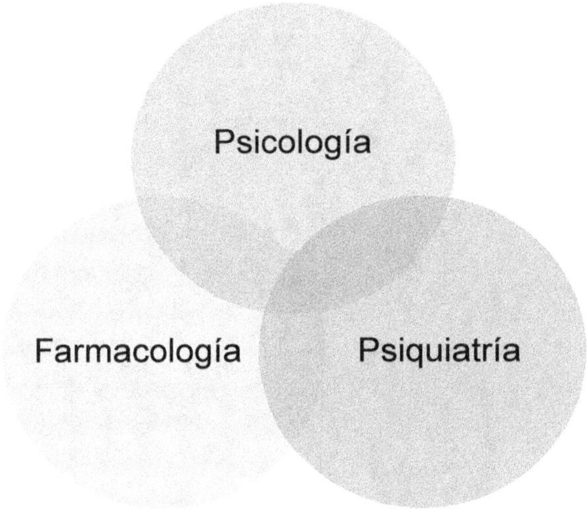

Psicología

Farmacología

Psiquiatría

2.2 ANTECEDENTES HISTÓRICOS

Primer período

Antes de la civilización griega

- Uso de sustancias con propiedades psicoactivas asociado a creencias mágico-religiosas.
- Indicaciones terapéuticas de diferentes sustancias con propiedades psicoactivas. Evidencias documentadas:
  - Los Veda.
  - El Código de Hammurabi.

Segundo período

Civilización griega – S. XIX

- Concepto de un principio activo con acción curativa en las sustancias naturales.
- Enfermedades mentales asociadas a enfermedades del alma (ej., posesión demoníaca en la Edad Media).
- S. XVI: introducción de la química en la medicina.
- S. XIX: aparición de la química moderna. Detección de los principios activos de las sustancias naturales.

Tercer período

S. XIX – década de 1970

- Síntesis de diferentes sustancias con propiedades psicoactivas.
- Enfermedades mentales asociadas a patologías del SNC.
- Dos tipos de tratamientos:
  - Moral: alma.
  - Farmacológico: somático.

Quimioterapia sintomática
Quimioterapia etiológica

ANTECEDENTES HISTÓRICOS

Tercer período

S. xix – década de 1970

- Década de oro (1950–1960). Inicio de la psicofarmacología moderna (serendipitia).

- Sales de litio (regulador del estado de ánimo, 1949).
- Clorpromacina (antipsicótico típico, 1952).
- Imipramina (antidepresivo tríciclico, 1955).
- Iproniacida (IMAO, 1957).
- Clordiacepóxido (benzodiacepina, 1960).

Cuarto período

Década de 1970 – actualidad

- Farmacología experimental.

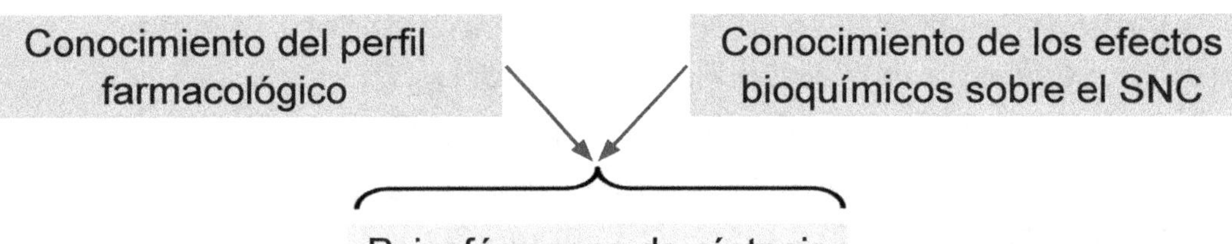

Ej.: antipsicótico atípico: risperidona (ritanserina + haloperidol)

Consecuencias de la «década de oro»

Positivas	*Negativas*
Desinstitucionalización y tratamiento ambulatorio TM	Indigencia y prisioneros
Hipótesis biológicas TM	Uso indebido de los psicótropos
Nosología psiquiátrica	Ilegalidad de los psicótropos
Metodología de investigación clínica	Poco uso de la psicoterapia para tratamiento TM

2.3 CLASIFICACIÓN DE LOS PSICOFÁRMACOS

Lewin (1928)

Categorías	Fármacos
Grupo 1. *Euphorica*	Opio y derivados, coca y cocaína
Grupo 2. *Phantastica*	Peyote, cáñamo, amanita
Grupo 3. *Inebrantia*	Alcohol, cloroformo, éter
Grupo 4. *Hypnotica*	Cloral, veronal, bromuro de potasio, sulfonal
Grupo 5. *Excitantia*	Cánfora, café, té, cola, tabaco, cacao

Delay (1957), Benkert e Hippius (1981)

Categorías	Tipo de fármacos
Psicolépticos	• Neurolépticos (timolépticos) • Tranquilizantes - hipnóticos (noolépticos)
Psicoanalépticos	• Antidepresivos (timolépticos, timeréticos) • Psicoestimulantes («euforizantes»)
Psicodislépticos	• Alucinógenos • Onirógenos
Timoprofilácticos	• Sales de litio

Usdin (1981)

Categorías	Tipo de fármacos
Antipsicóticos	Fenotiacinas, tioxantenos, reserpina
Antidepresivos	Tricíclicos, IMAO
Ansiolíticos	Benzodiacepinas, piperidinas, piperacinas, carbamatos, sustancias alifáticas, heterocíclicas y aromáticas
Estimulantes	Fenilalquilaminas
Alucinógenos	Harmina, derivados del ácido lisérgico, glicolatos, sustancias heterocíclicas

CLASIFICACIÓN DE LOS PSICOFÁRMACOS

Deniker (1977)

Categorías	Tipo de fármacos
Psicolépticos o sedantes	• Hipnóticos (barbitúricos, no barbitúricos) • Tranquilizantes y sedantes menores (bromuros, diacepinas) • Neurolépticos (fenotiacinas, tioxantenos, buritofenonas, reserpina) • Reguladores del humor (sales de litio)
Psicoanalépticos o estimulantes	• Antidepresivos (tricíclicos, IMAO) • Estimulantes de la vigilancia (anfetaminas) • Otros (corticoides, ácido fosfórico, vitamina C)
Psicodislépticos o perturbadores	• Alucinógenos (LSD, psilocibina, mescalina) • Estupefacientes (derivados morfina, cocaína, cannabinoides) • Embriagantes (alcohol, éter, disolventes)

Hipnótico-sedantes y ansiolíticos

Reguladores del estado de ánimo

Antipsicóticos

Sustancias de abuso y dependencia

Antidepresivos

Nootropos y activadores cognitivos

Hipnótico-sedantes y ansiolíticos

Hipnótico-sedantes:

- Barbitúricos (fenobarbital)
- Clometiazol
- Paraldehído
- Bromuros

Ansiolíticos:

- Benzodiacepinas (diacepam)
- Atípicos noradrenérgicos (propranolol)
- Atípicos serotoninérgicos (buspirona)

CLASIFICACIÓN DE LOS PSICOFÁRMACOS

Antipsicóticos

Típicos o 1ª generación:

- Clorpromacina
- Clotiapina
- Flufenacina
- Haloperidol
- Levomepromacina
- Perfenacina
- Sulpirida
- Zuclopentixol

Atípicos:

2ª generación:

- Clozapina
- Amisulprida
- Olanzapina
- Paliperidona
- Quetiapina
- Risperidona
- Ziprasidona

3ª generación:

- Aripiprazol
- Cariprazina

Antidepresivos

- **Tricíclicos** (imipramina)
- **Tetracíclicos** (maprotilina)
- **IMAO** (tranilcipromina)
- **ISRS** (fluoxetina)
- **IRN** (reboxetina)

Duales:
- **IRSN** (venlafaxina)
- **IRND** (bupropión)

Otros:
- **NaSSA** (mirtazapina)
- **ASIR** (trazodona)
- **Cronobiológico** (agomelatina)

Reguladores del estado de ánimo

Sales de litio

Anticonvulsionantes clásicos:

- Carbamacepina
- Valproato
- Valpromida

Nuevos antiepilépticos:

- Gabapentina
- Lamotrigina
- Oxcarbacepina
- Topiramato

CLASIFICACIÓN DE LOS PSICOFÁRMACOS

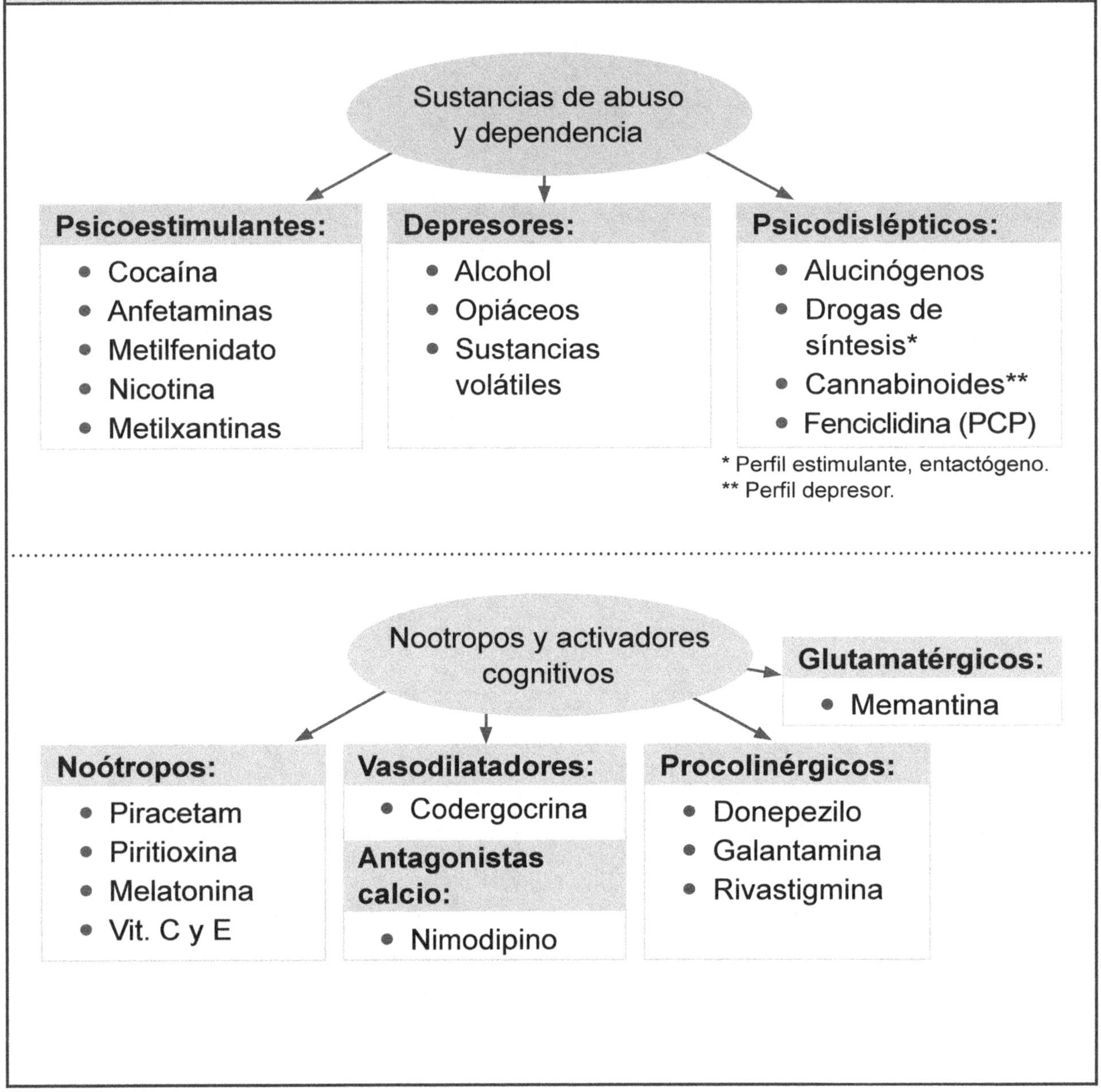

Sustancias de abuso y dependencia

Psicoestimulantes:

- Cocaína
- Anfetaminas
- Metilfenidato
- Nicotina
- Metilxantinas

Depresores:

- Alcohol
- Opiáceos
- Sustancias volátiles

Psicodislépticos:

- Alucinógenos
- Drogas de síntesis*
- Cannabinoides**
- Fenciclidina (PCP)

* Perfil estimulante, entactógeno.
** Perfil depresor.

Nootropos y activadores cognitivos

Glutamatérgicos:

- Memantina

Noótropos:

- Piracetam
- Piritioxina
- Melatonina
- Vit. C y E

Vasodilatadores:

- Codergocrina

Antagonistas calcio:

- Nimodipino

Procolinérgicos:

- Donepezilo
- Galantamina
- Rivastigmina

2.4 FARMACOLOGÍA DE LA SINAPSIS

- Síntesis.
- Almacén.
- Liberación.
  - Respuesta pre y postsináptica.
- Recaptación.
- Degradación.

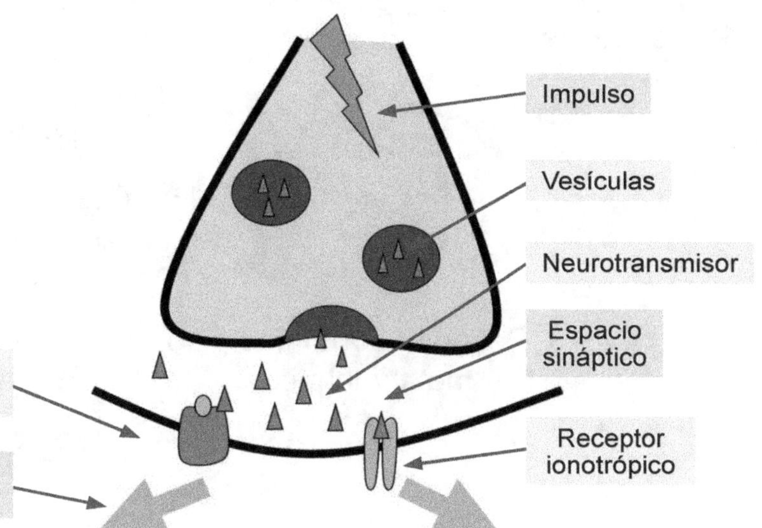

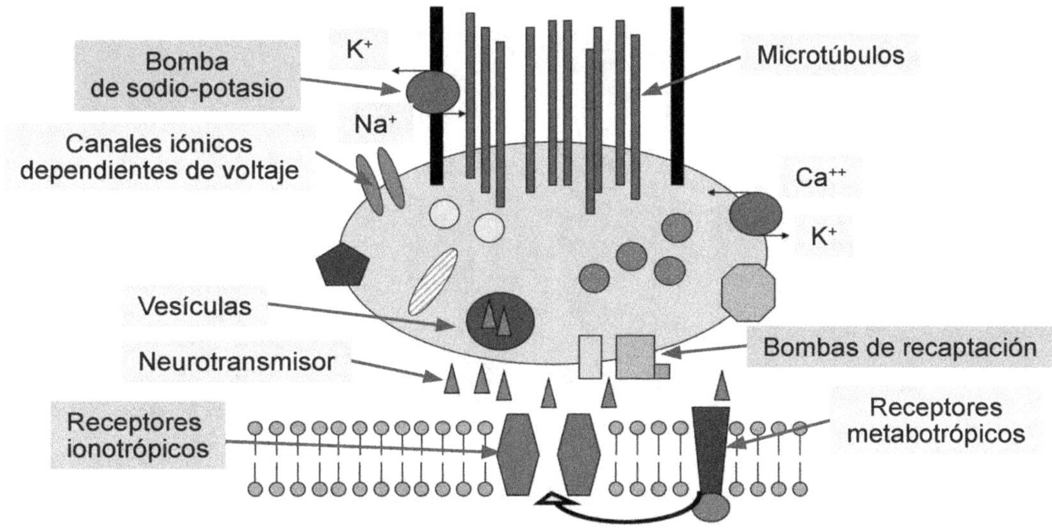

Receptores

Clase I. Ionotrópicos
(ej., Nicotínico colinérgico, GABA$_A$)

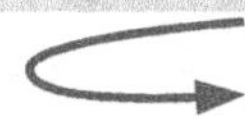

- Asociados a canales iónicos
- Respuesta rápida

Clase II. Metabotrópicos
(ej., D1-D5 dopaminérgicos)

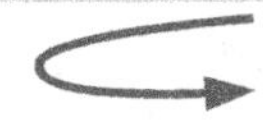

- Asociados a procesos metabólicos
- Respuesta lenta
- Acciones a medio plazo (síntesis y liberación neurotransmisores)
- Acciones a largo plazo (regulación génica)

FARMACOLOGÍA DE LA SINAPSIS

Receptores

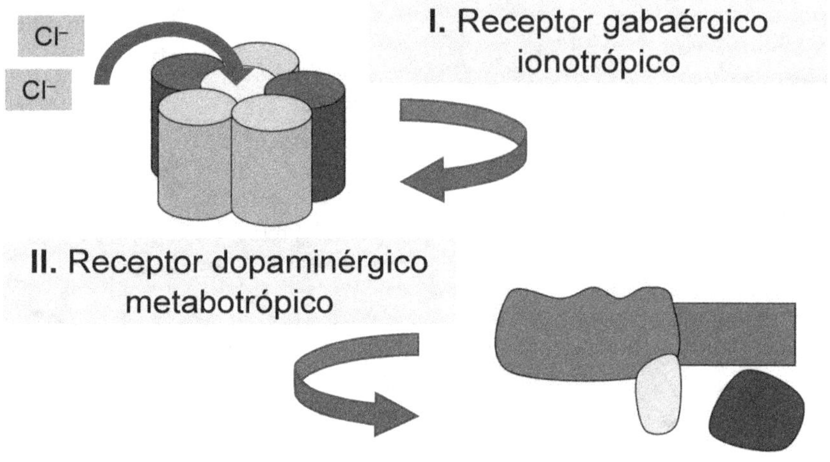

Receptores

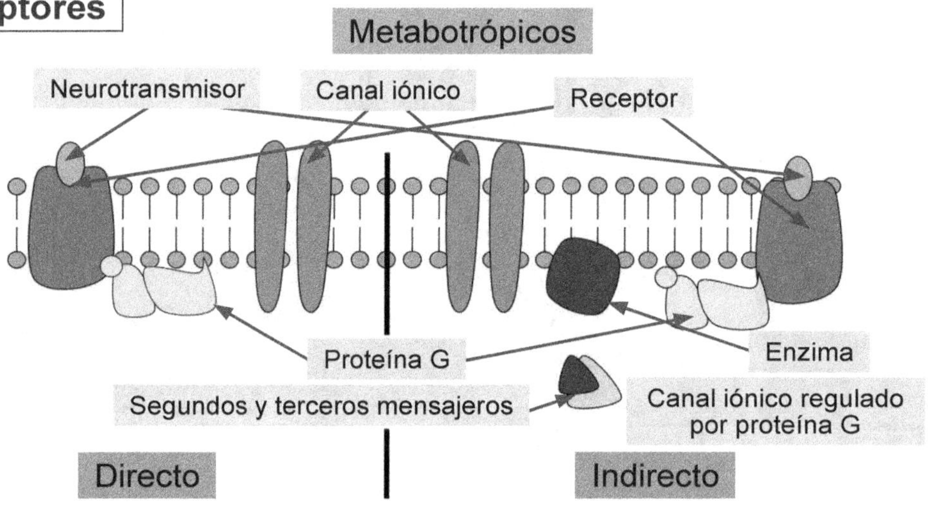

Potencial excitatorio postsináptico (PEP)

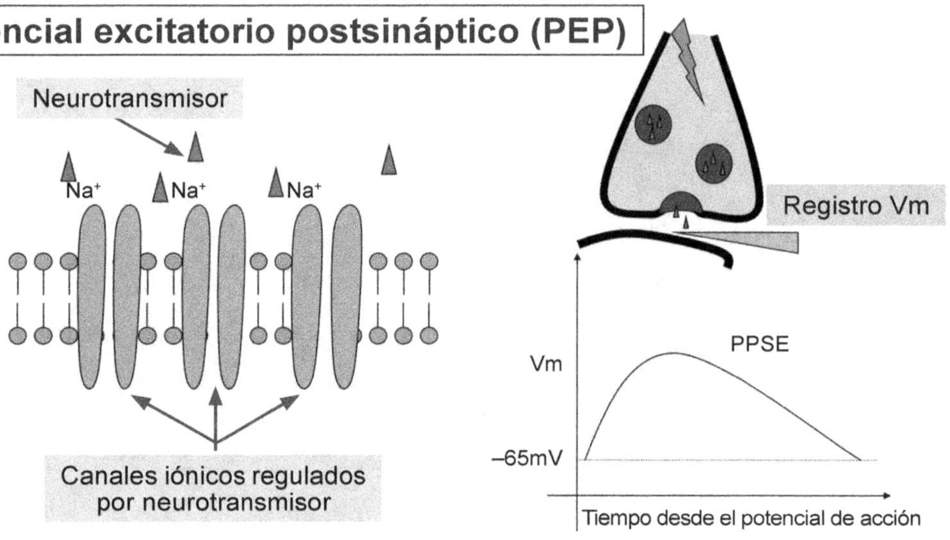

FARMACOLOGÍA DE LA SINAPSIS

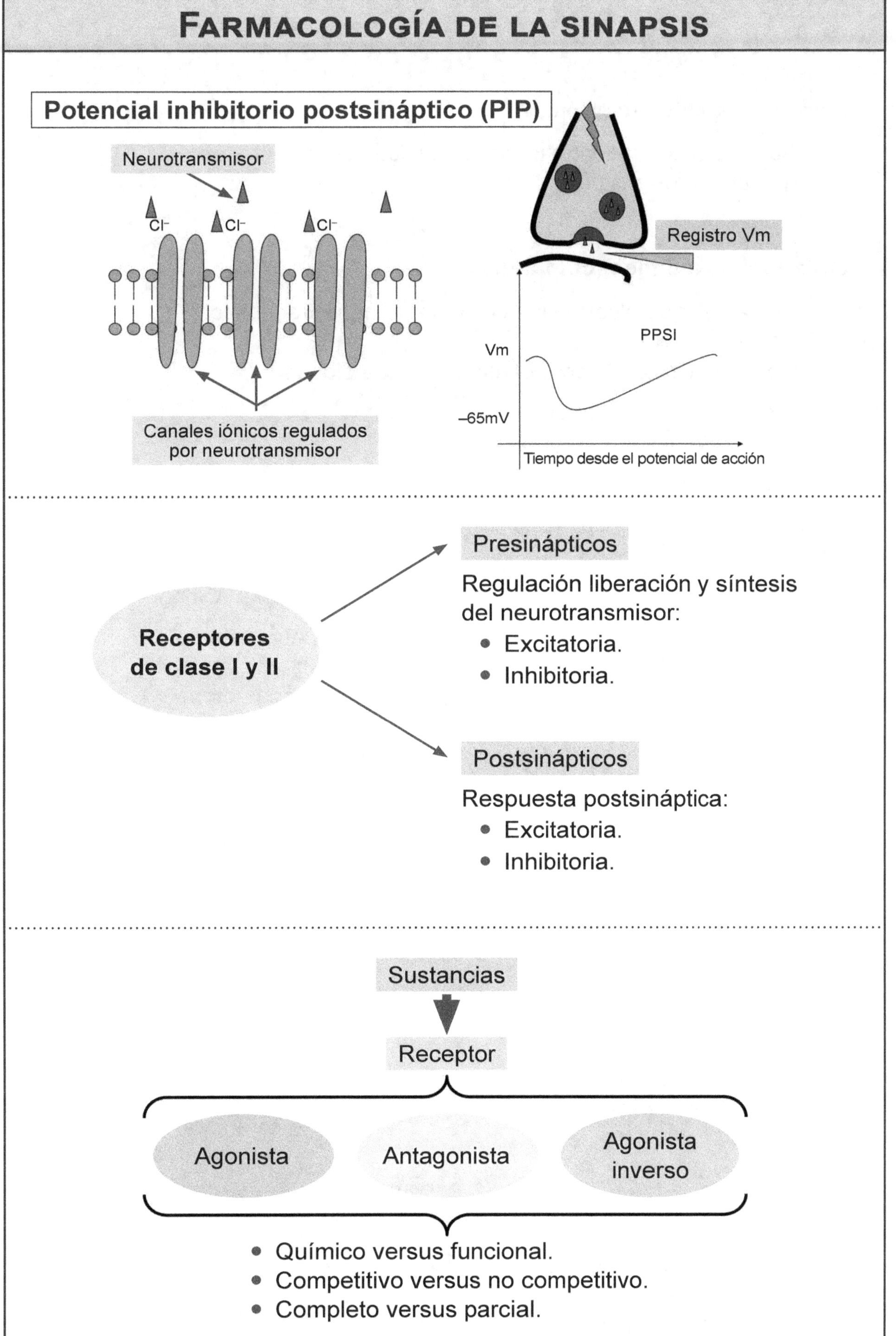

FARMACOLOGÍA DE LA SINAPSIS

Agonista químico (completo)

- Sustancia que muestra idéntica actividad sobre el receptor que el neurotransmisor.

Antagonista químico (completo)

- Sustancia que bloquea la acción de un neurotransmisor sobre el receptor.
- No tiene actividad sobre el elemento que bloquea.

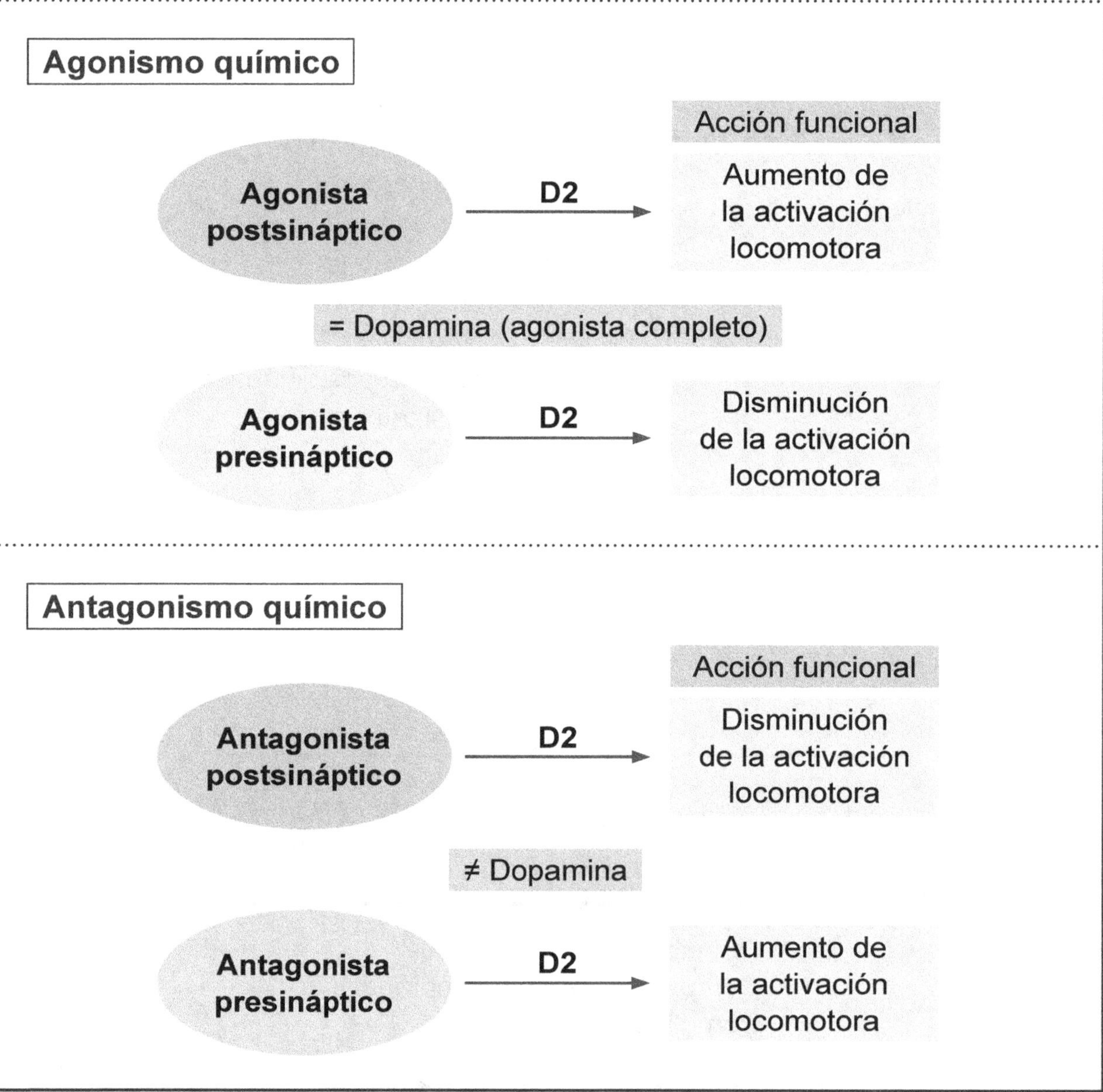

FARMACOLOGÍA DE LA SINAPSIS

Agonista funcional

- Mismo efecto que el neurotransmisor sobre una función determinada. Puede actuar en lugares diferentes.
(Ej., antagonista presináptico – agonista postsináptico.)

Antagonista funcional

- Hace efectos opuestos al neurotransmisor sobre una función determinada. Puede actuar en lugares diferentes.
(Ej., agonista presináptico – antagonista postsináptico.)

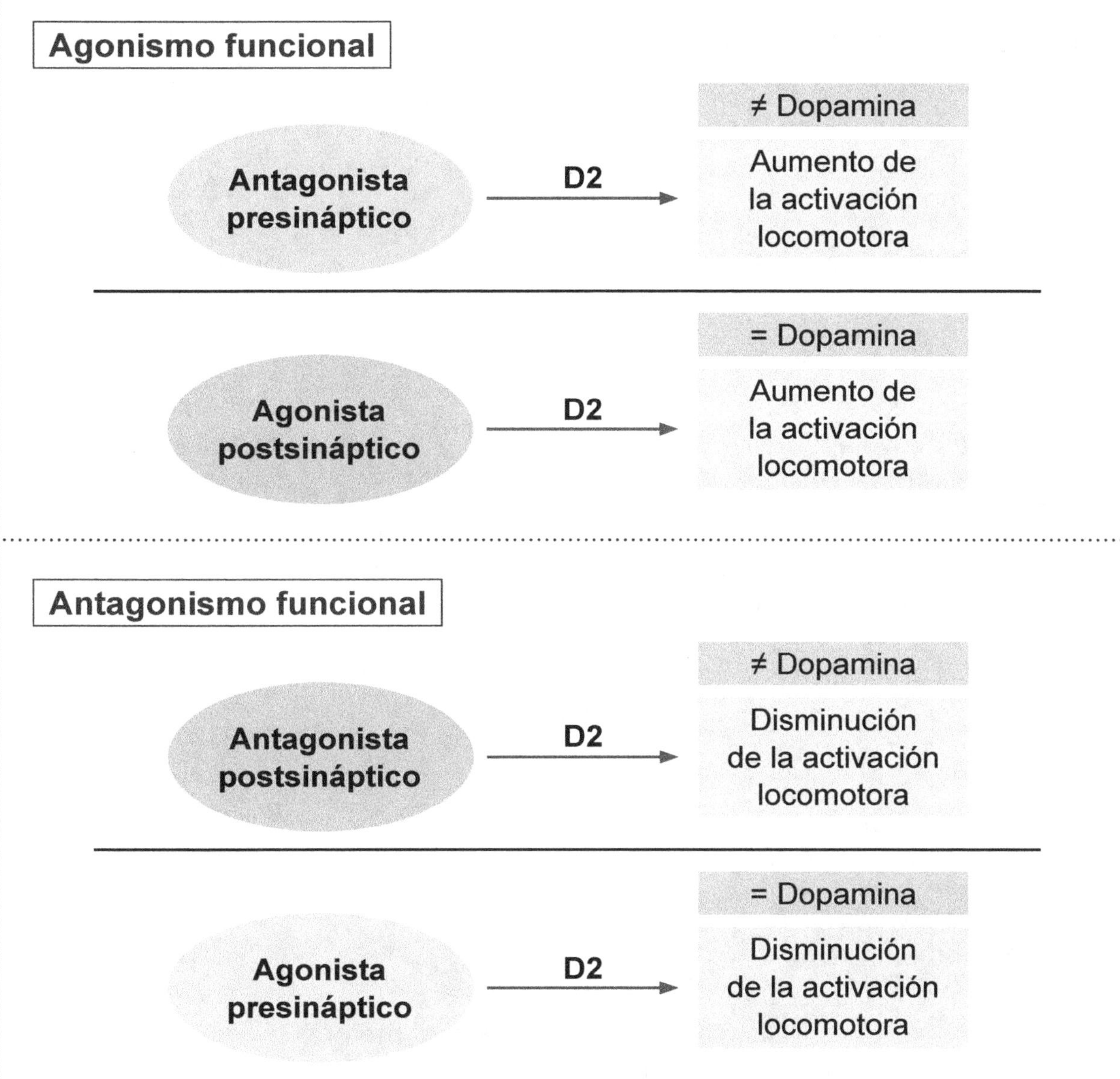

FARMACOLOGÍA DE LA SINAPSIS

Antagonista competitivo

- Sustancia que bloquea la acción de un neurotransmisor en el mismo lugar del receptor donde actúa el neurotransmisor.

Antagonista no competitivo

- Sustancia que bloquea la acción de un neurotransmisor en un lugar diferente del receptor en el que actúa el neurotransmisor.

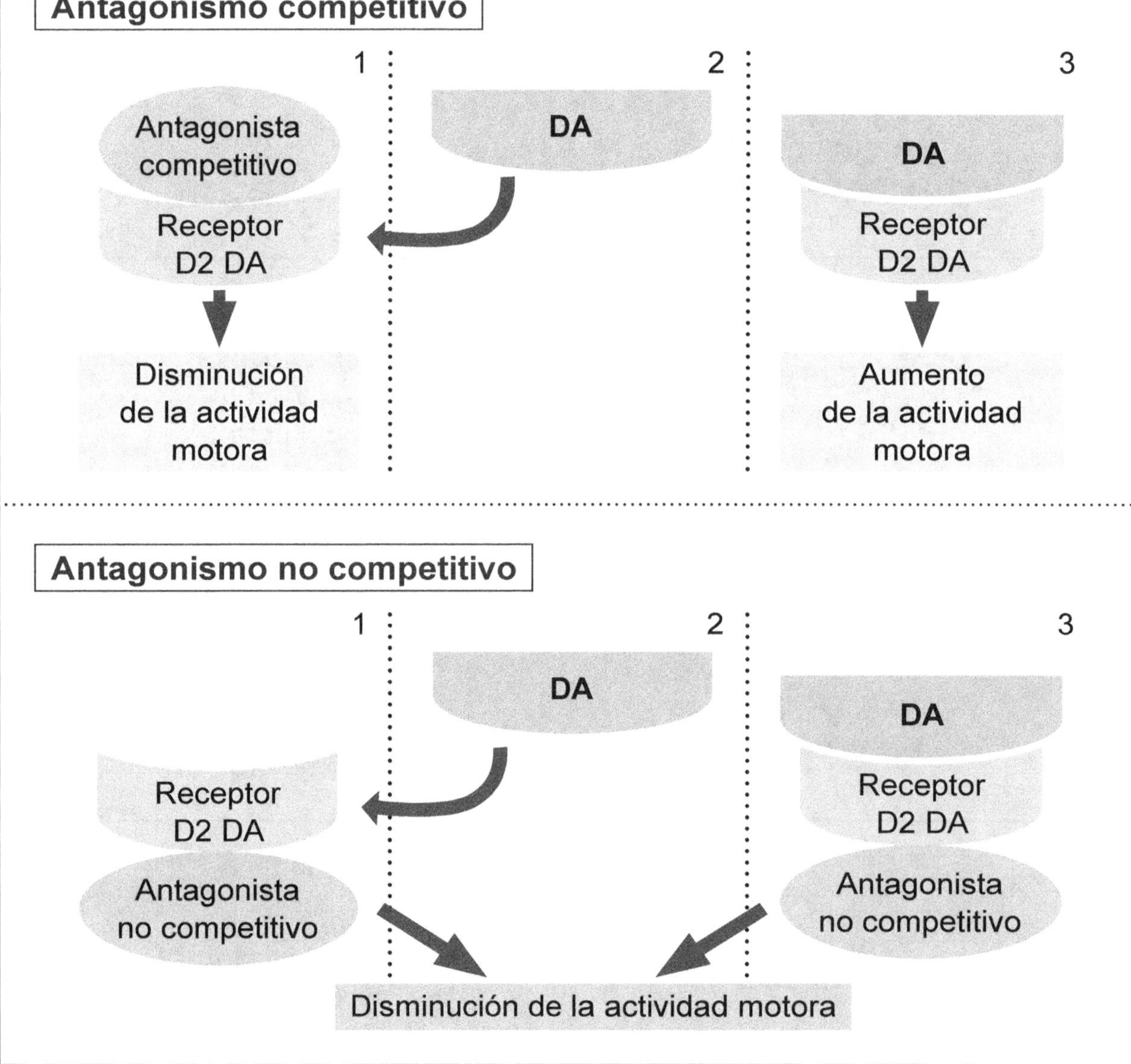

FARMACOLOGÍA DE LA SINAPSIS

Agonista parcial

- En función de la cantidad de neurotransmisor en la sinapsis, ejerce funciones de agonista o antagonista, pero con efectos menores.

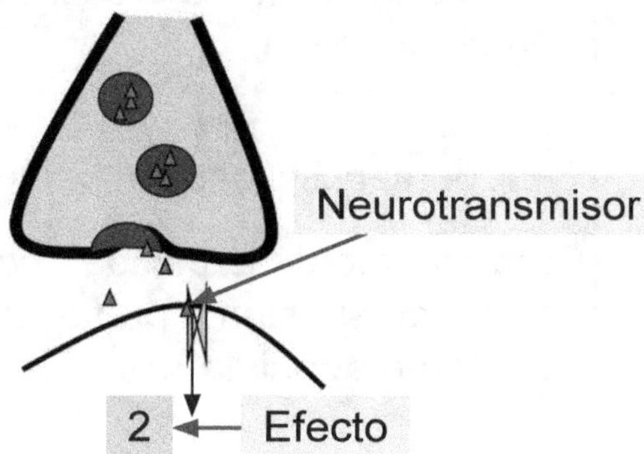

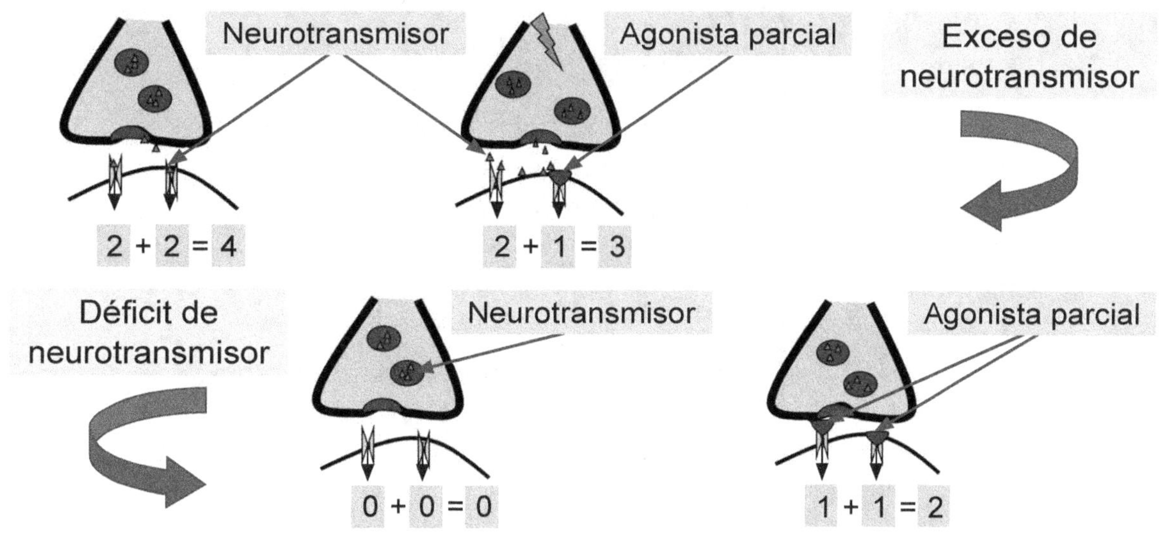

Agonista inverso

Sustancia que realiza, sobre el receptor, la acción contraria a la del neurotransmisor. También pueden existir **agonistas inversos parciales.**

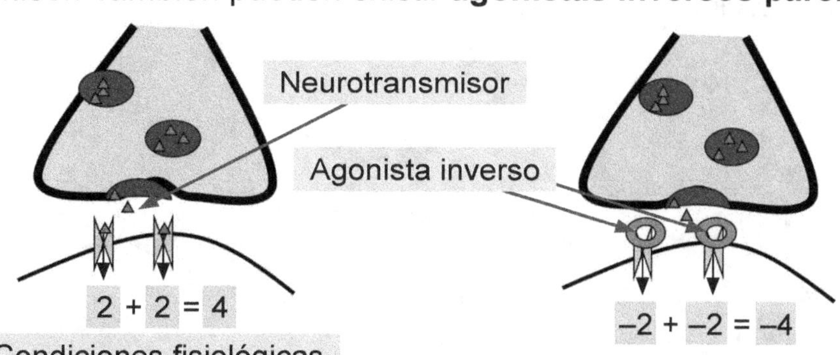

FARMACOLOGÍA DE LA SINAPSIS

Regulación de los receptores

Subsensibilidad o desensibilización

Disminución de la afinidad por aumento de la transmisión o presencia continuada de un agonista.

Supersensibilidad o hipersensibilización

Incremento de la afinidad por disminución de la transmisión o presencia continuada de un antagonista.

Regulación de los receptores

Perfil a la baja

Disminución del número de receptores por aumento de la transmisión o presencia continuada de un agonista.

Perfil al alza

Incremento del número de receptores por disminución de la transmisión o presencia continuada de un antagonista.

Regulación de los receptores

Subsensibilidad o desensibilización

Regulación a la baja

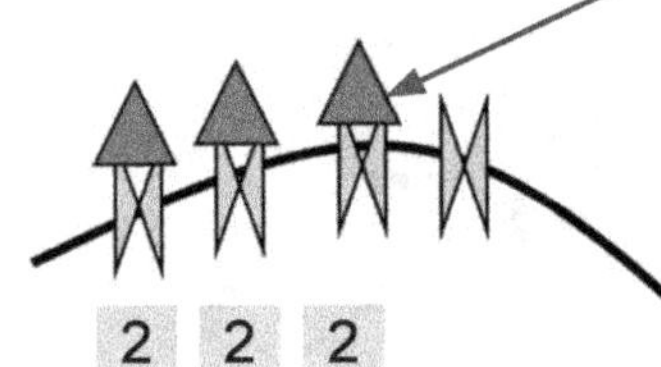

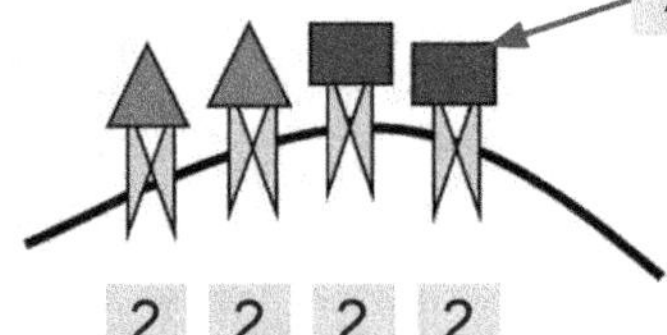

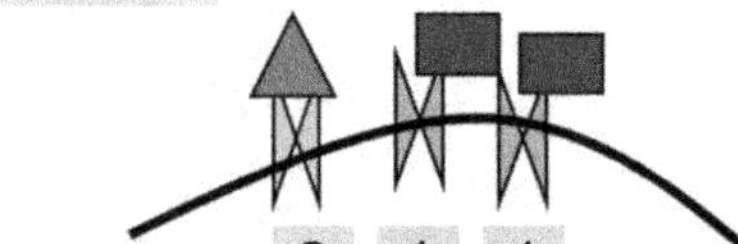

FARMACOLOGÍA DE LA SINAPSIS

Regulación de los receptores

Supersensibilidad o hipersensibilidad

Regulación al alza

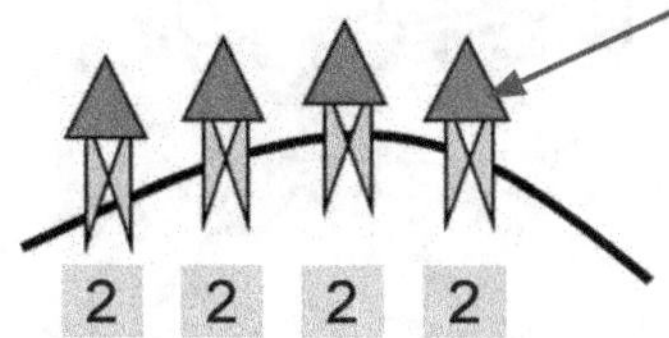

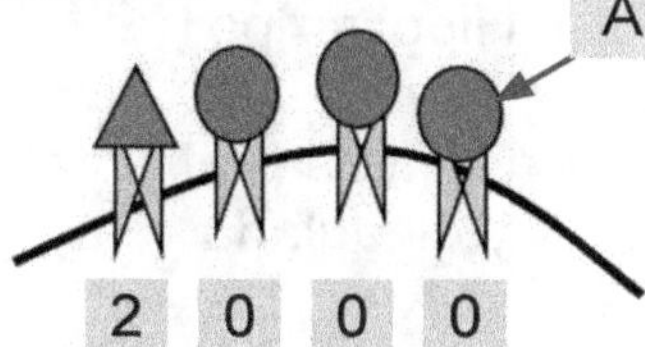

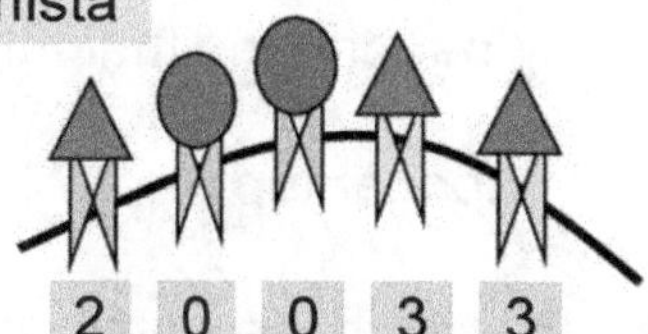

Corteza cerebral

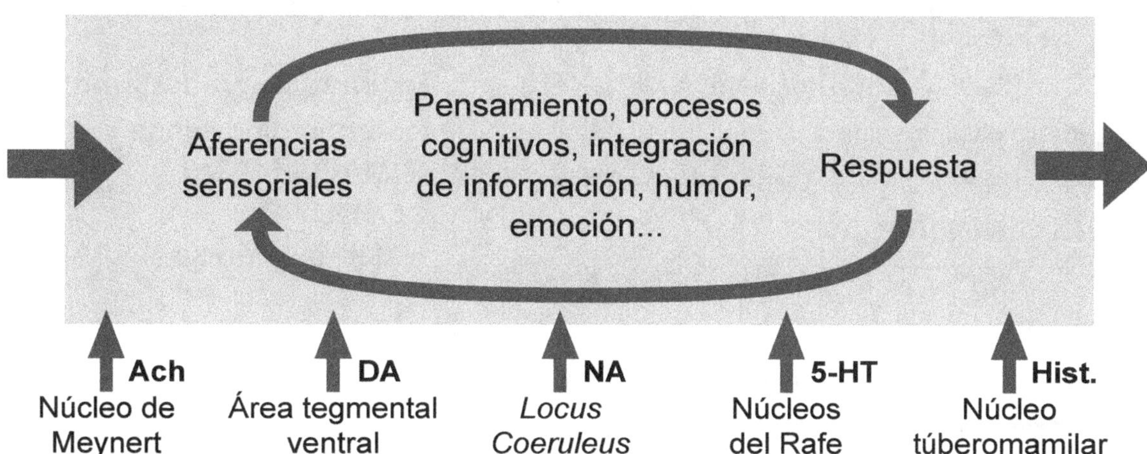

Síntesis I Degradación: acetilcolina (ACh)

Colina + Acetil-CoA

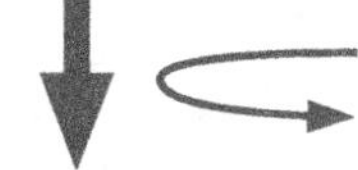

Colina acetiltransferasa

Acetilcolina

Enzimas degradadores:
- Acetilcolinesterasa (AChE)
- Butirilcolinesterasa

FARMACOLOGÍA DE LA SINAPSIS

Sistema colinérgico

▶ Proyecciones ascendentes:

Núcleo basal de Meynert	➡ • Corteza • Amígdala
Núcleos septales y banda longitudinal	➡ • Hipocampo
Hipocampo	➡ • Corteza prefrontal y cingulada

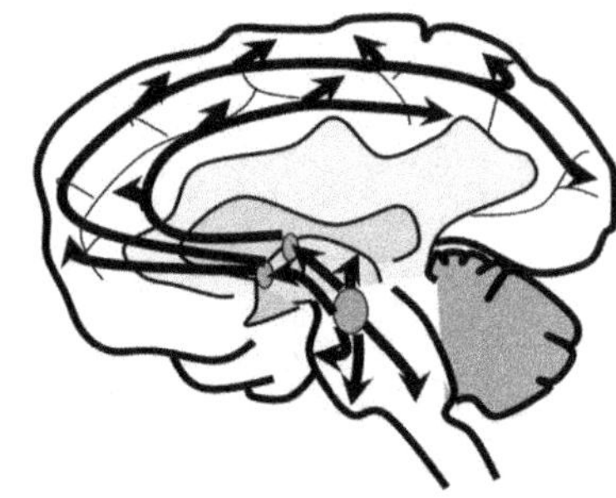

▶ Receptores cerebrales:
- Nicotínicos (ionotrópicos).
- Muscarínicos (metabotrópicos).

Síntesis y degradación: catecolaminas

Tirosina
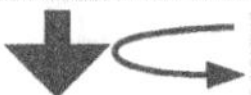 Tirosinahidroxilasa (TH)

L-Dihidroxifenilalanina
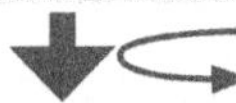 Dopadecarboxilasa

Dopamina (DA)
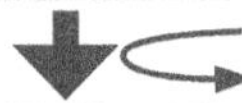 Dopamin-β-hidroxilasa

Noradrenalina (NA)
Fentolamin-N-metiltransferasa

Adrenalina (A)

Enzimas degradadores:
- Monoaminoxidasa (MAO_A, MAO_B)
- Catecol-O-metiltransferasa (COMT)

Sistema dopaminérgico

▶ Proyecciones ascendentes:

	➡ • Corteza prefrontal
Área tegmental ventral	➡ • Núcleo accumbens • Amígdala • Hipocampo
Sustancia negra	➡ • Estriado

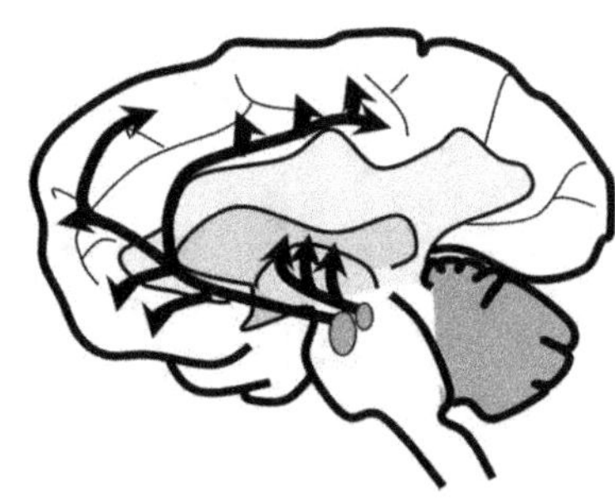

▶ Circuitos locales:

Hipotálamo 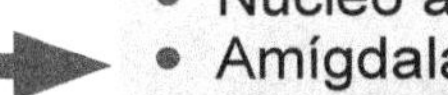 Túberoinfundibular

▶ Receptores cerebrales:
- D1–D5 (metabotrópicos).

FARMACOLOGÍA DE LA SINAPSIS

Sistema noradrenérgico

▶ Proyecciones ascendentes:

Locus Coerulus →	• Amígdala • Hipotálamo • Tálamo
Área tegmental ventral →	• Hipocampo • Corteza

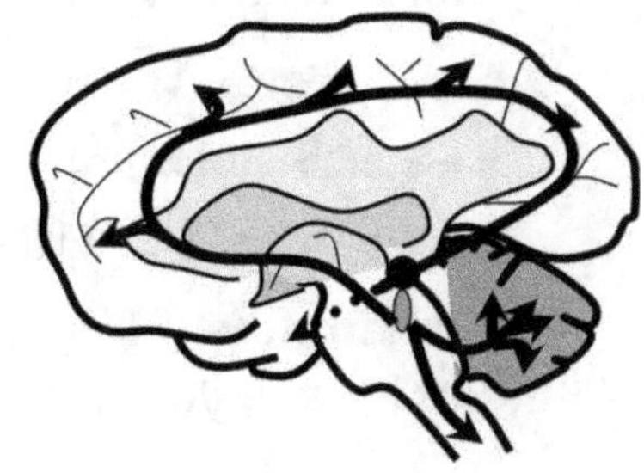

▶ Receptores cerebrales:
- $\alpha1$-$\alpha2$ (metabotrópicos).
- $\beta1$-$\beta3$ (metabotrópicos).

Síntesis y degradación: serotonina (5-HT)

Triptófano

 → Triptófanohidroxilasa (TH)

5-Hidroxitriptófano

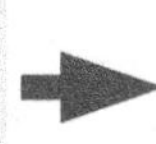 → 5-HT descarboxilasa

**Serotonina
(5-hidroxitriptamina, 5-HT)**

Enzimas degradadores:
- Monoaminooxidasa (MAO_A, MAO_B)

Sistema serotoninérgico

▶ Proyecciones ascendentes:

Núcleos del Rafe →	• Amígdala • Hipotálamo • Tálamo • Estriado • Hipocampo • Corteza

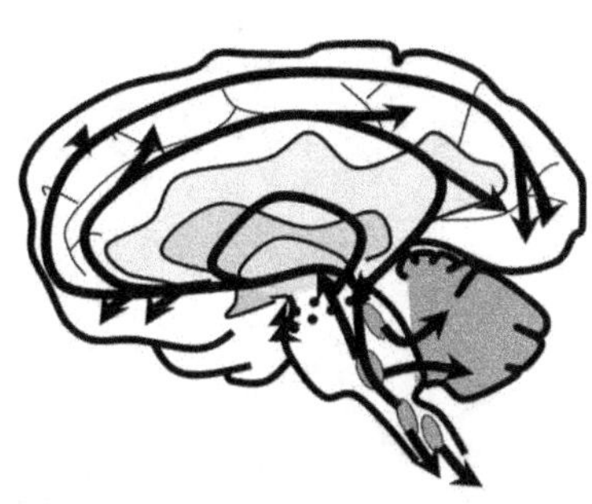

▶ Receptores cerebrales:
- $5\text{-}HT_1$ – $5\text{-}HT_7$ (metabotrópicos).
- $5\text{-}HT_3$ (ionotrópico).

FARMACOLOGÍA DE LA SINAPSIS

Síntesis y degradación: melatonina (ML)

Serotonina (5-HT)

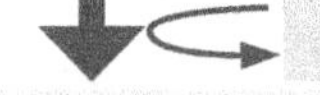 NAT

N-acetilserotonina

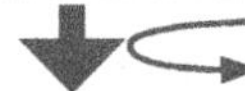 Hidroxindol-O-metil transferasa

Melatonina (ML)
(5-metoxi-N-acetiltriptamina)

Enzima degradador:
- 2,3-dioxigenasa (en cerebro y pineal)

Síntesis y degradación: Histamina (H)

Histidina

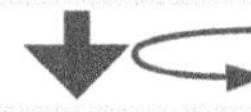 Histidina-descarboxilasa

Histamina (H)

Enzimas degradadores:
- Histamina-N-metiltrasferasa
- Diaminooxidasa (DAO)

Síntesis y degradación: ácido gamma-amino butírico (GABA)

Glutamato

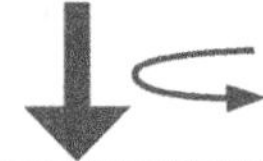 Ácido glutámico descarboxilasa (AGD)

Ácido gamma-amino butírico (GABA)

Enzima degradador:
- Gaba-transaminasa (GABA-T)

Sistema gabaérgico

Aferencias y eferencias 

Inhibitorias

Corteza

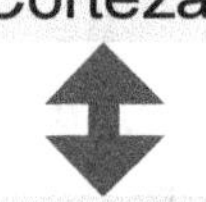

Subcortical

$GABA_A$

► Receptores cerebrales:
- $GABA_A$ (ionotrópico).
- $GABA_B$ (metabotrópico).

FARMACOLOGÍA DE LA SINAPSIS

Síntesis y degradación: glutamato (Glu)

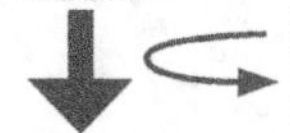

Enzimas degradadores:
- Ácido glutámico descarboxilasa
- Transaminasa

Sistema glutamatérgico

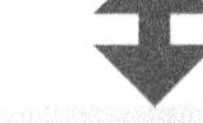

Excitotoxicidad
(Receptor NMDA ionotrópico)

Ca^{+2}, óxido nítrico *(NO)*

Neurodegeneración

▶ Receptores cerebrales:
  - $mGlu_{1-8}$ (metabotrópicos).
  - AMPA, Kainato y NMDA (ionotrópicos y metabotrópicos).

Sistema glutamatérgico: receptores ionotrópicos

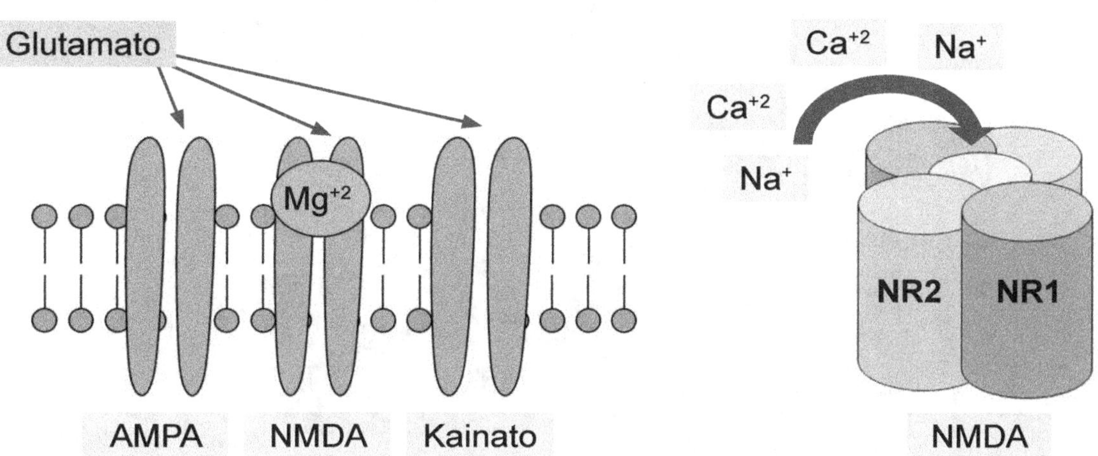

FARMACOLOGÍA DE LA SINAPSIS

Óxido nítrico *(NO)*

Características

- Molécula inorgánica.
- Tamaño muy pequeño.
- Capaz de atravesar membranas biológicas.
- Vida media ultracorta (5-15 segundos).
- Difusión entre 50-100 mm.
- Alta reactividad.

Mensajero biológico sistemas

- Cardiovascular.
- Inmunológico.
- Nervioso.

Óxido nítrico *(NO)*: sistema vascular (periférico y central)

ACh

↓ Células endoteliales

Factor relajante dependiente de endotelio (FRDE) **=** **NO (factor vasodilatador):**

- Inestable
- Vida extremadamente corta
- Inhibición con Hemoglobina

↓

GMPc. Musculatura lisa

↳ Relajación / vasodilatación

Neurotransmisor (ACh)

Receptor
Célula endotelial
Célula muscular lisa
Óxido nítrico *(NO)*

Vasoconstricción

Relajación célula muscular

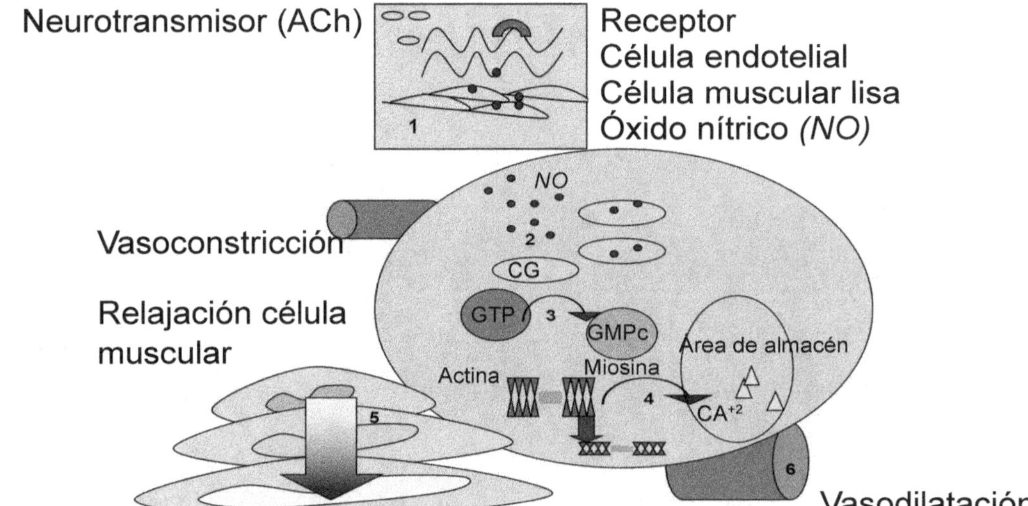

FARMACOLOGÍA DE LA SINAPSIS

Óxido nítrico *(NO):* sistema inmunológico

Dietas bajas en nitratos ➡ Excreción elevada

Nitratos = producto actividad macrófagos
(metabolismo *NO)*

- Procesos infecciosos.
- Patologías tumorales.

Eliminación arginina
(Precursor *NO)* ➡ Actividad inhibida
de los nitratos

Óxido nítrico *(NO):* sistema nervioso

- **Equipo Garthwaite** (1988). Neuronas en cultivo excitadas con glutamato liberan una sustancia que relaja la musculatura lisa *(NO)*.
- **Equipo Snyder** (1990). Localización de las neuronas productoras de *NO* del SNC.

Máxima concentración

Localización cerebral:

Mínima concentración

- Cerebelo.
- Bulbos olfatorios.
- Hipotálamo.
- Corteza cerebral.
- Ganglios basales.
- Hipocampo.
- Sistema visual.
- Médula espinal.

- Células gliales: Astrocitos (función fisiológica).
  Microglía (función fagocitaria).

Acción retrógrada del *NO* (PLP)

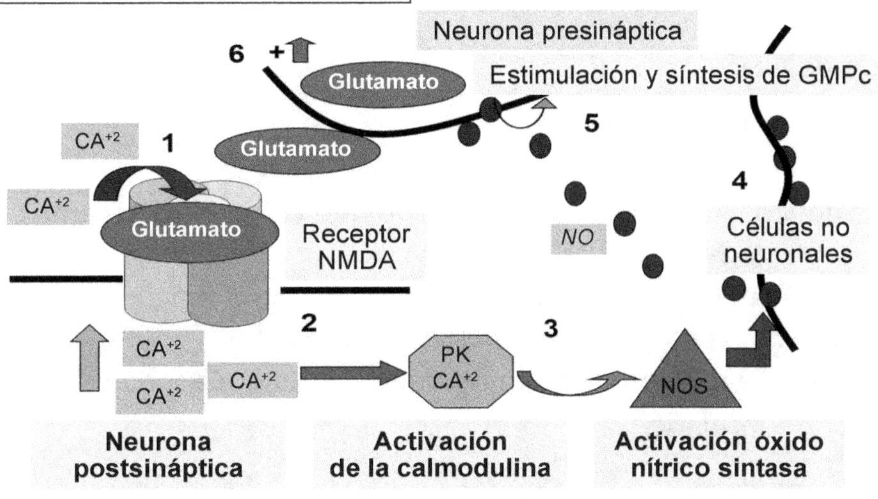

FARMACOLOGÍA DE LA SINAPSIS

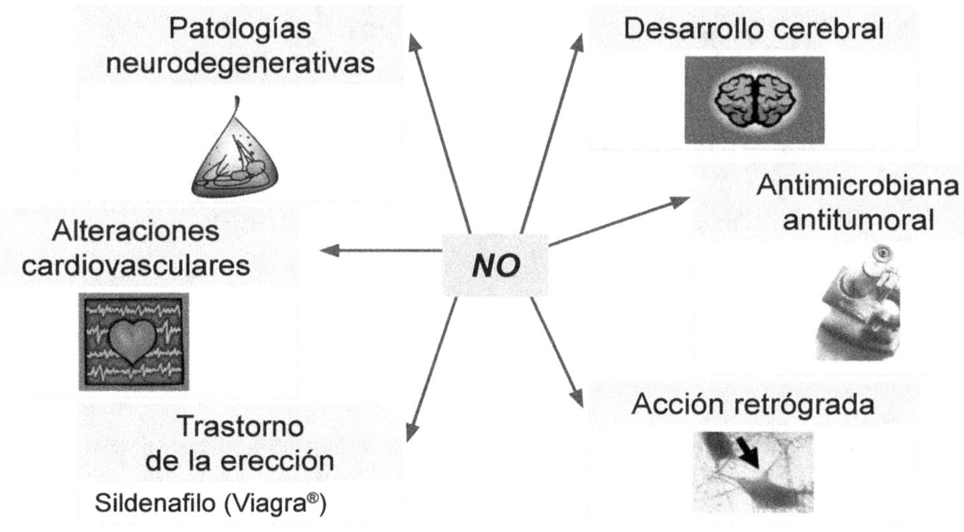

Enzimas óxido-nítrico sintasas (NOS)

Denominación			Expresión	Cromosoma
Clásica	Numérica	Actual		
Neuronal	I	NOSnc	Constitutiva	12q 24.2
Macrofágica	II	NOSi	Inducible	17 cen
Endotelial	III	NOSec	Constitutiva	7q35-36

Óxido nítrico (NO): potencial terapéutico

Inhibidores NOS

- Antidepresivo.
- Ansiolítico.
- Antipsicótico. Prevención y tratamiento del curso deteriorante de la enfermedad.
- Adicción. Tratamientos desintoxicación: disminución de la dependencia física y el síndrome de abstinencia.
- Calidad vigilia y sueño. Efecto hipnótico y antiepiléptico.
- Neurodegeneración.

2.5 EFECTO PLACEBO. PSICOBIOLOGÍA

Circuito neural del procesamiento emocional

Corteza prefrontal · Corteza cingulada · Corteza orbital · Amigdala · Estriado ventral

- Interpretación estímulos (intero y exteroceptivos).
- Conducta emocional.
- Conducta motivacional.

Parkinson

Mejora del funcionamiento motor entre 9-59% por placebo, incluso en tratamientos quirúrgicos

Expectativas de resultados principal factor implicado. Mediatizado por un aumento de DA estriatal y disminución de la tasa de disparo de las neuronas subtalámicas

Depresión

75% de la respuesta antidepresiva es atribuible a un efecto placebo

Expectativas de resultados principal factor implicado. Mediatizado por el circuito neural del procesamiento emocional. Parece implicar también zonas del estriado ventral

Dolor

Placebo induce analgesia y efectos adversos similares a los opiáceos. Los antagonistas opioides bloquean los efectos

La analgesia inducida disminuye la activación en áreas sensibles al dolor (tálamo, ínsula, corteza cingulada anterior) y activa la corteza prefrontal

Respuesta inmunitaria y hormonal

Respuestas inconscientes al placebo. Inmuno-supresión en voluntarios sanos y aumento de la inmunidad en lupus, esclerosis, alergias, etc. Hiper e hipoglicemia

Procesos dependientes del condicionamiento clásico, siendo la amígdala y el hipotálamo las principales áreas identificadas

2.6 PSICOFARMACOLOGÍA Y PSICOTERAPIA

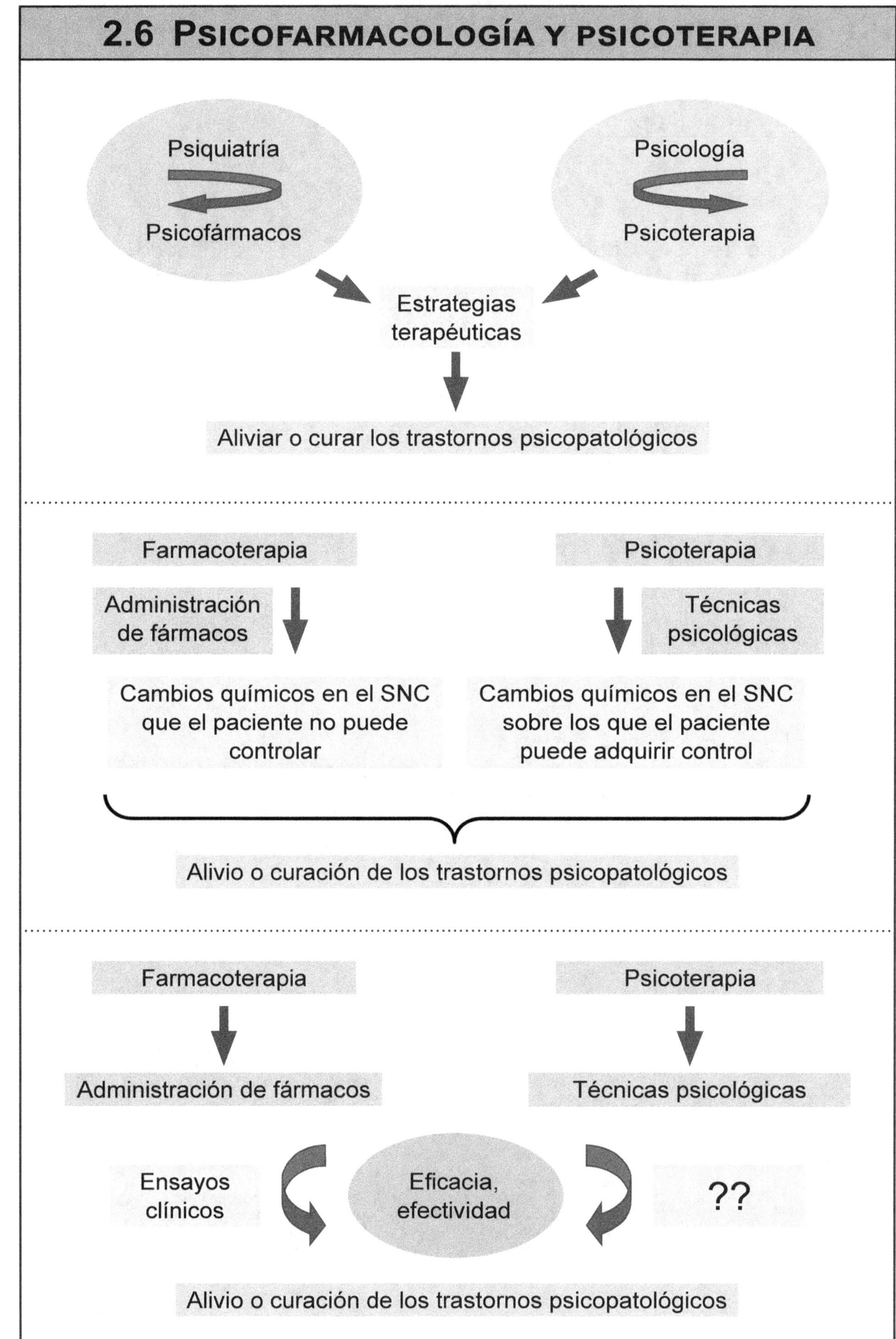

PSICOFARMACOLOGÍA Y PSICOTERAPIA

Limitaciones para evaluar la eficacia de la psicoterapia

Fluidez y espontaneidad del proceso psicoterapéutico	Necesidad de intimidad	Intervienen múltiples variables (motivación)	El instrumento terapéutico es la persona que realiza la terapia
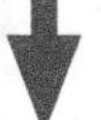	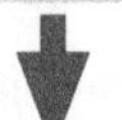	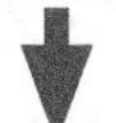	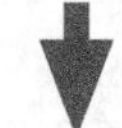
Dificultad de aplicar técnicas sistemáticas	Quebrantamiento de la intimidad puede afectar la evolución terapéutica	• Criterios operacionales • Número elevado de personas evaluadas	Sesgo importante para realizar comparaciones de resultados

Evaluación eficacia de la psicoterapia

Manuales estandarizados de estrategias y técnicas psicoterapéuticas

Instrumentos de valoración

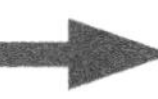

- Patología psiquiátrica
- Personalidad
- Funcionamiento sociofamiliar

Terapeuta:
- Supervisión
- Entrenamiento
- Monitoritzación

Impacto de la psicoterapia:
- Sintomatología
- Rasgos de personalidad
- Ajuste social y familiar
- Calidad de vida

Evaluación eficacia de la psicoterapia

Década de 1980 → Eficacia de la psicoterapia independiente del tipo de orientación

Factores inespecíficos determinantes de la efectividad

Calidad de la relación terapéutica

 40 % Variabilidad en eficacia de cualquier psicoterapia

PSICOFARMACOLOGÍA Y PSICOTERAPIA

Evaluación eficacia de la psicoterapia

Actualidad

Eficacia de los diferentes tipos de psicoterapias

En diferentes trastornos psicopatológicos

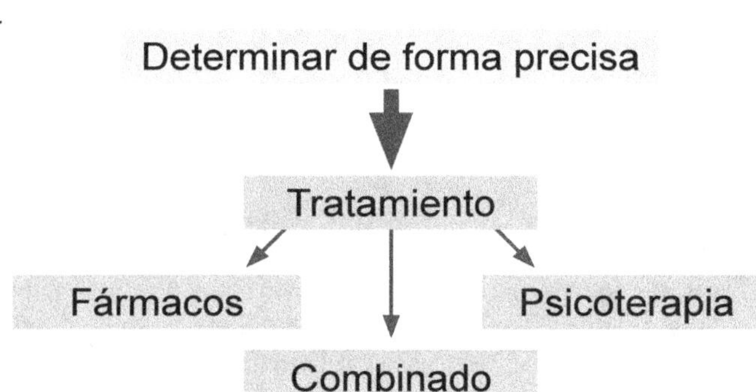

Psicofármacos

Ventajas	*Inconvenientes*
Alivio sintomatología y padecimiento	No curan
Reducción del número de hospitalizaciones	Abuso y dependencia
Disminución del tiempo de hospitalización	Poco selectivos. Efectos indeseables
Mejoría de las discapacidades	Precio elevado (nuevos)
Facilitación de la introducción de otros tipos de terapia	Disminuyen la motivación para otros tipos de terapia
Compensación relativamente rápida del trastorno	Efecto retardado

Interacciones

Fármaco y psicoterapia

Aleatorias
No interacción

Aditivas negativas
Los efectos de ambos tratamientos se suman en un síntoma o en un grupo de síntomas

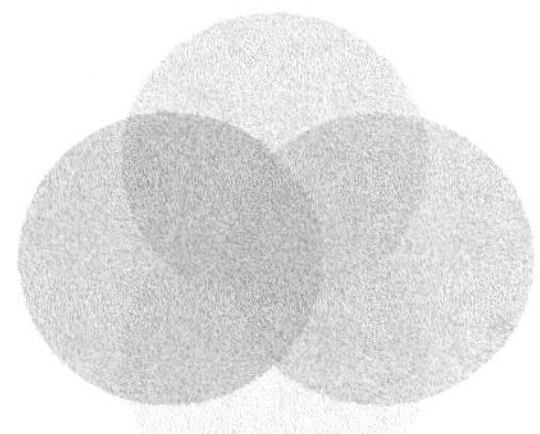

Recíprocas negativas
Uno de los tratamientos interfiere en el otro

Sinérgicas
Uno de los tratamientos es facilitado por la introducción del otro

PSICOFARMACOLOGÍA Y PSICOTERAPIA

Combinación de terapias

Farmacoterapia
>
Psicoterapia

- Trastornos psicóticos.
- Trastornos bipolares.
- Trastorno de angustia.
- Trastorno obsesivo-compulsivo.
- Trastornos del control de los impulsos.
- Trastorno por déficit de atención con hiperactividad.
- Trastorno depresivo mayor.

Combinación de terapias

Psicoterapia
>
Farmacoterapia

- Trastornos de la personalidad.
- Trastornos somatoformes y psicosomáticos.
- Trastornos sexuales.
- Trastornos de la conducta alimentaria.
- Trastornos adaptativos.
- Problemas familiares, laborales, etc.

Combinación de terapias

Psicoterapia
=
Farmacoterapia

- Depresiones leves o moderadas.
- Trastorno de ansiedad generalizada leve o moderado.
- Fobias.
- Trastorno por estrés postraumático.
- Trastornos del sueño.
- Trastornos del desarrollo y de la conducta (infancia).

PSICOFARMACOLOGÍA Y PSICOTERAPIA

Combinación de terapias

Trastorno depresivo mayor

Comparación efectividad farmacoterapia y psicoterapia (diez estudios):

- Tres, psicoterapia (cognitivo-conductual) mejor que farmacoterapia.
- Seis, sin diferencias. Psicoterapia cognitiva e interpersonal.
- Uno, farmacoterapia mejor que psicoterapia (psicoanalítica).

Combinación de terapias

Trastorno depresivo mayor

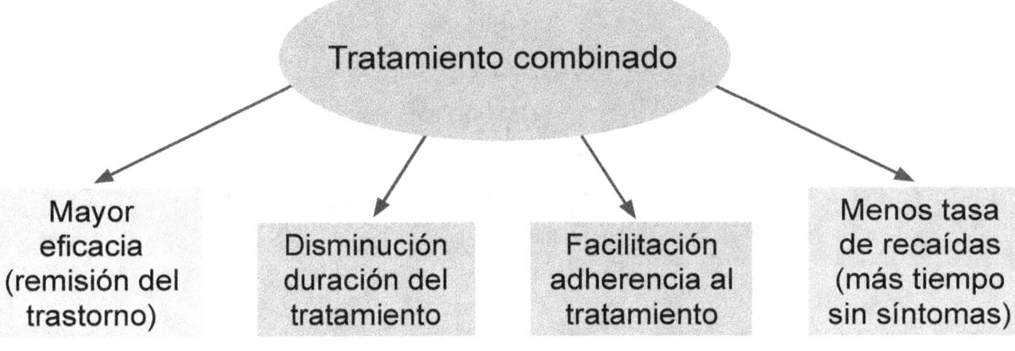

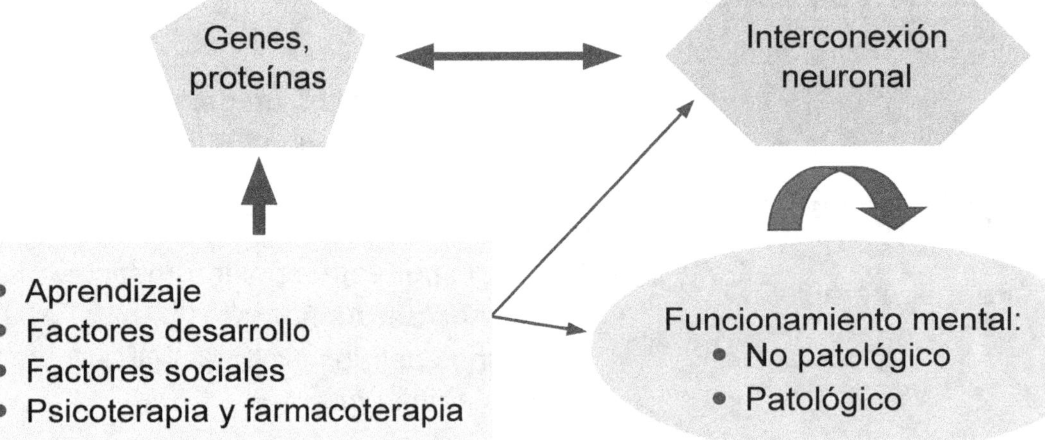

PSICOFARMACOLOGÍA Y PSICOTERAPIA

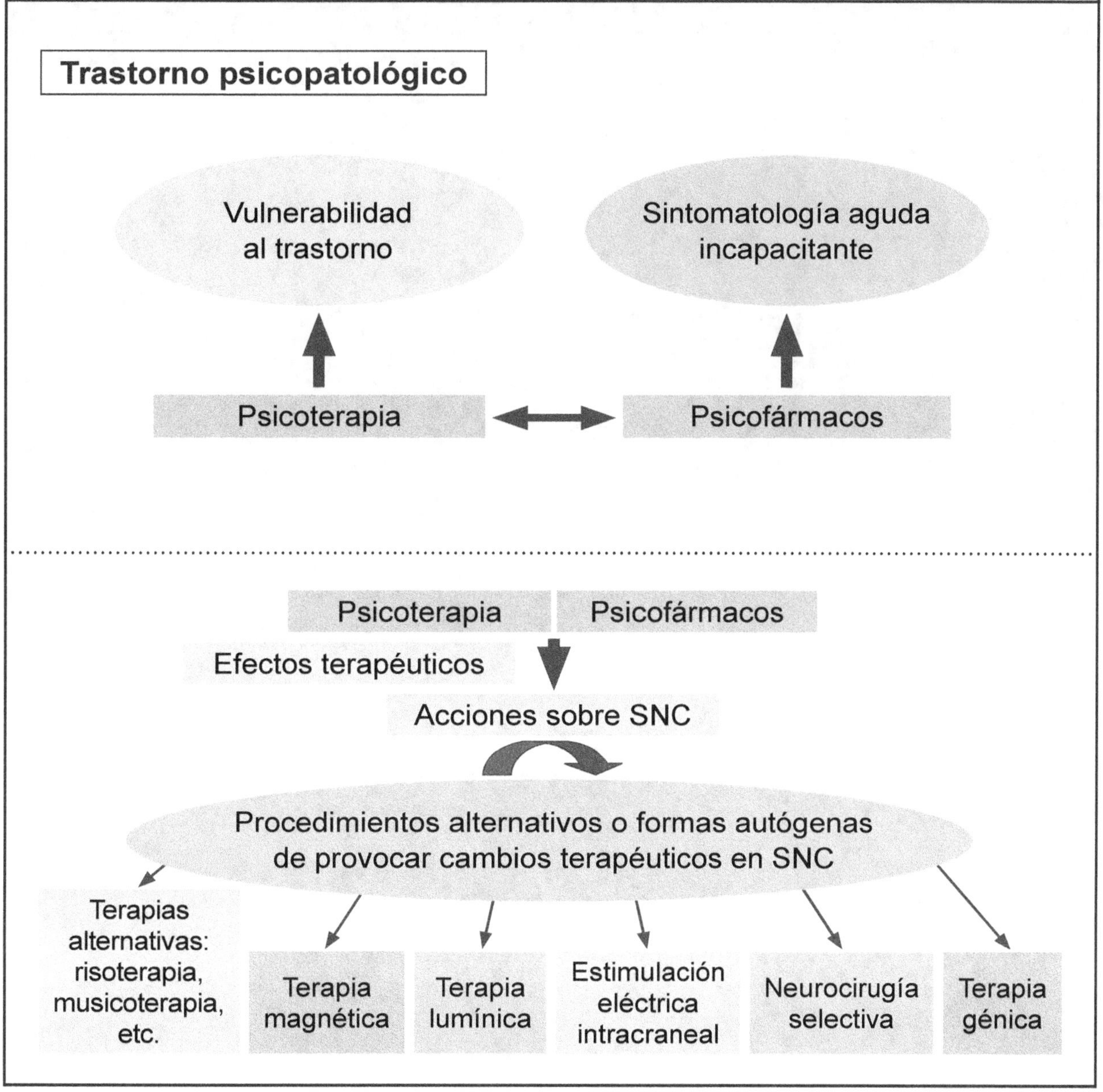

3 Investigación en Psicofarmacología

3.1 TIPOS DE INVESTIGACIÓN Y FINALIDADES

Preclínica

- **Diseño de sustancias**

  Estudio de nuevos compuestos (naturales y sintéticos, análogos estructurales y diseñados específicamente).

- **Modelos animales de psicopatología**

  Previsión de respuesta clínica compleja y generalmente no extrapolable. Ej., Penicilina.

Clínica

- **Fases de estudio clínicas. Ensayos clínicos.**

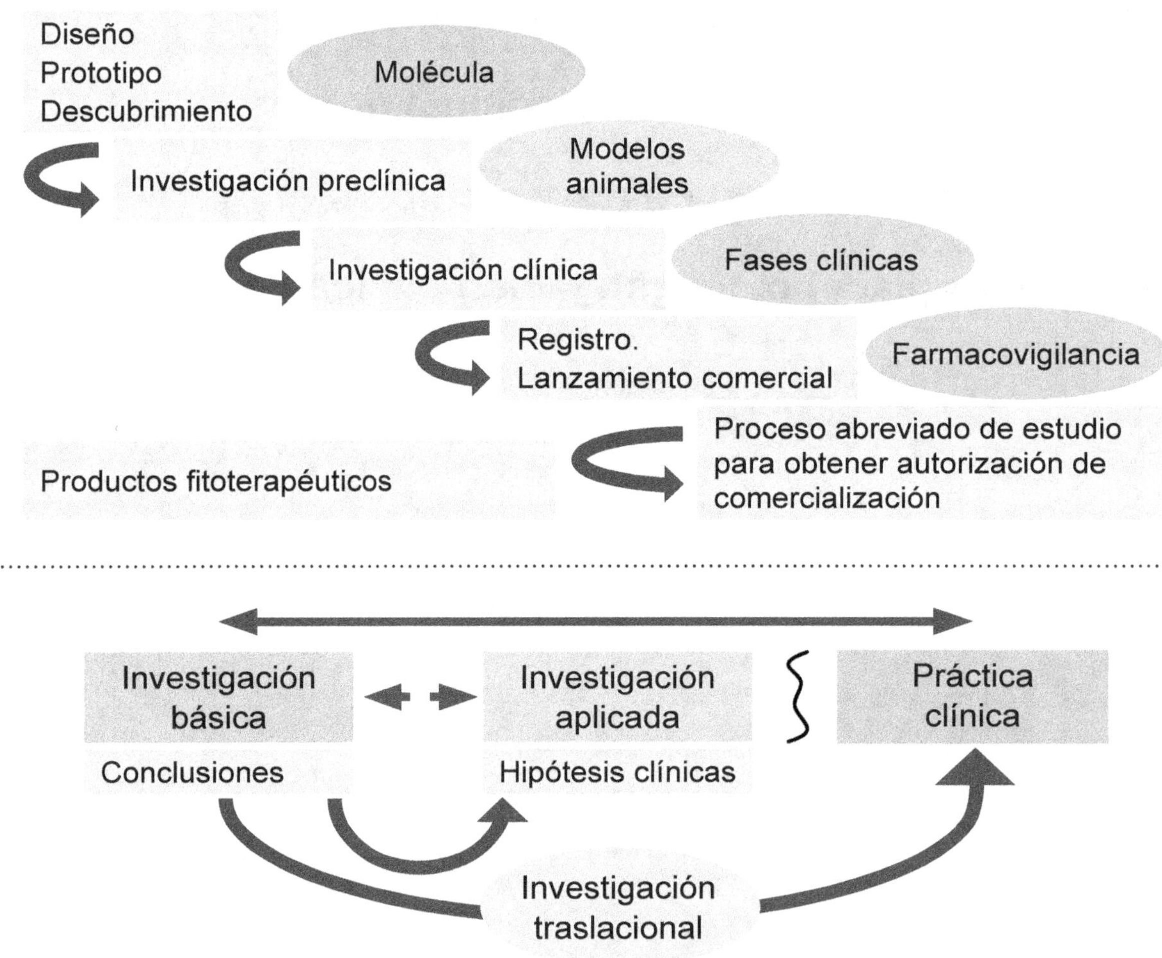

Trasladar conocimientos y tecnología (diagnóstica y terapéutica) desde las ciencias básicas a las intervenciones terapéuticas preventivas y eficaces *(brench to bedside).*

TIPOS DE INVESTIGACIÓN Y FINALIDADES

Preclínica

Diseño de sustancias

- 1/10.000 estudiadas se utiliza en clínica.
- Tiempo de estudio: 5-15 años.

Objetivo, encontrar sustancias:

- Gran afinidad para determinados receptores.
- Cinética adecuada.
- T1/2 suficiente para el efecto deseado y no excesiva para evitar la acumulación.
- Buena tolerabilidad (efectos indeseables no graves).
- Estables (activas por vía oral).

Clínica: ensayos clínicos

- Evalúan la eficacia y la seguridad de un fármaco en sujetos humanos.
- Todos ellos siguen unas reglas establecidas.

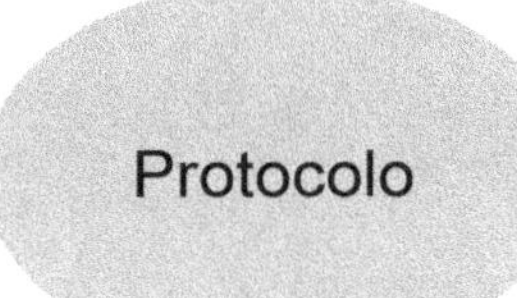

- Número de sujetos.
- Criterios inclusión y exclusión.
- Programación pruebas.
- Procedimiento.
- Tipo medicación y dosis.
- Duración.

Clínica: ensayos clínicos

Consentimiento informado. Obligatorio en todos los casos, informándose al sujeto sobre:

- Hipótesis de investigación.
- Objetivos.
- Sustancia (dosis y tiempo).
- Riesgos.
- Beneficios esperados.
- Tratamientos alternativos.
- El derecho a abandonar el ensayo en cualquier momento.

TIPOS DE INVESTIGACIÓN Y FINALIDADES

Fitoterapia: compuestos naturales

- Contienen principio activo.
- Pueden producir acontecimientos adversos.
- Especialidades farmacéuticas publicitarias (EFP).
- Preferible productos criomolidos (cápsulas). Mejor biodisponibilidad.
    - Pulverización parte activa de la planta seca, previa congelación a −196 ºC en nitrógeno líquido.
- Presentaciones únicas o compuestas. ¿Efecto en eficacia?

- **Patología crónica.** Alternar períodos de tratamiento y períodos de descanso (ej., 45 días/15 días; 3 meses/1 mes)
- **Problemas puntuales.** Administración continuada hasta la remisión sintomatológica

Fitoterapia: España

- Los productos fitoterapéuticos, a pesar de considerarse tradicionalmente medicamentos, pueden:

    - Venderse libremente al público.
    - Ofrecerse sin referencia a propiedades terapéuticas, diagnósticas o preventivas.

- Las indicaciones no requieren la intervención del médico.
- La única prohibición es la venta ambulante.
- Sin garantias de calidad (identidad, pureza, inocuidad).

Fitoterapia: Alemania

- La indicación debe realizarla un especialista médico.
- Regulación inicial en 1976. En 1994 el Ministerio de Sanidad crea la Comisión E para evaluar la eficacia y seguridad del uso terapéutico de plantas.
- Monografías:
    - Positivas. Reconocen el uso establecido (no sinónimo de datos científicos o indicación bien definida).
    - Negativas. No recomiendan el uso (no sinónimo de prohibición).

Fitoterapia: Unión Europea

ESCOP *(European Scientific Cooperative on Phytotherapy)* confecciona monografías con evaluaciones críticas.

3.2 MODELOS ANIMALES DE PSICOPATOLOGÍA. CARACTERÍSTICAS

Preparaciones experimentales simplificadas para estudiar un fenómeno más amplio y complejo

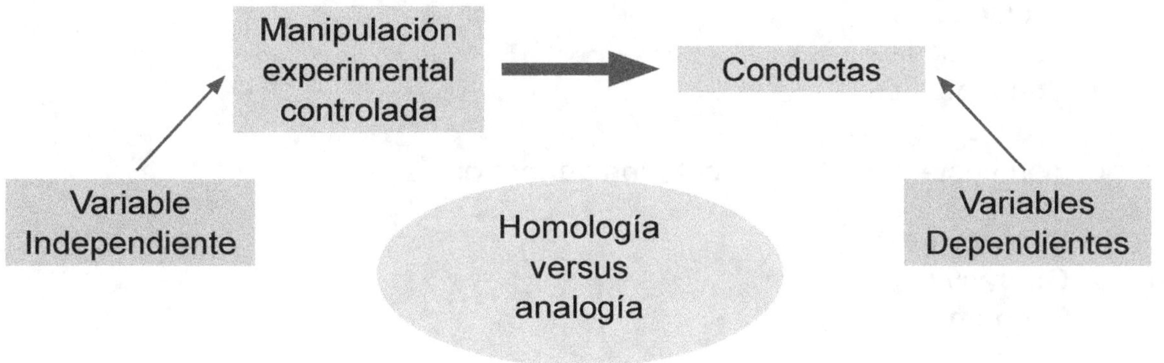

Variables independientes

Manipulaciones experimentales

- Lesiones diferentes zonas cerebrales.
- Administración intracerebral.
- Mutaciones dirigidas *(knockout)*.
- Cría selectiva.
- Selección de sujetos extremos.
- Aplicación de diferentes factores.
  - Estresores.
  - Aislamiento social.

Variables dependientes

Conducta espontánea

- Actividad motora.
- Ingesta de comida y agua.
- Conducta sexual.
- Conducta social.

Conducta aprendida

- Conducta instrumental u operante.
- Conducta condicionada.

MODELOS ANIMALES DE PSICOPATOLOGÍA. CARACTERÍSTICAS

▶ Se utilizan para estudiar un fenómeno determinado que en sujetos humanos tiene limitaciones:

- Éticas.
- Técnicas.
- Económicas.
- Conceptuales.

▶ Deben sustentarse en los criterios generales de:

- Simplicidad.
- Operatividad.
- Economía.
- Ética.

Utilización

- Desarrollo de nuevos fármacos para el tratamiento de los trastornos psiquiátricos.
- Comprensión y estudio de los trastornos psiquiátricos y psicopatológicos.

Adecuación. Consideraciones

- Es una cuestión de juicio y no de medida.
- No son una réplica exacta.
- Son instrumentos.
- Sin valor propio (deriva del uso).

Adecuación

Validez **+** Fiabilidad

Conclusiones = hipótesis clínicas

Adecuación = confianza en las hipótesis
(no es necesario que se cumplan)

MODELOS ANIMALES DE PSICOPATOLOGÍA. CARACTERÍSTICAS

Validez: requisitos

- Etiología.
- Bases psicopatológicas.
- Signos y síntomas.
- Tratamientos.

En general, los modelos animales no cumplen todos los requisitos de validez. Cuantos más requisitos cumplen, más valor adquieren para la condición humana.

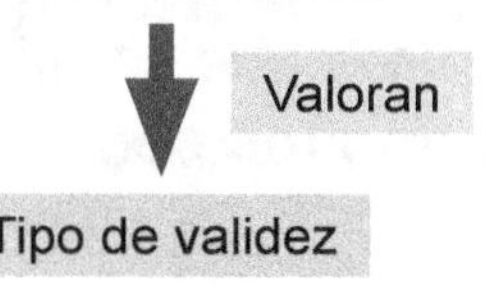

- Aparente.
- Predictiva.
- Constructo.
- Convergente.
- Discriminativa.

Validez aparente

El trastorno psicopatológico humano y el modelo animal deben presentar similitudes fenomenológicas (aspectos formales).

Validez predictiva

Cualquier fenómeno que modifique el trastorno psicopatológico humano debe provocar efectos similares en el modelo animal (aspectos funcionales).

Validez de constructo

El desarrollo de un modelo animal debe basarse en fundamentos teóricos sólidos. Variable modelada:

- Grado de homología.
- Importancia clínica.

- Grado de similaridad en el riesgo genético del trastorno (validez genética).
- Grado de similaridad en los mecanismos implicados (validez etiológica).

MODELOS ANIMALES DE PSICOPATOLOGÍA. CARACTERÍSTICAS

Validez convergente

El grado de correlación de un determinado modelo animal con otros modelos animales que modelen el mismo trastorno (semejanzas).

Validez discriminativa

El grado en que un modelo mide aspectos diferentes a otros que se miden en otros modelos animales que modelan el mismo trastorno (diferencias).

Fiabilidad

- Consistencia, estabilidad y reproducibilidad en la forma de medir las variables independientes (manipulaciones) y dependientes (conductas).

Consistencia

- Capacidad para manipular la variable independiente con un elevado grado de precisión y la/s variable/s dependiente/s con objetividad.

Estabilidad

- Nivel de variabilidad intraindividual e interindividual en la/s variable/s dependiente/s.

Reproducibilidad

- Reproducción del fenómeno bajo las mismas condiciones.
- Reproducción de los efectos de las manipulaciones utilizadas.

La adecuación de un modelo animal se
halla en función del objetivo de estudio

MODELOS ANIMALES DE PSICOPATOLOGÍA. CARACTERÍSTICAS

Para la mayoría de trastornos psicopatológicos se pueden modelar:

- Signos y síntomas.
- Bases psicobiológicas.
- Tratamientos farmacológicos y psicológicos.

También se pueden modelar la influencia de factores implicados:

- Biológicos y genéticos.
- Educacionales y sociales.
- De aprendizaje y refuerzo.

No todos los aspectos de los trastornos psicopatológicos se pueden modelar:

- Factores culturales.
- Factores subjetivos.

No es realista esperar que un modelo animal abarque todas las interacciones complejas de factores subyacentes a los diferentes trastornos

Endofenotipo

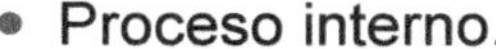

- Proceso interno.
- Medible.
- Heredable.
- Presencia independiente del estado patológico.
- Mayor incidencia en familiares no afectados que en la población general.
- Participa en mecanismos etiopatogénicos.
- Permite predecir la probabilidad de ocurrencia del trastorno.

- Marcadores de rasgo para la susceptibilidad hacia el trastorno.
- Marcadores biológicos del trastorno.

Modelables para investigar el trastorno

MODELOS ANIMALES DE PSICOPATOLOGÍA. CARACTERÍSTICAS

Endofenotipo

Tipos endofenotipo	Ej., Esquizofrenia
Anatómico	Alargamiento de los ventrículos cerebrales
Electrofisiológico	Potenciales evocados: respuestas P300 y P50
Sensorial	Actividad de la vía magnocelular visual
Metabólico	Test dérmico de la niacina
Psicológico o cognitivo	Rendimiento ejecutivo

Dificultades

Elevado grado de heterogeneidad de los trastornos.

Signos y síntomas

Factores etiológicos

Curso clínico

Múltiples formas de simulación del trastorno en animales de laboratorio.

3.3 MODELOS ANIMALES DE ESQUIZOFRENIA

Sintomatología esquizofrenia

Alteraciones afectivas:
- Disforia
- Depresión

Síntomas positivos:
- Delirios
- Alucinaciones
- Conducta desorganizada
- Alteración curso pensamiento

Síntomas negativos:
- Afecto aplanado
- Aislamiento social
- Aislamiento emocional

Déficits cognitivos:
- Atención
- Memoria
- Funciones ejecutivas
- Toma de decisiones

Psicobiología

Disfunción dopaminérgica
- **Hiperactividad límbica:**
  - Sintomatología psicótica positiva
- **Hipoactividad cortical:**
  - Sintomatología psicótica negativa

Disfunción glutamatérgica
- **Hipofunción receptores NMDA:**
  - Sintomatología psicótica positiva y negativa

Disfunción GABA
- **Disminución función GABA en corteza límbica:**
  - Empeoramiento de la respuesta de inhibición palpebral

Disfunción serotoninérgica
- **Alteración de los marcadores serotoninérgicos (5-HT1A y 5-HT2A):**
  - Sintomatología psicótica positiva

Farmacológicos

Administración aguda y/o crónica de psicoestimulantes a animales de laboratorio

Humanos

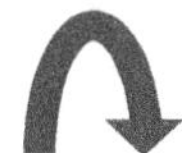

La administración crónica de psicoestimulantes puede inducir psicosis paranoide en humanos.

- Alteraciones conductuales (sensibilización en tratamiento crónico): hiperlocomoción y estereotipias.
- Déficits en la inhibición del reflejo palpebral.
- Alteración de la conducta de interacción social.
- Conducta fragmentada.

Reversión con antipsicóticos típicos y atípicos.

MODELOS ANIMALES DE ESQUIZOFRENIA

Farmacológicos

Humanos

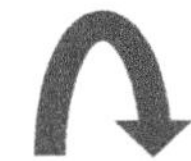

La fenciclidina (PCP):
- Agudiza la sintomatología psicótica de pacientes esquizofrénicos.
- Produce efectos alucinógenos en sujetos no esquizofrénicos.

Administración aguda versus crónica de antagonistas del receptor NMDA a animales de laboratorio

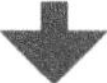

- Alteraciones conductuales (sensibilización en tratamiento crónico): hiperlocomoción y estereotipias, ataxia.
- Déficits en la inhibición del reflejo palpebral.
- Disrupción de la conducta social.
- Déficits en la ejecución de tareas que implican a la corteza prefrontal.

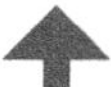

Reversión con antipsicóticos típicos y atípicos.

Modelos farmacológicos

Limitaciones	*Contribuciones*
Validez constructo: etiopatogenia muy diversa (influencia genética, efectos del desarrollo)	Utilidad para identificar nuevos fármacos (validez predictiva elevada) con el mismo mecanismo de acción susceptibles de introducirse para el tratamiento de la psicosis
Validez aparente: muchos de los síntomas no pueden reproducirse en animales (alucinaciones, delirios...)	Determinación de los mecanismos cerebrales implicados en los trastornos psicóticos Participación del estrés en las recaídas de los trastornos psicóticos (administración crónica)

3.4 MODELOS ANIMALES DE DEPRESIÓN

Sintomatología depresión

Alteraciones afectivas:
- Estado de ánimo bajo
- Sentimientos de culpa, desesperanza e inutilidad
- Pensamientos de muerte y suicidio

Síntomas conductuales:
- Hipoactividad o hiperactividad
- Insomnio o hipersomnia
- Pérdida o aumento de peso
- Aislamiento social

Alteraciones cognitivas:
- Concentración
- Memoria
- Toma de decisiones

Psicobiología

Disfunción dopaminérgica
- **Hipofunción dopaminérgica:**
  - Síntomas disfóricos abstinencia estimulantes
  - Anhedonia
  - Pérdida capacidad gratificante

Disfunción serotoninérgica
- **Hipofunción serotoninérgica cerebral:**
  - Trastornos de impulsividad
  - Relación con ansiedad (5-HT1, 5-HT2)

Disfunción noradrenérgica
- **Hipofunción noradrenérgica cerebral:**
  - Estrés crónico elevado
  - Déficits de atención

Estrés social: separación maternal en primates no humanos

Separación mono de la madre

- Agitación.
- Insomnio.
- Gritos.
- Disminución actividad motora.
- Disminución ingesta comida.
- Disminución conducta de juego.
- Expresión facial triste.
- Postura de sumisión.

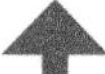

Reversión con antidepresivos tricíclicos, IMAO, ISRS e inhibidores duales.

Humanos

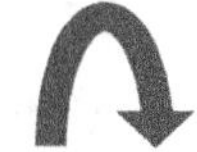

- Síntomas similares en situaciones de déficit de soporte social (pérdidas, institucionalización).
- Estrés social como un factor relacionado con la patogenia de la depresión.

MODELOS ANIMALES DE DEPRESIÓN

Estrés ambiental: indefensión aprendida

Humanos

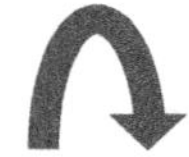

- Síntomas de los cuadros depresivos (depresión reactiva).
- Estrés (indefensión, incontrolabilidad) como factor relacionado con la patogenia de la depresión.

Administración de descargas eléctricas no **controlables** e **inescapables**

- Disminución actividad motora.
- Disminución motivación hacia refuerzos positivos.
- Disminución agresividad.
- Pérdida de hambre y de peso.

Reversión con antidepresivos tricíclicos, IMAO, ISRS, inhibidores duales y TEC.

Estrés ambiental: desesperanza conductual

Humanos

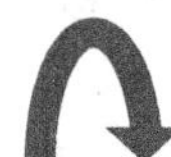

- Estrés (negación al esfuerzo) como un factor relacionado con la patogenia de la depresión.
- Privación de sueño REM.

El animal se fuerza a nadar de forma inescapable en un recipiente

- Tras un tiempo de actividad vigorosa, el animal deja de nadar y se queda inmóvil (desesperanza conductual).
- Se mide el tiempo que tarda en dejar de nadar y el tiempo que se queda inmóvil.

Antidepresivos tricíclicos, IMAO, ISRS e inhibidores duales retardan y disminuyen la inmovilidad.

Modelos de estrés

Limitaciones	Contribuciones
Validez aparente	La lentitud conductual se relaciona con un déficit de noradrenalina y dopamina
Validez predictiva: • Falsos positivos y falsos negativos • Adopción de estrategias para identificar individuos vulnerables	La agitación conductual se relaciona con un déficit de serotonina Contribución del estrés (ambiental y social) en la etiología de la depresión

3.5 MODELOS ANIMALES DE ANSIEDAD

Sintomatología ansiedad

Síntomas conductuales:
- Insomnio
- Evitación situaciones que generan sentimientos de inescapabilidad
- Evitación de estímulos asociados a situaciones traumáticas
- Evitación situaciones no familiares
- Evitación estímulos que generan miedo

Alteraciones afectivas:
- Miedo a morir o a perder el control
- Sentimientos de irrealidad
- Irritabilidad

Síntomas vegetativos:
- Incremento tasa cardíaca
- Respiraciones rápidas
- Dolor pectoral
- Sudoración
- Náuseas
- Parálisis
- Hipervigilancia
- Respuesta sobresalto

Psicobiología

Disfunción serotoninérgica
- **Hipoactividad postsináptica:**
  - Irritabilidad e impulsividad
- **Hiperactividad presináptica:**
  - Ansiedad anticipatoria

Disfunción glutamatérgica
- **Hiperfunción receptor NMDA:**
  - Respuestas de miedo condicionado

Disfunción GABA
- **Hipofunció GABAérgica:**
  - Déficit en el sistema de inhibición conductual

Disfunción serotoninérgica
- **Hiperactividad noradrenérgica y disregulación receptores α y β adrenérgicos:**
  - Estados de ansiedad

Miedo condicionado

Establecer una respuesta condicionada (RC) de miedo frente a estímulos neutros mediante el condicionamiento clásico

- EI: descarga eléctrica.
- RI: miedo.
- EC: sonido, luz.

Ansiolíticos gabaérgicos, serotoninérgicos y noradrenérgicos disminuyen la RC y las sustancias ansiógenas la incrementan.

Humanos

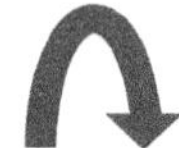

- Similitud fenomenológica con el trastorno por estrés posttraumático.

MODELOS ANIMALES DE ANSIEDAD

Evitación condicionada: conflicto de Vogel

Humanos

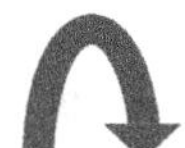

- Conflicto como situación generadora de ansiedad.

Paradigma de conflicto de forma que se castiga (descarga eléctrica) una respuesta reforzada positivamente (ingesta de agua)

Ansiolíticos gabaérgicos, serotoninérgicos, noradrenérgicos y glutamatérgicos incrementan la conducta castigada y las sustancias ansiógenas la disminuyen.

Modelos de conducta condicionada

Limitaciones	*Contribuciones*
Validez aparente (excepto el miedo condicionado por el estrés postraumático)	Identificación de los diferentes mecanismos cerebrales implicados en la mediación de la ansiedad
Validez constructo • Necesidad de modelar no solo con miedo la ansiedad patológica	Participación del sistema glutamatérgico en los componentes aprendidos de la ansiedad
Validez discriminante • Sin diferencias cualitativas en el aspecto modelado de ansiedad entre los modelos	Contribución de factores ambientales y aprendidos en la etiología de la ansiedad

3.6 Modelos animales de adicción a drogas

Definición adicción a drogas

Refuerzo positivo

Reforzadores condicionados

Procesos de aprendizaje y memoria

Refuerzo negativo

Potenciación proceso asociativo (E–R)

Pérdida control sobre la conducta de autoadministración

- Aumento del consumo
- Búsqueda compulsiva
- Incapacidad abstinencia
- Disminución de la competencia social

Psicobiología

Opiáceos
- Sist. opioide endógeno.
- Sist. noradrenérgico.
- Sist. dopaminérgico.

Cannabis
- Sist. cannabinoide endógeno
- Sist. dopaminérgico

Cocaína
- Sist. serotoninérgico
- Sist. noradrenérgico
- Sist. dopaminérgico

Alcohol
- Sist. gabaérgico
- Sist. glutamatérgico
- Sist. colinérgico
- Sist. serotoninérgico
- Sist. dopaminérgico

Alucinógenos
- Sist. serotoninérgico
- Sist. dopaminérgico

Nicotina
- Sist. colinérgico
- Sist. noradrenérgico
- Sist. dopaminérgico

Psicobiología

Sistema dopaminérgico

- Aumento de dopamina en áreas cerebrales de la gratificación (núcleo accumbens). Inicio conducta adictiva.
- Hipofunción dopaminérgica en áreas cerebrales de la gratificación. Consumo crónico de sustancias adictivas.
- Hiperfunción dopaminérgica en áreas cerebrales de la gratificación. Abstinencia de drogas.

MODELOS ANIMALES DE ADICCIÓN A DROGAS

Autoadministración operante I: recaída y *craving*

Humanos

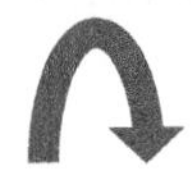

- Autoadministración persistente de drogas.
- Conducta de búsqueda de droga.
- Homología respecto a la implicación de los mismos factores en la conducta de recaída.

- Autoadministración.
- Extinción o período de abstinencia (persistencia conductual).
- Reinstauración de la autoadministración (estrés, estímulos condicionados y pequeñas dosis de droga).

Autoadministración operante II: pérdida de control
(autoadministración a pesar de las consecuencias negativas)

Humanos

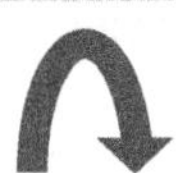

- Conducta de autoadministración persistente a pesar de las consecuencias negativas.
- Algunas sustancias psicoactivas pueden modificar el umbral del dolor (ej., morfina).

- Autoadministración, extinción y reinstauración.
- Modelo de conflicto:
  Consiste en proporcionar un estímulo reforzador positivo + estímulo reforzador negativo (descarga eléctrica).

Autoadministración operante III: pérdida de control, impulsividad

Humanos

- Conducta impulsiva en general, no relacionada únicamente con adicción.
- Investigación de nuevas opciones farmacológicas de sustancias que mejoran el control inhibitorio sobre los estímulos condicionados.

- Autoadministración.
- Procedimientos de elección de reforzadores (concurrente y selectiva) y refuerzo retardado (dispensación de reforzadores alternativos, uno de inmediato y otro de retardado).
- Efecto de discontinuación.
- Efecto de los estímulos condicionados (generación de respuestas automáticas).

MODELOS ANIMALES DE ADICCIÓN A DROGAS

Autoadministración operante IV: pérdida de control, disminución capacidad gratificante

Humanos

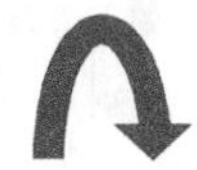

- Medida del esfuerzo necesario para conseguir la droga.
- Cambio en el punto de ruptura de reforzamiento (sensibilización).

- Autoadministración, extinción y reinstauración.
- Procedimientos de razón progresiva. Valoran el esfuerzo que ha de realizar el animal para recibir la droga (puntos de ruptura).

Modelos de autoadministración operante

Limitaciones	*Contribuciones*
Validez de constructo: no existe una teoría unitaria sobre conducta adictiva	Determinación de diferentes mecanismos cerebrales implicados en la mediatización de la adicción
Validez aparente y predictiva: No definición operacional de muchos factores que influyen en la adicción	Participación de procesos de refuerzo en el inicio y el mantenimiento de la conducta adictiva
Sustancias adictivas tienen efectos sobre la conducta operante que pueden interferir (locomoción, percepción dolor...)	Identificación de la pérdida de control sobre la conducta de autoadministración como variable crítica en el proceso adictivo

Aspectos modelables de la conducta adictiva humana

- Autoadministración persistente.
- Búsqueda de droga y recaída.
- Tolerancia y dependencia.
- Bases psicobiológicas.
- Tratamientos farmacológicos y psicológicos.

Aspectos no modelables de la conducta adictiva humana

- Algunas consecuencias orgánicas del consumo crónico.
- Subjetividad e influencias culturales.
- Aspectos relacionados con el policonsumo.

Influencia de factores implicados

- Biológicos y genéticos.
- Educacionales y sociales.
- De aprendizaje y refuerzo.

3.7 ENSAYOS CLÍNICOS. FASES Y EJEMPLOS

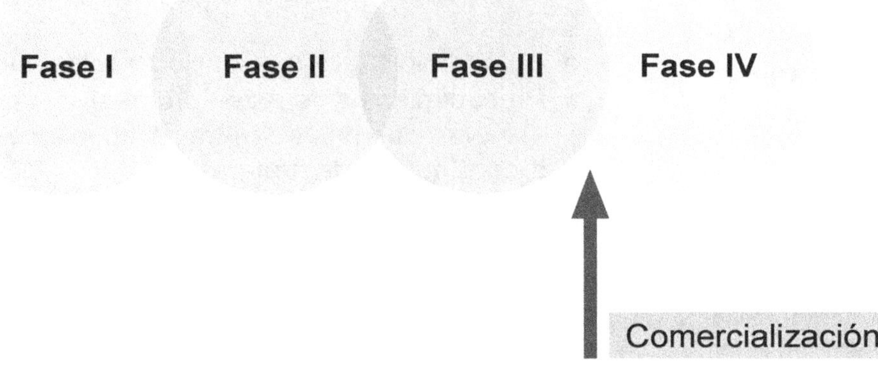

Fase I

- Estudio de nuevas sustancias o tratamientos. Primera administración en sujetos humanos.
- Grupo reducido de sujetos (usualmente: voluntarios sanos).

- **Objetivo:**
  - Seguridad y tolerabilidad (efectos adversos) de la substancia y tratamiento.
  - Registros basales y con fármaco: neurofuncionales, rendimiento, subjetivos.

Fase I: Estudio farmacocinético observacional del GW679769 (antagonista de los receptores de neuroquinina-1) en sujetos sanos y con disfunción renal. Posible ansiolítico-hipnótico

Objetivo

Establecer los parámetros farmacocinéticos y de seguridad del GW679769 en sujetos con disfunción renal comparados con sujetos sanos.

Procedimiento

Administración de múltiples dosis orales de GW679769 a sujetos sanos y con disfunción renal en situación controlada de laboratorio.

Tipo de estudio

- Abierto.
- No controlado.
- No randomizado.
- Transversal.
- Observacional.

ENSAYOS CLÍNICOS. FASES Y EJEMPLOS

Fase I: estudio farmacocinético observacional del GW679769 (antagonista de los receptores neuroquinina-1) en sujetos sanos y con disfunción renal. Posible ansiolítico-hipnótico

Criterios inclusión / exclusión

- 18 sujetos de ambos sexos, edad entre 18-75 años.
- Sanos o con disfunción renal controlada y estable.
- No presencia: hepatitis B o C, VIH, úlcera péptica, abuso de drogas, infarto de miocardio, infecciones, anemia, función hepática alterada.
- Mujeres no lactantes, no embarazadas y que presenten un método anticonceptivo definitivo o utilicen doble método anticonceptivo.
- No haber tomado inhibidores del CYP3A4 o del CYP3A5 en los 14 días previos a la entrada en el estudio.

Fase II

- Estudio de nuevas sustancias o tratamientos (primera administración a sujetos con patología).
- Grupo reducido de sujetos seleccionados (estables).

- **Objetivo:**
  - Eficacia preliminar, seguridad y tolerabilidad de la sustancia y tratamiento (análisis coste-beneficios).
  - Margen posológico (dosis-respuesta).

Fase II: Estudio de seguridad del ORG-34517 (antagonista de los receptores glucocorticoides) para el trastorno depresivo mayor con síntomas psicóticos

Objetivo

Determinar la seguridad de dos dosis de ORG-34517 en pacientes con trastorno depresivo mayor con sintomatología psicótica que no responden a tratamientos establecidos.

Procedimiento

Administración como adjunto de 2 dosis de ORG-34517 en situación de hospitalización (14 días) a pacientes que reciben tratamiento con antidepresivos y/o antipsicóticos. Monitorización periódica.

Tipo de estudio

- Doble ciego.
- Asignación simple.
- Controlado placebo.
- Randomizado.

ENSAYOS CLÍNICOS. FASES Y EJEMPLOS

Fase II: Estudio de seguridad del ORG-34517 (antagonista de los receptores glucocorticoides) para el trastorno depresivo mayor con síntomas psicóticos

Criterios inclusión / exclusión

- 25 sujetos de ambos sexos, edad entre 18-70 años.
- Criterios DSM-IV. Trastorno depresivo mayor.
- PANNS >16 y >4 en delirios y alucinaciones.
- Tratamiento estable con un antidepresivo y/o un antipsicótico y/o un eutimizante.
- HAMD >18.
- Querer permanecer hospitalizado durante dos semanas.
- Mujeres no lactantes, no embarazadas y con método anticonceptivo.
- No presentar: patología orgánica importante, alteraciones del eje hipotálamo-hipofisario-adrenal (HHA).
- No administración de sustancias que alteren el eje HHA.

Fase III (ensayo clínico controlado)

- Estudio de nuevas sustancias o tratamientos.
- Grupo amplio de sujetos (1000-4000) seleccionados (no poblaciones especiales).

- **Objetivo:**
  - Confirmación de la eficacia, monitorización efectos secundarios, comparación con otros tratamientos (placebo o ya comercializado), y recogida de información sobre la seguridad.
- Finalidad: obtener la aprobación de las autoridades sanitarias (registro y comercialización).

FASE III: Eficacia, seguridad y tolerabilidad de la agomelatina (análogo de la melatonina) para tratar el trastorno depresivo mayor

Objetivo

Determinar la eficacia, seguridad y tolerabilidad de dos dosis de agomelatina (25 y 50 mg/día) en pacientes con trastorno depresivo mayor.

Procedimiento

Administración como adjunto de 2 dosis de agomelatina o placebo durante 8 semanas a pacientes con trastorno depresivo mayor. Valorar efectos en HAMD, CGI-I y CGI-S.

Tipo de estudio

- Doble ciego.
- Multicéntrico.
- Controlado placebo.
- Dosis fija.
- Randomizado.
- Asignación paralela.

ENSAYOS CLÍNICOS. FASES Y EJEMPLOS

Fase III: Eficacia, seguridad y tolerabilidad de la agomelatina (análogo de la melatonina) para tratar el trastorno depresivo mayor

Criterios inclusión / exclusión

- 490 sujetos de ambos sexos, edad entre 18-70 años.
- Criterios DSM-IV. Trastorno depresivo mayor.
- HAMD ≥ 22.
- CGI-S ≥ 4.
- Mujeres no lactantes, no embarazadas y con método anticonceptivo.
- No presentar: historia de diagnóstico eje I o II DSM-IV, otro diagnóstico eje I actual, abuso de drogas o dependencia en los 6 meses previos a la entrada en el estudio.
- No realizar tratamiento psicofarmacológico concomitante incluyendo fitoterapia o melatonina.
- No realizar psicoterapia.

Fase IV

- Estudio de sustancias ya comercializadas o tratamientos establecidos (postcomercialización).
- Grupo amplio de sujetos y poblaciones especiales.

- **Objetivo:**
  - Eficacia y seguridad a largo plazo (efectos adversos poco frecuentes; farmacovigilancia).
  - Nuevas indicaciones terapéuticas (utilidad para otras poblaciones con diferente patología).

Fase IV: Eficacia de donepezilo (anticolinesterásico) para tratar la sintomatología psicótica en pacientes con demencia tipo Alzheimer

Objetivo

Determinar la eficacia de donepezilo como tratamiento adjunto de la sintomatología psicótica de los pacientes con Alzheimer.

Procedimiento

Administración como adjunto al tratamiento antipsicótico (perfenacina) de donepezilo a pacientes con Alzheimer. Valorar efectos en PANNS, CGI, MMSE, GDS, AIMS. Análisis orina y sangre.

Tipo de estudio

- Doble ciego.
- Dosis variable.
- Controlado placebo.
- Randomizado.
- Asignación paralela.

ENSAYOS CLÍNICOS. FASES Y EJEMPLOS

FASE IV: Eficacia de donepezilo (anticolinesterásico) para tratar la sintomatología psicótica en pacientes con demencia tipo Alzheimer

Criterios inclusión / exclusión

- 80 sujetos de ambos sexos, edad entre 65-90 años.
- Criterios DSM-IV. Demencia de Alzheimer con sintomatología psicótica (duración de 2 semanas antes de entrada en el estudio).
- No ha mejorado (−20 % PANNS) la sintomatología psicótica al tratamiento previo durante 3 semanas con perfenacina (8 mg/día).
- No han existido cambios en el tratamiento para patología orgánicas durante los 3 meses previos a la entrada en el estudio.
- No diagnóstico de demencia vascular o de otro trastorno del eje I DSM-IV.
- No presentar una enfermedad orgánica o neurológica severa, ni abuso de drogas.

Fase IV: Tratamiento herbal con hipérico *(hypericum perforatum)* para el TDAH (trastorno por déficit de atención con hiperactividad)

Objetivo

Determinar la seguridad y efectividad de un producto herbal con hipérico para el tratamiento del TDAH en niños y adolescentes.

Procedimiento

Tres administraciones/día (v.o.) del producto herbal o placebo a pacientes con TDAH durante 9 semanas. Valoración efectos en: escala ADHD-IV y efectos adversos (autoreferidos).

Tipo de estudio

- Dosis fija.
- Doble ciego.
- Controlado placebo.
- Asignación paralela.
- Randomizado.

Fase IV: Tratamiento herbal con hipérico *(hypericum perforatum)* para el TDAH (trastorno por déficit de atención con hiperactividad)

Criterios inclusión / exclusión

- 58 sujetos de ambos sexos, edad entre 6-17 años.
- Diagnóstico de TDAH.
- Puntuación superior a 1,5 desviaciones estándar a la correspondiente para edad y sexo a la escala ADHD-IV.
- Los padres deben entender correctamente el inglés y querer acudir a todas las visitas.
- Ser capaces de tragar la medicación.
- Mujeres no embarazadas y con uso de método anticonceptivo.
- No presentar una depresión severa ni historia de trastorno mental severo.
- No tomar ninguna medicación para el TDAH ni fármacos que interactúen con hipérico.
- No presentar una historia de uso de hipérico.

ENSAYOS CLÍNICOS. FASES Y EJEMPLOS

Fases estudios clínicos. *Food and Drug Administration* (FDA, EEUU)

▶ Fase I:

Estudios sobre la administración de un nuevo fármaco o tratamiento a un grupo reducido de sujetos (20-80) para evaluar su seguridad, determinar el rango de dosis e identificar los efectos secundarios.

▶ Fase II:

Estudios sobre la administración de un nuevo fármaco o tratamiento a un grupo grande de sujetos (100-300) para evaluar su eficacia y seguridad.

Fases estudios clínicos. *Food and Drug administration* (FDA, EEUU)

▶ Fase III:

Estudios sobre la administración de un nuevo fármaco o tratamiento a un grupo amplio de sujetos (1000-3000) para confirmar su eficacia, efectos secundarios y comparar sus efectos con tratamientos ya establecidos.

▶ Fase IV:

Estudios sobre un fármaco comercializado o tratamiento establecido para facilitar información adicional sobre sus riesgos, beneficios y usos óptimos.

Condiciones del ensayo clínico →→→ Condiciones de la práctica clínica

Eficacia

- Número de pacientes.
- Tipo de pacientes.
- Poblaciones diferenciales.
- Género.

Efectividad

ENSAYOS CLÍNICOS. FASES Y EJEMPLOS

Eficacia

Tolerabilidad
y seguridad

Efectividad

Adherencia
tratamiento

Adherencia al tratamiento

Factores
influyentes

- Tipo de incumplimiento (parcial, total o intermitente).
- Enfermedad tratada (gravedad, cronicidad, pronóstico).
- Características farmacocinéticas y farmacodinámicas del medicamento (cobertura, mantenimiento del efecto terapéutico).

3.8 Efecto placebo. Investigación clínica

Placebo en ensayos clínicos

- Dilema ético.
- Introducción de nuevos fármacos.
- Incremento significativo de la respuesta a placebo en las últimas décadas.
- No es posible identificar previamente a las personas respondedoras.
- Cualquier procedimiento puede generar placebo.

Placebo

Lista de espera (curso natural de la enfermedad)

Principio activo

No tratamiento + visitas

Determinación placebo / nocebo

Determinación efecto placebo

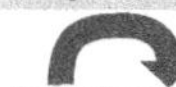

Comparación

Mejoría clínica

Placebo versus principio activo

- El porcentaje de respuesta a placebo es variable en función de la condición patológica
- Respuesta mayor al placebo en aquellas patologías con componente psicológico
- Algunos tratamientos presentan una respuesta similar al placebo, pero superiores a otros tratamientos activos (paradoja de eficacia)

Placebo versus no tratamiento

- No se observa una respuesta al placebo clínicamente significativa independientemente de la condición patológica
- Porcentaje de mejoría respecto al no tratamiento debido al efecto placebo originado por la relación terapéutica
- Porcentaje de abandonos debido a la aparición de efectos adversos al efecto nocebo

EFECTO PLACEBO. INVESTIGACIÓN CLÍNICA

Efecto placebo

Efecto Hawthorne

Historia natural
del trastorno

**Mejoría
clínica puede
deberse a:**

Regresión
a la media

Falso positivo

Otras intervenciones
simultáneas
no farmacológicas
(dieta, deporte,…)

Regresión a la media

Efecto placebo debido a errores en la medida del resultado de una intervención terapéutica.

Cuestión metodológica
- Tamaño de la muestra.
- Valoración global de las variables.
- Variabilidad espontánea de los síntomas.

Efecto Hawthorne o de participación en un estudio

Aumento de los resultados positivos debido solamente al hecho de ser observado.

Cuestión metodológica
- Es un fenómeno heterogéneo.
- No se conoce cómo se desarrolla.
- Puede disminuirse considerándolo en el diseño experimental.

Uso racional de placebo en ensayos clínicos

- El retraso en el tratamiento con un fármaco potencialmente de mayor actividad terapéutica produce daño limitado.
- No demostrada la eficacia de un tratamiento activo alternativo.
- Existe un beneficio potencial relevante si se establece la eficacia del tratamiento.
- Se puede mejorar la tolerabilidad.

EFECTO PLACEBO. INVESTIGACIÓN CLÍNICA

Condición patológica	Mejoría principio activo	Mejoría placebo
Trastornos afectivos	65 %	46 %
Trastornos de la personalidad	65 %	35 %
Trastornos de ansiedad	49 %	23 %
Demencias	32 %	10 %

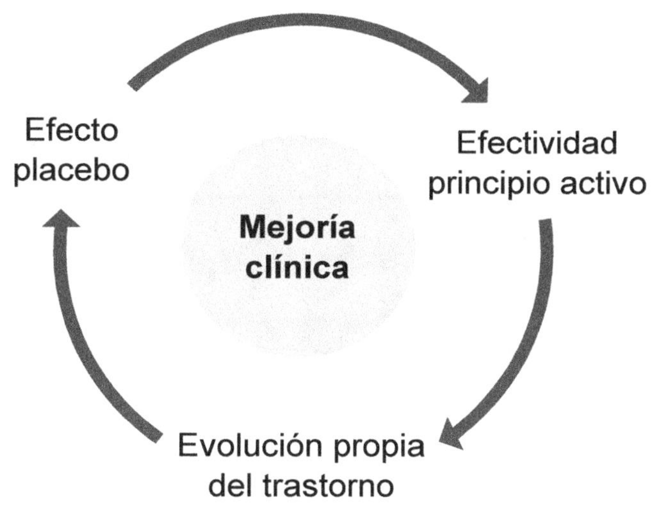

Factores Intervinientes

- Relación terapéutica.
- Expectativas y necesidades (paciente y terapeuta).
- Características paciente (personalidad, autoconcepto, estado afectivo,…).
- Grado de malestar síntomas.

4.1 TERMINOLOGÍA

Perspectiva histórica: OMS

1957: Toxicomanía versus habituación.
1964: Dependencia.
1965: Dependencia física y psíquica.
Tolerancia cruzada.
1969: Droga/drogodependencia.
Abuso de droga.
1981: Neuroadaptación.

Perspectiva histórica

1987: DSM-III-R

- Trastornos por uso de sustancias psicoactivas.
- Trastornos mentales orgánicos provocados por sustancias psicoactivas.
- Tolerancia farmacodinámica y farmacocinética

1992: ICD-10 o CIE-10

- Trastornos mentales y del comportamiento debidos al consumo de sustancias psicótropas.

Perspectiva histórica

1994: DSM-IV / 2000: DSM-IV-TR

- Trastornos relacionados con el consumo de sustancias psicoactivas:
  - Dependencia.
  - Abuso.
- Trastornos inducidos por sustancias psicoactivas:
  - Intoxicación.
  - Abstinencia.
  - Mental orgánico.

4.2 Conceptos básicos

Clasificación de las drogas

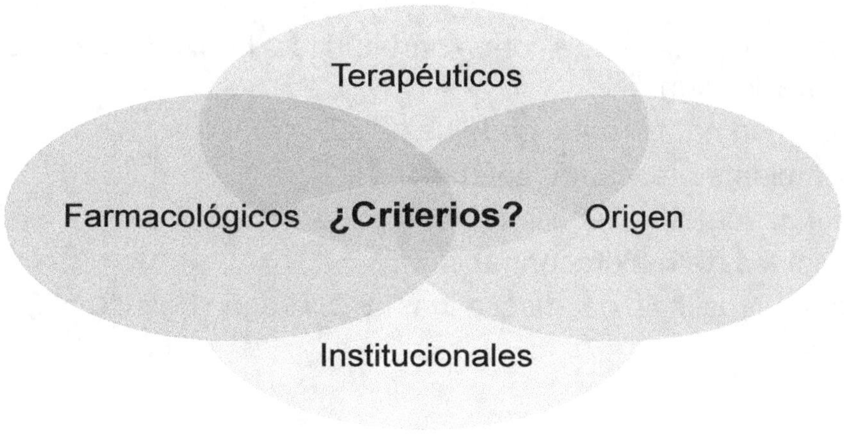

Terapéuticos

Farmacológicos ¿Criterios? Origen

Institucionales

Clasificación de las drogas

Legales	Uso terapéutico	• Alcohol • Nicotina • Metilxantinas • Benzodiacepinas • Barbitúricos
	Sin uso terapéutico	• Inhalantes
Ilegales	Uso terapéutico	• Opiáceos • Anfetaminas • Cannabis
	Sin uso terapéutico	• Cocaína • Alucinógenos • Heroína

Clasificación de las drogas

Origen	Natural	• Alcohol • Cannabis • Coca (hojas) • Metilxantinas • Nicotina
	Semisintético	• Cocaína • Heroína • LSD • Morfina
	Sintético	• Anfetaminas • Barbitúricos • Benzodiacepinas • Éxtasis

CONCEPTOS BÁSICOS

Clasificación farmacológica

- Nicotina.
- Anestésicos intoxicantes (alcohol, barbitúricos, benzodiacepinas, sustancias volátiles).
- Opiáceos (morfina, heroína, codeína).
- Psicoestimulantes (cocaína, anfetamina).
- Metilxantinas (cafeína, teofilina, teobromina).
- Cannabinoides (tetrahidrocannabinol).
- Alucinógenos (psilocibina, mescalina, LSD, drogas de síntesis, fenciclidina).

Clasificación farmacológica

Psicoestimulantes	Depresoras	Psicodislépticos
• Metilxantinas.	• Heroína, morfina.	• LSD.
• Nicotina.	• Alcohol.	• Mescalina.
• Anfetaminas.	• Benzodiacepinas.	• Psilocibina.
• Cocaína.	• Barbitúricos.	• Drogas de síntesis.*
		• Fenciclidina.
		• Cannabis.**

(*) Muchas con perfil mixto: psicoestimulante-psicodisléptico.
(**) Perfil mixto: psicodisléptico-depresor.

Tolerancia

Reducción del efecto de una sustancia cuando se administra la misma dosis de forma repetida o bien la necesidad de incrementar la dosis para obtener el mismo efecto inicial.

- **Farmacocinética.** Cambios en la absorción, distribución, metabolismo y excreción de una sustancia tras su administración repetida.
- **Farmacodinámica.** Cambios adaptativos a nivel neuronal tras la administración repetida de una sustancia.

CONCEPTOS BÁSICOS

Dependencia

Patrón conductual de ingesta continuada de droga como conducta prioritaria.

Concepto tradicionalmente relacionado con el síndrome de abstinencia

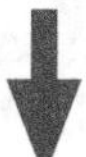

Todo cambio en la conducta o en la fisiología de un organismo asociado con la retirada de una droga puede ser valorado como un signo de abstinencia y constituir una prueba de dependencia.

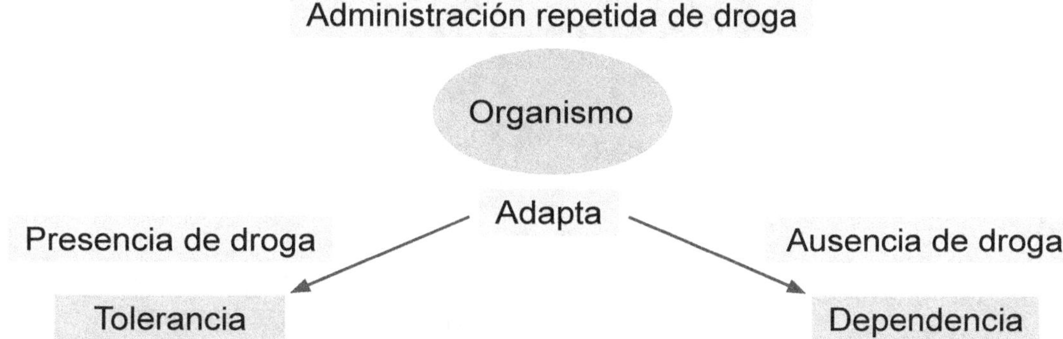

- La tolerancia permite el incremento de dosis y, por tanto, el abuso
- El papel de la dependencia se halla en función del tiempo de administración, dosis y tipo de droga

Sensibilización

Fenómeno mediante el cual los efectos de una droga se incrementan tras su administración repetida intermitente. En oposición directa a la tolerancia, se ha demostrado principalmente en las propiedades gratificantes y locomotoras de las sustancias adictivas.

Craving

Deseo intenso, ansioso y prolongado de tomar droga (de repetir la experiencia). Se piensa que contribuye significativamente al uso continuado de droga y a la conducta de recaída tras largos períodos de abstinencia.

CONCEPTOS BÁSICOS

Neuroadaptación

Cambios adaptativos inducidos por el uso continuado de droga en el funcionamiento neural, que pueden no observarse en presencia de droga, pero que se manifiestan durante el cese del consumo en la:

- Síntesis y liberación de neurotransmisores.
- Expresión génica de proteínas.

Control de estímulos

Procesos de condicionamiento pavloviano asociados al consumo repetido de una sustancia: importancia de las propiedades de estímulo de las drogas.

- Tolerancia.
- Abstinencia.
- Sensibilización.
- *Craving.*

¿Sustancias adictivas?

Condiciones no necesarias ni suficientes 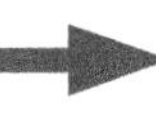
- Tolerancia
- Dependencia

Condiciones necesarias, pero no suficientes 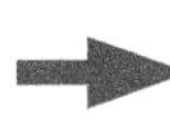
- Propiedades psicoactivas
- Propiedades gratificantes
- Consecuencias retirada de droga

Condición necesaria y suficiente 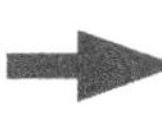
- Pérdida de control sobre la conducta de autoadministración

4.3 TRASTORNOS ADICTIVOS

Clasificación DSM-IV-TR

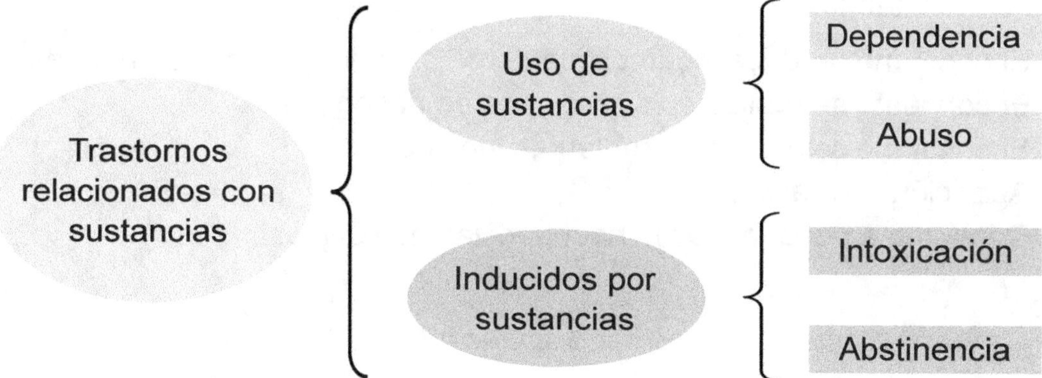

Clasificación DSM-5

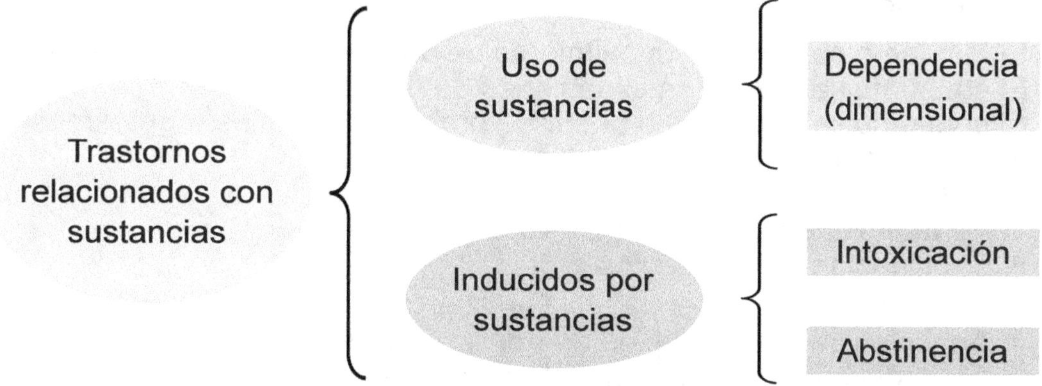

Dependencia de sustancias. DSM-IV-TR

Patrón continuado de consumo (12 meses) con afectación funcional (tres o más ítems):

- Tolerancia.
- Abstinencia.
  - Aparición cuadro típico de abstinencia de sustancia.
  - Alivio del cuadro de abstinencia con el uso de la sustancia.
- La sustancia se toma con falta de control de autoadministración.
- Aparición de *craving.*
- Conducta preferente de búsqueda de la droga.
- Afectación de la vida sociolaboral por el consumo.
- Administración a pesar de las consecuencias.

TRASTORNOS ADICTIVOS

Abuso de sustancias. DSM-IV-TR

Patrón continuado de consumo (12 meses) con afectación funcional
(uno o más ítems):

- El consumo produce incumplimiento de obligaciones sociolaborales.
- El consumo se realiza en situaciones de riesgo físico.
- El consumo se asocia a problemas legales.
- Aparición de *craving*.
- Consumo a pesar de las consecuencias negativas.

Trastorno por el uso de sustancias (TUS). DSM-5

Patrón continuado de consumo (12 meses) con afectación funcional
(dos o más ítems):

- El consumo produce incumplimiento de obligaciones sociolaborales.
- El consumo se realiza en situaciones de riesgo físico.
- El consumo se mantiene a pesar de problemas legales (agresiones físicas, verbales, etc.).
- Tolerancia:
  - Aumento de la dosis.
  - Disminución de los efectos.
- Abstinencia:
  - Aparición del cuadro típico de abstinencia de sustancia.
  - Alivio del cuadro de abstinencia con el uso de la sustancia.

Trastorno por uso de sustancias (TUS). DSM-5

- El consumo se mantiene por un tiempo superior al deseado.
- Deseo persistente o esfuerzos no exitosos de dejar o controlar el consumo.
- Conducta preferente de búsqueda de la droga.
- Reducción o cese de las actividades sociolaborales y de ocio a causa del consumo.
- Consumo a pesar de las consecuencias.
- *Craving* o deseo intenso o urgencia de consumo de una sustancia específica.

Especificar con o sin: *dependencia fisiológica* (signos de tolerancia o abstinencia).
Tolerancia y abstinencia no se contemplan si la persona está en tratamiento bajo supervisión médica (ej. analgésicos, ansiolíticos, betabloqueantes o antidepresivos).

TRASTORNOS ADICTIVOS

Severidad TUS (once síntomas). DSM-5

- **Leve.** 2-3 síntomas/criterios.
- **Moderada.** 4-5 síntomas/criterios.
- **Severa.** 6 o más síntomas/criterios.

Remisión TUS. DSM-5

- **Temprana.**
  Al menos tres meses de abstinencia pero menos de doce meses.
- **Sostenida.**
  Al menos doce meses sin cumplir criterios. Especificando:
    - En entorno controlado.
    - En terapia de mantenimiento.

Trastornos inducidos por sustancias

Intoxicación por sustancias

- Cuadro sintomático reversible producido por el consumo de una sustancia.
- Efectos psicoactivos que interfieren el funcionamiento general de la persona.
- Debe descartarse enfermedad médica o trastorno mental.

Abstinencia de sustancias

- Cuadro sintomático específico debido al cese del consumo o a la reducción de la dosis habitual.
- Afectación del funcionamiento general de la persona.
- Debe descartarse enfermedad médica o trastorno mental.

Trastornos inducidos por sustancias

Trastorno perceptivo persistente por alucinógenos *(flashbacks)*

- Reexperimentación de los efectos de distorsión de la percepción que provoca la intoxicación con alucinógenos, después de interrumpir el consumo.
- Afectación del funcionamiento general de la persona.
- Debe descartarse enfermedad médica, trastorno mental y alucinaciones hipnopómpicas (aparecen en la transición sueño-vigilia).

TRASTORNOS ADICTIVOS

Criterios diagnósticos. DSM-IV-TR

Droga	Dependencia	Abuso	Intoxicación	Abstinencia
Alcohol	Sí	Sí	Sí	Sí
Alucinógenos	Sí	Sí	Sí	No
Anfetaminas	Sí	Sí	Sí	Sí
Cafeína	No	No	Sí	No (estudio)
Opiáceos	Sí	Sí	Sí	Sí
Cannabis	Sí	Sí	Sí	No
Cocaína	Sí	Sí	Sí	Sí
PCP	Sí	Sí	Sí	No
Inhalantes	Sí	Sí	Sí	No
Nicotina	Sí	No	No	Sí
Hipnótico-sedantes/ans.	Sí	Sí	Sí	Sí

Criterios diagnósticos. DSM-5

Droga	Dependencia	Intoxicación	Abstinencia
Alcohol	Sí	Sí	Sí
Alucinógenos			
PCP	Sí	Sí	No
Otros	Sí	Sí	No
Estimulantes	Sí	Sí	Sí
(anfetamina, cocaína, etc.)	Sí	Sí	Sí
Cafeína	No	Sí	Sí
Opiáceos	Sí	Sí	Sí
Cannabis	Sí	Sí	Sí
Inhalantes	Sí	Sí	No
Nicotina	Sí	No	Sí
Hipnótico-sedantes/ans.	Sí	Sí	Sí

4.4 PSICOBIOLOGÍA DROGODEPENDENCIAS

Sistema de refuerzo cerebral

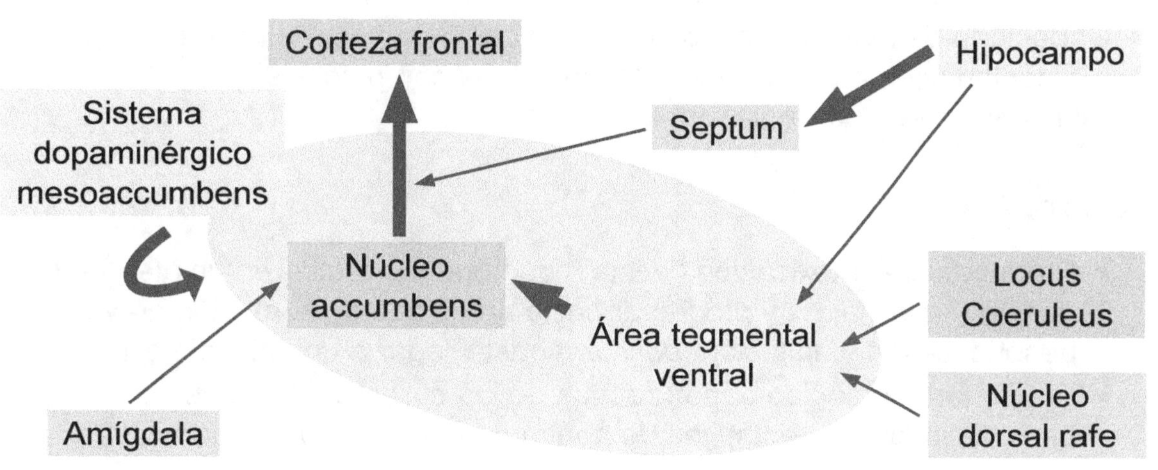

Sistema dopaminérgico mesoaccumbens

Origen

Área tegmental ventral (A10)

Haz prosencefálico medial

Terminación

Núcleo accumbens

▶ Funcionalidad:

- Conducta locomotora.
- Conductas preparatorias y consumatorias.
- Integración sensorio-motora.
- Activación ante estímulos relevantes (positivos y negativos).
- Procesamiento aprendizajes estímulo-respuesta.

Sistema dopaminérgico mesoaccumbens

Administración aguda

Núcleo accumbens

 DA

Administración crónica

Núcleo accumbens

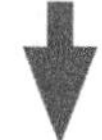 DA

- Gratificación
- Asociación estímulo-respuesta

Hipofunción:
- Abstinencia (disforia)

Hipersensibilización:
- Sensibilización
- *Craving*

4.5 PSICODISLÉPTICOS

- Denominados psicoticomiméticos, psicodélicos, alucinógenos.
- No existen preparados farmacéuticos.
- Capacidad de inducir cambios perceptivos, ideativos, anímicos o emocionales parecidos a los de individuos con psicosis (alucinaciones y paranoia).

Clásicos

- Producen una intoxicación ("viaje") que puede resultar en un ataque de pánico («mal viaje») y progresar hacia un estado de confusión grave con desorientación y agitación *(delirium)* hasta llegar a un episodio psicótico.
- Efecto farmacológico depende más de las características de personalidad y expectativas de consumo que de la dosis administrada.

Drogas de síntesis

Efectos entactógenos caracterizados por experiencias emocionales de proximidad, pérdida de miedo y empatía.

Cannabis

- Leves efectos psicodislépticos (cambios percepción de tiempo y espacio).
- Son poco frecuentes alucinaciones visuales y auditivas (solo a dosis altas).
- Puede producir estados de adormecimiento en los que surjan recuerdos inconexos.

Perfil farmacológico

- LSD
- Mescalina
- Psilocibina
- Drogas de síntesis
- Fenciclidina
- Cannabis

- Cambios en el estado de ánimo (euforia, felicidad, tristeza, irritabilidad).
- Síntomas neurovegetativos (vértigo, temblores, náuseas, hiperreflexia, parestesias, sensación de frío).
- Alteraciones de la percepción somestésica (levitación), visual, auditiva, olfativa, gustativa.
- Cambios en el sentido del tiempo y del espacio.
- Despersonalización o sentimientos de unidad cósmica.
- Desdoblamiento imagen corporal.

PSICODISLÉPTICOS

Clasificación

Feniletilaminas
- Derivados anfetamínicos (drogas de síntesis): éxtasis, DOM, DOB, MDA, MDEA, metanfetamina
- Mescalina
- Elemicina y miristicina

Indolalquilaminas
- Amidas del ácido lisérgico
- LSD
- Psilocibina, psilocina
- Bufotenina
- Harmina y derivados
- Dimetiltriptamina

Otras sustancias
- Arecolina
- Atropina, escopolamina
- Muscimol

Anestésicos disociativos

- Fenciclidina (PCP).
- Ketamina (más potente que el PCP en efectos psicodislépticos).
- Dextromorfano (opioide).

  - A bajas dosis, hiperactividad simpática.
  - Distorsión de la percepción visual y auditiva.
  - Sentimientos de separación del cuerpo, de la realidad.
  - Desorientación y violencia.

Efectos alucinógenos

  - Antagonistas no competitivos del receptor NMDA.

LSD–25: origen e historia

- Síntesis (1938) Albert Hofmann a partir de las amidas del ácido lisérgico (Sandoz, Ltd).
- Descripción efectos (1943) Albert Hofmann. Acción medida en microgramos (µg). Sustancia de las más potentes que se conocen.
- 1947-1966. Uso con finalidades terapéuticas: facilitación del *insight.*
- 1966. Prohibición de su uso.
- 1967-1979. Uso no médico.
- 1980-actualidad. Investigación farmacológica y uso no médico.

PSICODISLÉPTICOS

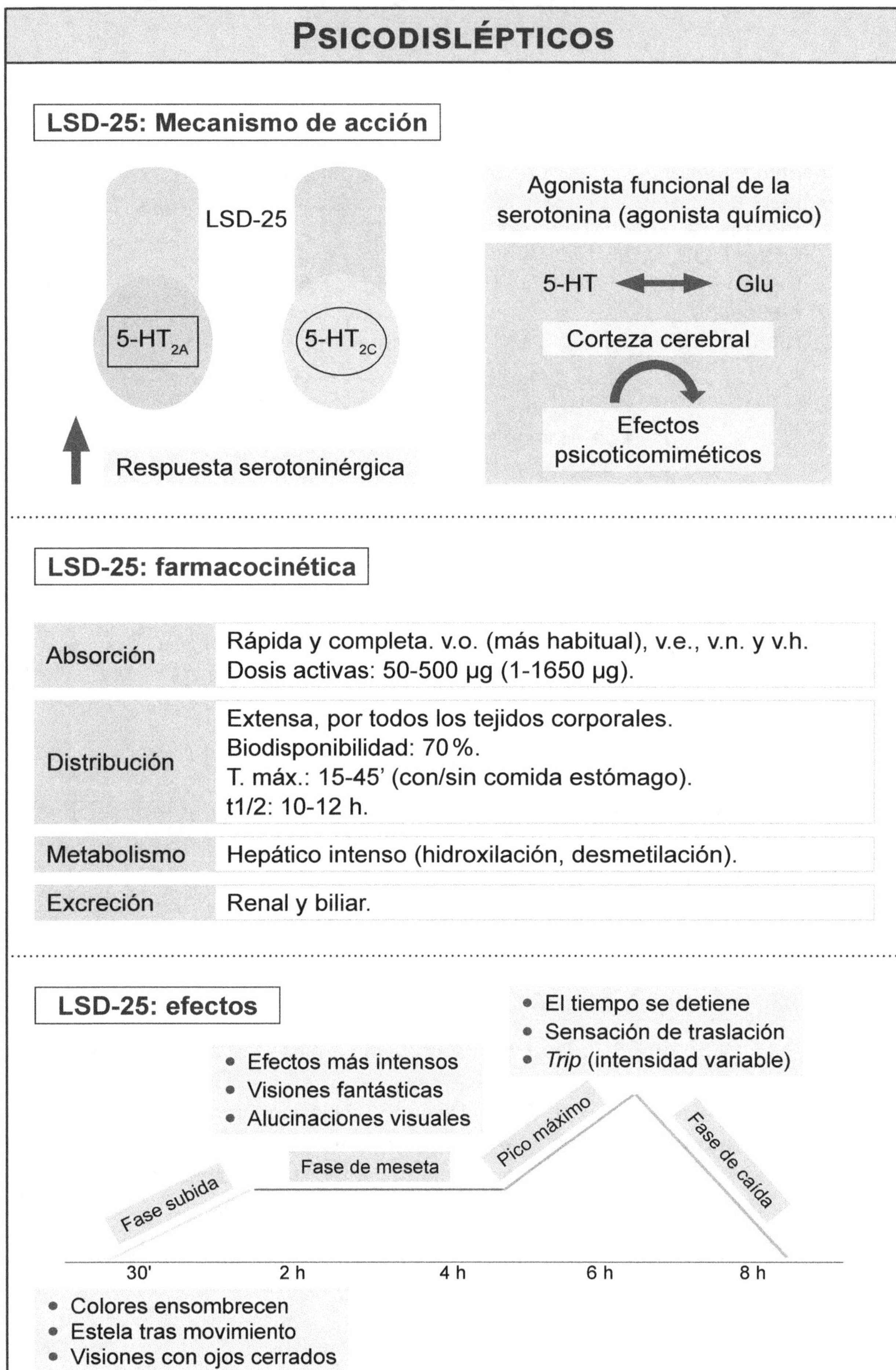

PSICODISLÉPTICOS

LSD-25: seguridad

- No se conoce dosis mortal.
- Dependencia baja (no síndrome de abstinencia).
- Tolerancia rápida, completa y a largo plazo (tiempo entre administraciones).
- Sustancia con patrón de abuso.

LSD-25: contraindicaciones

- Cuadros psicopatológicos, principalmente psicosis.
- Embarazo (posibles efectos teratogénicos).

LSD-25: reacciones adversas

- Gran variabilidad intra e interindividual.
- No se relacionan con la dosis administrada, aunque no suelen aparecer con el consumo de dosis bajas o sin historia de consumo repetido.
- Habitualmente no se prescribe un tratamiento farmacológico, sinó que se aconseja psicoterapia de soporte.

Clasificación

Agudas: inmediatas después de un consumo puntual.
A largo plazo: después de un tiempo de consumo puntual o repetido.

LSD-25: reacciones adversas

Agudas

- Crisis de pánico.
- Psicosis agudas.
- Cuadros afectivos.
- Traumatismos involuntarios.
- Suicidio, homicidio (involuntario).
- Incremento temperatura corporal.

Crónicas

- Trastornos psicóticos.
- Trastorno perceptivo persistente por alucinógenos *(flashbacks)* con o sin agorafobia.
- Trastornos depresivos.
- Trastornos de la personalidad.

PSICODISLÉPTICOS

LSD-25: reacciones adversas *(flashbacks)*

- Aparición después de un período de abstinencia.
- Incidencia entre 15-77 % de los sujetos que han consumido LSD.
  - Factores precipitantes: oscuridad, ambiente no familiar, estrés, consumo de otras sustancias adictivas.
  - Pueden aparecer varias veces por día.
  - Se consideran pseudoalucinaciones.
  - No se relacionan ni con la dosis administrada ni con el tiempo de consumo.
  - Se desconoce el mecanismo por el cual se producen.
  - Tratamiento psicológico (técnicas de afrontamiento).
  - Tratamiento farmacológico (benzodiacepinas).

3,4-Metilendioximentamfetamina (MDMA): origen e historia

- Síntesis (1912) Laboratorios Merck, en investigación de un anorexígeno.
- Descripción efectos (1978).
- 1979-1985. Uso con finalidades terapéuticas: coadyuvante de la psicoterapia.
- 1986. Descripción preclínica efectos neurotóxicos. Prohibición de su uso.
- 1998. Identificación efectos neurotóxicos en humanos. Deplección serotoninérgica.
- 1987-actualidad. Uso no médico.

MDMA: mecanismo de acción

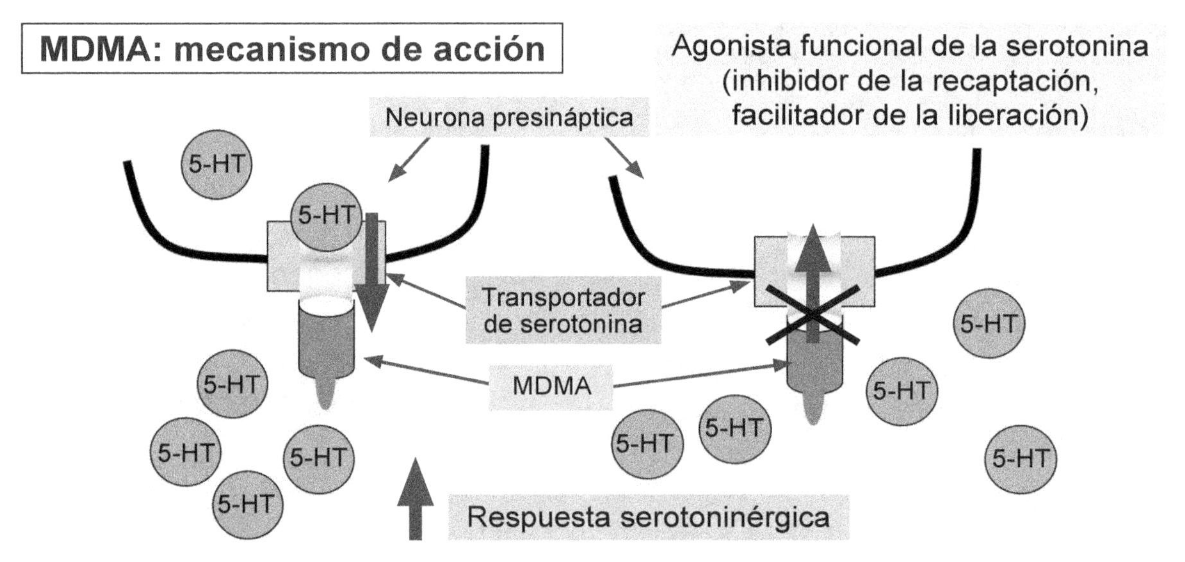

PSICODISLÉPTICOS

MDMA: mecanismo de acción

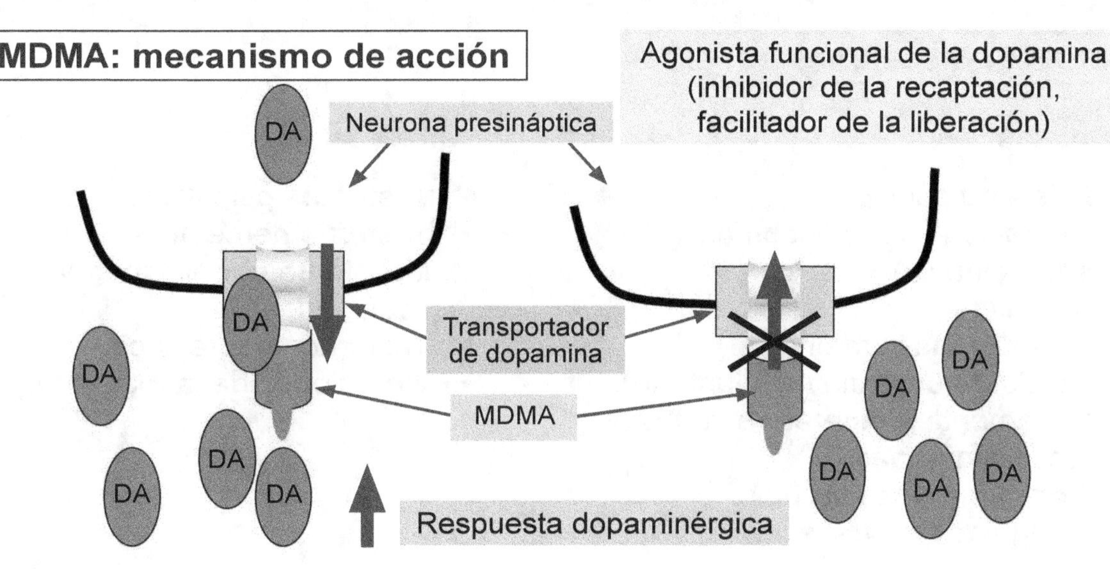

MDMA: farmacocinética

Absorción	Rápida y completa. v.o. (más habitual), v.e.
Distribución	Rápida y extensa, por todos los tejidos corporales. 50-150 mg (máx.: 250 mg). T. máx.: 30-60' – t1/2: 2-4 h.
Metabolismo	Múltiples vías metabólicas (hidroxilación, desmetilación, CYP2D6). Metabolitos activos.
Excreción	Renal. 2/3 partes sin metabolizar.

MDMA: seguridad

- Consumo con patrón de abuso (riesgo de intoxicación).
- Consumo con otras sustancias (ej., alcohol).
- Tolerancia rápida.
- Dependencia baja (no síndrome de abstinencia).
- No *craving*.
- Efectos neurotóxicos (consumo crónico, altas dosis).

MDMA: contraindicaciones

- Cuadros psicopatológicos, principalmente psicosis.
- Embarazo (posibles efectos teratogénicos).

PSICODISLÉPTICOS

MDMA: reacciones adversas

Agudas

- Crisis de pánico.
- Alteración sueño (insomnio, somnolencia).
- Astenia.
- Respuestas catatónicas.
- Suicidio-homicidio (involuntario).
- Incremento temperatura corporal.
- Hepatotoxicidad.
- Colapso cardiovascular.
- Coagulación intravascular.

Crónicas

- Trastornos psicóticos.
- Trastorno perceptivo persistente por alucinógenos *(flashbacks)*.
- Trastornos depresivos.
- Alteraciones de la memoria.

Cannabis: origen e historia

- Origen natural. Planta del cáñamo. Propiedades psicoactivas las hembras antes de la polinización.
- Principio activo principal: Δ9-Tetrahidrocannabinol (THC).
- Sus efectos psicoactivos y terapéuticos se conocen desde la antigüedad.
- S. XIX. Expansión del uso no médico.
- S. XX. Divergencia institucional entre países en relación a su legalización (uso terapéutico y no médico):
  - Holanda: legal.
  - Cataluña: ilegal pero despenalizado el uso médico controlado.

Cannabis: mecanismo de acción

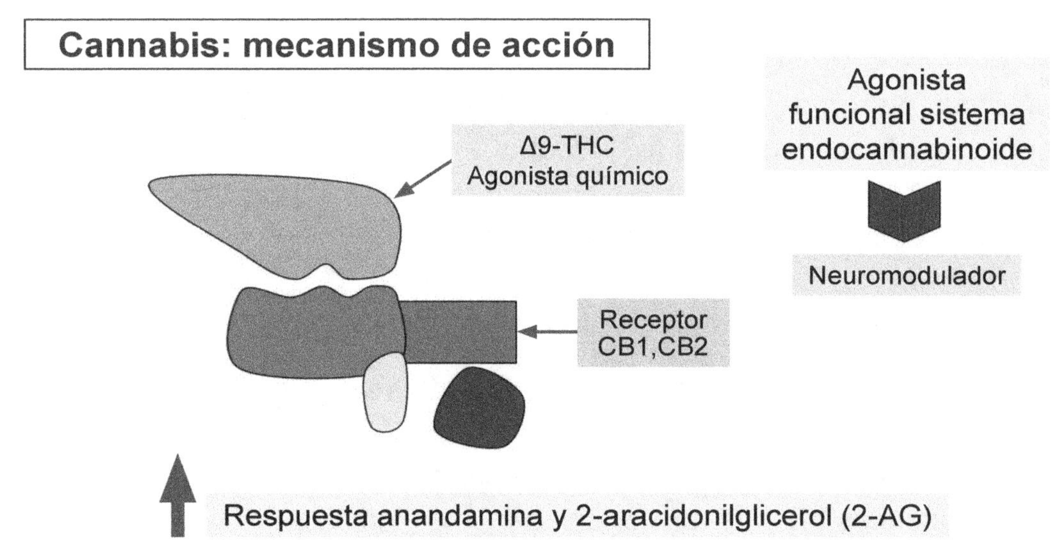

PSICODISLÉPTICOS

Cannabis: formas de preparación

Marihuana o hierba

- Hojas secas, flores y pequeños tallos.
- Concentración de THC: 5-10 %.

Hachís, hash, "chocolate"

- Prensado de la resina de la planta. Da lugar a un bloque de color marrón.
- Concentración de THC: 10-20 %.

Aceite de hachís

- Destilado de la planta. Mezcla de resina con algún disolvente. Da lugar a un mixtura viscosa.
- Concentración de THC: 15-30 %.

Cannabis: farmacocinética

Absorción	v.o. lenta, v.h. rápida. Completa por ambas vías.
Distribución	>85 % unión a proteínas plasmáticas. Acumulación en tejido adiposo. v.o.: T. máx.: 30-60' – t1/2: 6-8 h. v.h.: T. máx.: 10-30' – t1/2: 2-4 h. t1/2 se alarga en consumidores habituales.
Metabolismo	Hepático (hidroxilación). Metabolitos activos.
Excreción	Renal y biliar.

Cannabis: seguridad

- No se conoce dosis mortal.
- Dependencia baja-moderada.
- Tolerancia rápida efectos psicoactivos.
- Tolerancia farmacocinética.
- Cuadro de abstinencia corto y leve caracterizado por astenia, irritabilidad, alteraciones del hambre y del sueño y temblores.

Cannabis: contraindicaciones

- Insuficiencia cardiovascular.
- Diabetes.
- Combinación con alcohol. Riesgo de lipotimias.
- Embarazo (retraso crecimiento fetal y no habituación a la luz en el recién nacido).

PSICODISLÉPTICOS

Cannabis: efectos/reacciones adversas

- Somnolencia (36 %).
- Sequedad de boca.
- Visión borrosa.
- Ataxia, discinesia.
- Disforia.
- Hipotensión.
- Paranoia, alucinaciones.

Reacciones adversas agudas
- Crisis de pánico.
- Psicosis agudas.
- Cuadros afectivos.
- Hipoglicemias.

Reacciones adversas crónicas
- Trastornos psicóticos y depresivos.
- Alteraciones hormonales (eje hipotálamo-hipofisario).
- Inmunosupresión.
- Alteraciones memoria y concentración.
- Inhibición psicomotora.
- Bronquitis crónica.

Cannabis: efectos terapéuticos

► Eficacia demostrada:

Antiemético	➡	Efectos secundarios quimioterapia
Antihipertensivo	➡	Glaucoma
Antiespasmódico	➡	Esclerosis múltiple
Antianorexígeno	➡	Estimulación del hambre (VIH+)

► En estudio:

- Antiepiléptico.
- Analgésico.

Cannabis: comercialización fármacos

Genérico	Comercial	Dosis (mg/día)
Dronabinol*	Marinol®	5-40
Dronabinol + THC**	Sativex®	1-12 pulverizaciones
Nabilona***	Cesamet®, Nabalone®	1-4

*, *** Análogos sintéticos THC, comercializados en diversos países (Reino Unido, Canadá, Irlanda, EEUU).

** Comercializado en España. Solución pulverización bucal.

*** Disponible en España (cápsulas 1 mg) como medicación extranjera en farmacia hospitalaria. En estudio efectividad sedante en demencia (agitación, labilidad, psicosis).

4.6 PSICOESTIMULANTES

- Sustancias de interés terapéutico, pero con más utilización como drogas de abuso.
- Grupo heterogéneo en mecanismo de acción y efectos (disparidad en la clasificación).
- Propiedades reforzadoras (dependencia) con desarrollo de tolerancia.
- Preparados farmacéuticos con distintas indicaciones (alguna de ellas para trastornos psicopatológicos).
- 1999. Se retiró del mercado español la anfetamina.
- Dos grupos diferenciados según su potencia estimulante:
  - Alta potencia: cocaína, anfetamina y metilfenidato.
  - Baja potencia: metilxantinas.

Perfil farmacológico

- Cafeína, teofilina
- Nicotina
- Anfetaminas
- Cocaína
- Drogas de síntesis

- Cambios en el estado de ánimo (euforia, sentimientos de grandeza y de poder, irritabilidad, ansiedad).
- Aumento función cognitiva (locuacidad, agudeza mental).
- Disminución del sueño.
- Disminución del hambre.
- Síntomas neurovegetativos (taquicardia, hipertensión, sudoración, estreñimiento, alteraciones vasculares).
- Agitación y movimientos anormales.
- Alteraciones de la percepción.
- Convulsiones.
- Confusión y desorientación.

Cocaína: origen e historia

- Origen natural. Planta: *Eritroxilon* Coca.
- Conocimiento efectos psicoactivos y terapéuticos desde la antigüedad.
- S. XVI se introduce en Europa a través de España.
- 1855-1858. Aislamiento principio activo: cocaína.
- 1830-2000? Uso médico (preparaciones farmacológicas como anestésico y revigorizante).
- 1903. Coca-Cola® retira la cocaína de la fórmula en su bebida y la sustituye por cafeína.
- 1914. Prohibición uso no médico en EEUU.

PSICOESTIMULANTES

Cocaína: mecanismo de acción

Agonista funcional DA, 5-HT y NA
(inhibidor de la recaptación)

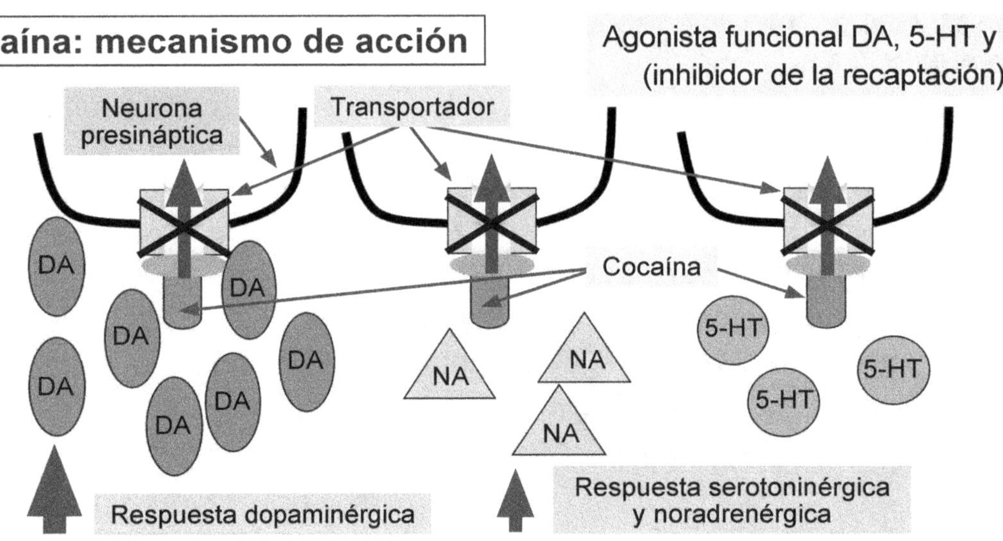

Cocaína: farmacocinética

Absorción	Rápida y completa. v.o., v.e., v.n., v.h.
Distribución	Rápida y extensa, por todos los tejidos corporales. T. máx.: 15-30' – t1/2: 1-3 h.
Metabolismo	Hepático y plasmático. Combinada con alcohol, se produce un metabolito cardio y hepatotóxico: la etilcocaína.
Excreción	Renal.

Cocaína: vías de administración

Denominación y forma de uso	Efecto		
	Inicio	Máximo	Duración
Clorhidato			
• Esnifada	3-5 min.	15 min.	20-30 min.
• Inyectada	Inmediato	7 min.	5-10 min.
Crack. Prep. cocaína base estable barata			
• Fumada	Inmediato	5 min.	5-10 min.
Free-base			
• Fumada en pipa	Inmediato	5 min.	5-10 min.

PSICOESTIMULANTES

Cocaína: seguridad

- Intoxicación cíclica.
- Dependencia y *craving.*
- Tolerancia rápida efectos psicoactivos.
- Sensibilización efectos locomotores y gratificantes.
- Sustancia con patrón de consumo por "atracones".
- Consumo asociado a ingesta de alcohol y de heroína *(speedball)* para potenciar los efectos gratificantes.

Cocaína: contraindicaciones

- Cuadros psicopatológicos, principalmente psicosis.
- Embarazo. Riesgo de aborto, malformaciones congénitas, alteraciones neurológicas y conductuales.

Cocaína: reacciones adversas

- Trastornos psicóticos (psicosis paranoide).
- Trastornos afectivos (depresión y suicidio).
- Cuadros de ansiedad.
- Hipertensión arterial.
- Accidentes cerebrovasculares.
- Trombosis.
- Crisis comiciales.
- Alteración memoria y concentración.
- Alteración función sexual.
- Enfermedades obstructivas pulmonares.
- Perforación tabique nasal.
- Distonías.

Nicotina: origen e historia

- Origen natural. Planta: *Nicotiana Tabacum.*
- Conocimiento de sus efectos psicoactivos y terapéuticos desde la antigüedad.
- S. XVI se introduce en Europa por España. Uso médico.
- 1828. Aislamiento del principio activo: nicotina.
- 1870-1880. Primeras manufactureras de tabaco.
- 1938-1953. Descripción efectos nocivos.
- 1970-actualidad. Legislación sobre su uso.

PSICOESTIMULANTES

Nicotina: mecanismo de acción

Agonista funcional de la ACh
(agonista químico)

Nicotina: farmacocinética

Absorción	v.h. (más habitual) y cutánea. El pH del humo determina la absorción de la cavidad oral.
Distribución	Rápida y extensa, por todos los tejidos corporales. T. máx.: 10-19" – t1/2: 1-2 h.
Metabolismo	Hepático (CYP2A6), cerebral y pulmonar. Metabolito activo: cotinina.
Excreción	Renal. Varía en función del pH de la orina.

Nicotina: seguridad

- Consumo con otras sustancias (ej., alcohol, cafeína).
- Tolerancia rápida.
- Dependencia alta y *craving.*
- Intoxicación poco frecuente.

Nicotina: contraindicaciones

- Embarazo. Recién nacidos con bajo peso y dificultades aprendizaje.
- Enfermedades pulmonares crónicas.

PSICOESTIMULANTES

Nicotina: reacciones adversas*

- Enfermedades pulmonares obstructivas crónicas.
- Cánceres.
- Trombosis.
- Arterioesclerosis.
- Hipoxemia.
- Arrítmias.
- Inmunosupresión.

* Algunas de ellas no se asocian exclusivamente a la nicotina, sino que contribuyen también los componentes del tabaco.

4.7 DEPRESORAS

- Presentan un perfil bifásico. A bajas dosis los efectos son desinhibidores y a altas dosis depresores.
- La intoxicación y la abstinencia pueden ser muy graves.

Opiáceos

- Existen preparados farmacéuticos analgésicos de elevada potencia farmacológica.

Alcohol

- El consumo moderado a dosis bajas de vino que contenga taninos, se ha descrito como protector del funcionamiento cardiovascular.

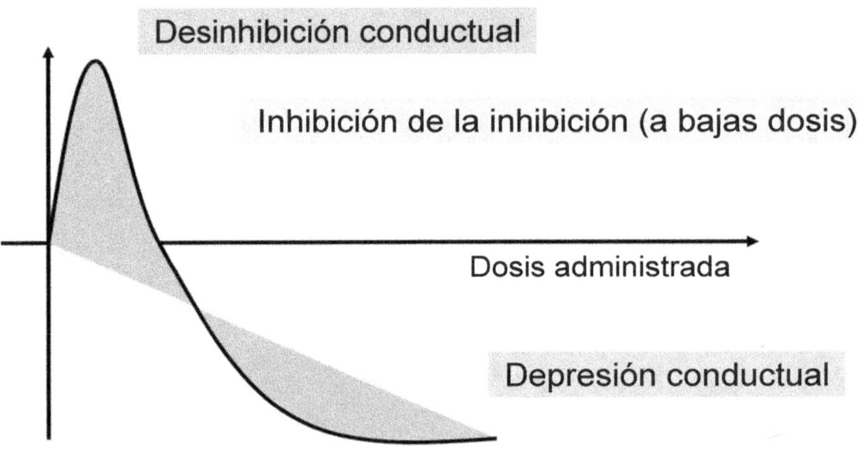

Perfil farmacológico

Heroína, morfina	Desinhibición.
Alcohol	Sedación (calma y somnolencia).
Cannabis	Relajación muscular.
Benzodiacepinas	Hipnosis.
Barbitúricos	Ansiólisis.
Inhalantes	Anticonvulsión.
Volátiles	Anestesia.
	Coma.
	Depresión respiratoria.

DEPRESORAS

Heroína: origen e historia

- 1874. Síntesis de la heroína a partir de la morfina (Deser, Bayer).
- 1910-1930. Preparados farmacéuticos diversos:
  - Analgésico y anestésico.
  - Antitusígeno.
  - Antidiarreico.
- 1924. Prohibición heroína.
- 1925-actualidad. Uso no médico.

Heroína: mecanismo de acción

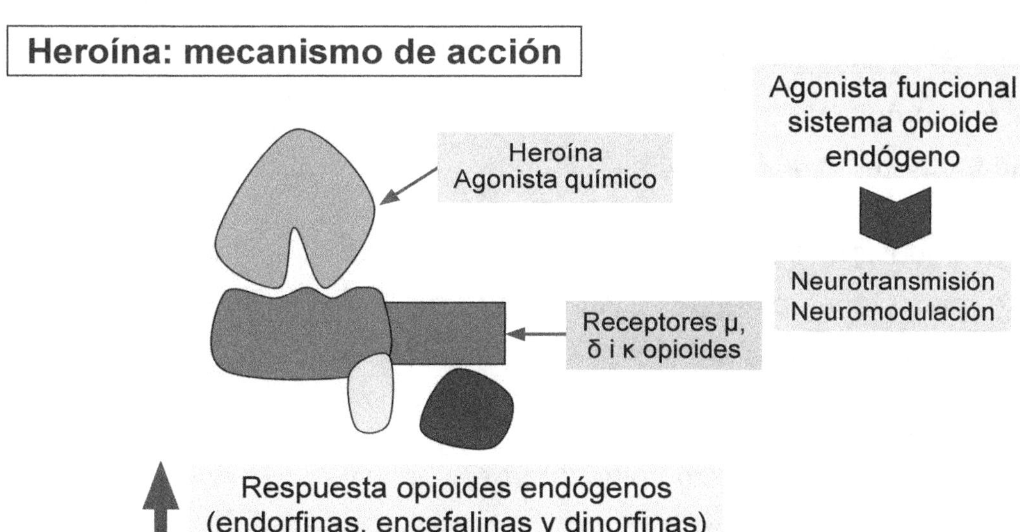

Heroína: farmacocinética

Absorción	Rápida y completa. v.o., v.e. v.h. y v.n.
Distribución	Rápida y extensa, por todos los tejidos corporales. T. máx.: 2-15' – t1/2: 2-5 h.
Metabolismo	Hepático. CYP2D6. Metabolitos activos (morfina).
Excreción	Renal. Libre y conjugada con morfina.

DEPRESORAS

Heroína: seguridad

- Dependencia y *craving*.
- Tolerancia rápida efectos psicoactivos.
- Policonsumo. Otros opiáceos y psicoestimulantes (potenciación efectos gratificantes).
- Sensibilización efectos locomotores y gratificantes.
- Elevada tasa de muertes por intoxicación-sobredosis.
- Cuadros de abstinencia física severos.

Heroína: contraindicaciones

- Cuadros psicopatológicos.
- Embarazo. Síndrome de abstinencia en el recién nacido.

Evolución síntomas intoxicación. Consumo repetido de opiáceos

▶ Primer consumo:

Insatisfactorio (náuseas, vómitos, disforia).

▶ Consumos subsiguientes:

Luna de miel (placer, euforia, confianza, ansiolisis).

- Se consume para estar bien.

▶ Consumos posteriores:

Tolerancia rápida a los efectos placenteros.

- Se consume para no estar mal.

Sobredosis de opiáceos

- Edema pulmonar.
- Espuma por la boca.
- Arritmias cardíacas (por anoxia o por adulterantes como la quinina).
- Depresión respiratoria con cianosis, coma y *shock*.
- Secuelas: neumonía y trastornos neurológicos.

Causas

- Intencionalidad suicida.
- Accidental.
- Heroína más pura.
- Pérdida de la tolerancia adquirida.
- Consumo de varias sustancias adictivas. Presencia de adulterantes.
- Consumo en un lugar inhabitual.

DEPRESORAS

Heroína: reacciones adversas

- Disminución de la actividad gastrointestinal.
- Estreñimiento.
- Disminución de la agudeza visual.
- Esclerosis venosa.
- Infecciones (ej., VIH).
- Trastornos psicóticos.
- Trastornos afectivos.
- Trastornos del sueño.
- Trastornos de ansiedad.
- Disfunciones sexuales.
- Bronquitis crónica.
- Perforación tabique nasal.

Alcohol: origen e historia

- Conocimiento de sus efectos psicoactivos y uso mágico-religioso de bebidas de baja graduación alcohólica (cerveza y vino) desde la antigüedad.
- 800 dC. Los árabes perfeccionan el sistema de destilación y se expande la fabricación de bebidas alcohólicas de alta graduación.
- S. XI-XIV. Uso nutricional, como disolvente, religioso y terapéutico (desinfección).
- S. XVII. Inicio de la comercialización del vino.
- 1918-1933. Ley seca en EEUU.

Alcohol: mecanismo de acción

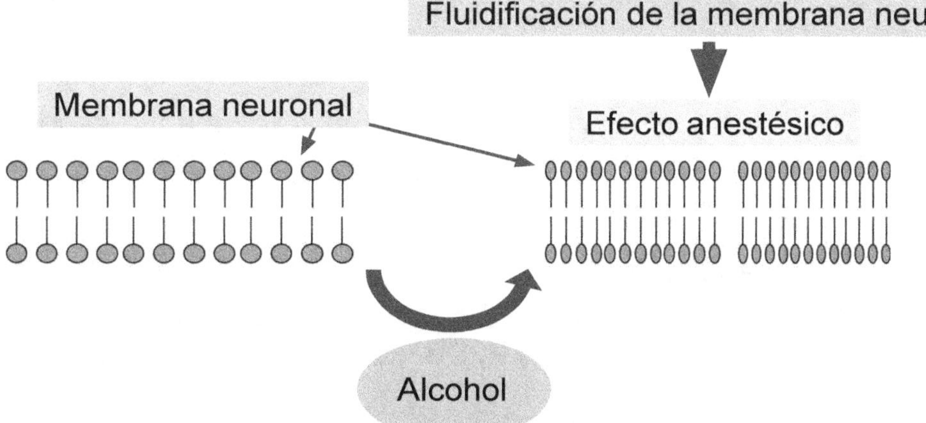

DEPRESORAS

Alcohol: mecanismo de acción

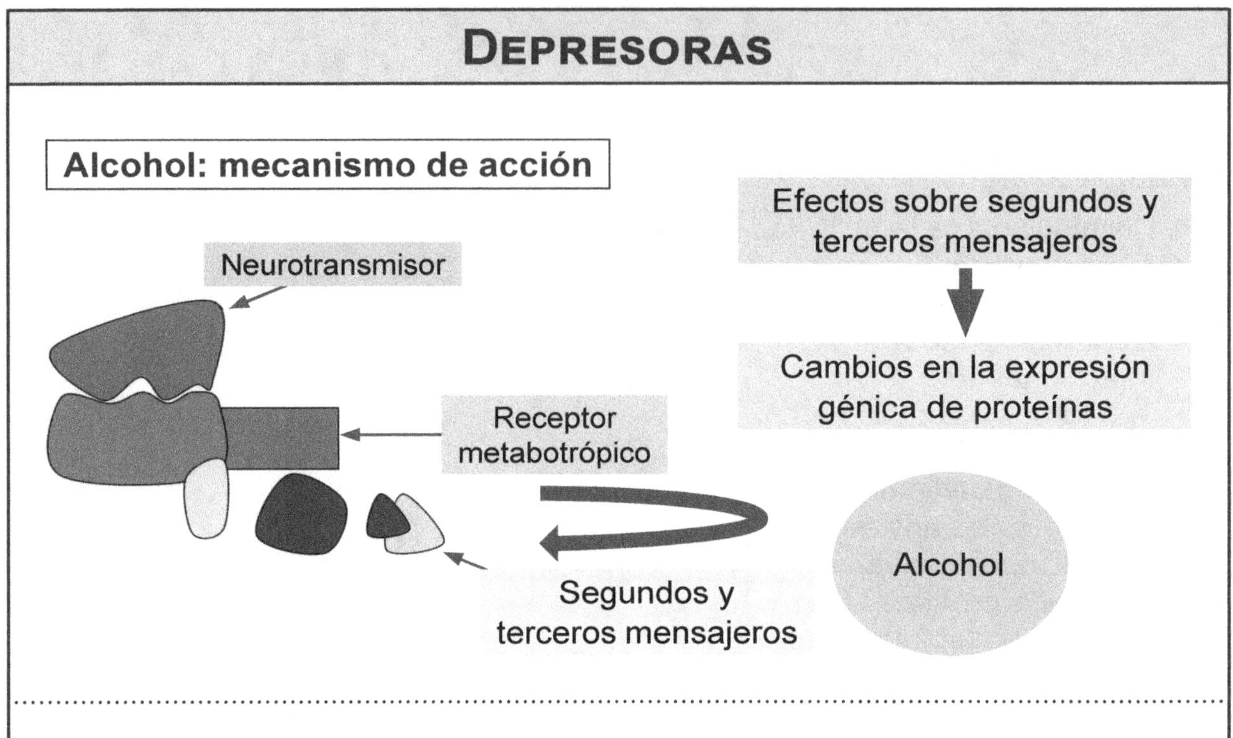

Alcohol: mecanismo de acción

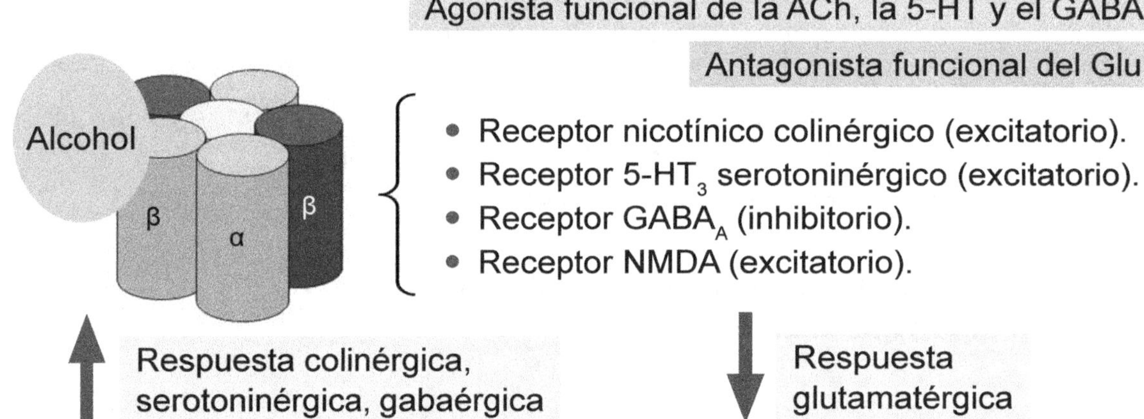

- Receptor nicotínico colinérgico (excitatorio).
- Receptor 5-HT$_3$ serotoninérgico (excitatorio).
- Receptor GABA$_A$ (inhibitorio).
- Receptor NMDA (excitatorio).

Alcohol: farmacocinética

Absorción	Buena y rápida. v.o. La comida en el estómago la retrasa.
Distribución	Rápida. Proporcional a la cantidad de agua de los distintos tejidos. T. máx.: 30-90' – t1/2: 4-8 h.
Metabolismo	Hepático. Tasa de metabolización constante. Diferentes vías metabólicas: Alcohol deshidrogenasa (interdictores metabólicos), CYP2D6, catalasa.
Excreción	Renal y pulmonar.

DEPRESORAS

Intolerancia al alcohol

50-80 % población oriental y de indios sudamericanos.

Enzima metabólico no funcional

Acetaldehído

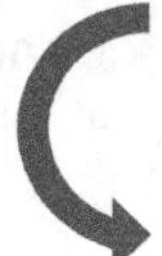

- Rubor facial
- Incremento de la tasa cardiaca
- Ardor de estómago
- Palpitaciones
- Taquicardia
- Debilidad muscular

Alcohol: seguridad

- Dependencia y *craving.*
- Tolerancia farmacocinética. Desarrollo rápido de tolerancia a los efectos psicoactivos.
- Policonsumo. Psicoestimulantes y otros depresores.
- Tolerancia y dependencia cruzada con sustancias depresoras.
- Sensibilización efectos locomotores y gratificantes.
- Cuadro de abstinencia física severo (ej., delirium tremens).
- Intoxicación grave (síndrome confusional, coma y muerte).

Alcohol: contraindicaciones

- Embarazo. Síndrome alcohólico fetal.

Alcohol: reacciones adversas

- Trastornos psicóticos.
- Trastornos afectivos.
- Síndrome de *Wernicke-Korsakoff.*
- Alteraciones en la memoria y el aprendizaje.
- Hipertensión.
- Fibrosis cardíaca.
- Déficits nutricionales y anorexia.
- Disminución termorregulación.
- Alteraciones hepáticas (esteatosis, hepatitis, cirrosis o fibrosis hepática).
- Insuficiencia pancreática.
- Gastritis.

4.8 TRASTORNOS ADICTIVOS. GUÍA PRESCRIPCIÓN

Droga	*Alucinógenos*	*Cannabis*
Intoxicación	• Benzodiacepinas • Antipsicóticos	• Benzodiacepinas • Antipsicóticos • Antagonistas selectivos CB1
Dependencia	• ISRS • Antipsicóticos	• Benzodiacepinas • Dronabinol • Anticonvulsionantes (gabapentina)
Abstinencia	No procede	• Agonistas cannabinoides (THC, v.o.) • Anticonvulsionantes (gabapentina, pregabalina)

Droga	*Cocaína Anfetaminas*	*Nicotina*
Intoxicación	• Benzodiacepinas • Antipsicóticos	No procede
Dependencia	• Agonistas DA (amantadina, bromocriptina) • Antagonistas DA • Antipsicóticos • Antidepresivos tricíclicos • Tranilcipromina • Anticonvulsionantes (topiramato, gabapentina) • Disulfiram	• Nicotina • Bupropión • Vareniclina • Nortriptilina • Clonidina
Abstinencia	• Benzodiacepinas • Anticonvulsionantes (topiramato, gabapentina)	• Nicotina • Bupropión • Vareniclina

Droga	*Heroína, morfina*	*Alcohol*
Intoxicación	• Antagonistas opiáceos (naloxona, naltrexona)	No procede
Dependencia	• Agonistas opiáceos (metadona, dextropropoxileno) • Agonistas parciales opiáceos (buprenorfina) • Antagonistas opiáceos	• Antagonistas opiáceos (naltrexona, nalmefeno) • Acamprosato • Agonistas DA • Antipsicóticos • Anticonvulsionantes • ISRS • Disulfiram
Abstinencia	• Agonistas opiáceos • Clonidina • Guanfacina • Benzodiacepinas (diacepam)	• Benzodiacepinas • Antipsicóticos • Anticonvulsionantes • Suplementos vitamínicos • Clometiazol • Beta-bloqueantes

5.1 Barbitúricos

5.2 Benzodiacepinas y análogos

5.3 Cronohipnóticos: melatonina

5.4 Ansiolíticos-hipnóticos. Fitoterapia

5.5 Ansiolíticos atípicos (NA)

5.6 Ansiolíticos atípicos (5-HT)

5.7 Ansiolíticos. Guía prescripción

5.1 BARBITÚRICOS

Hipótesis biológica ansiedad. Hipofunción gabaérgica

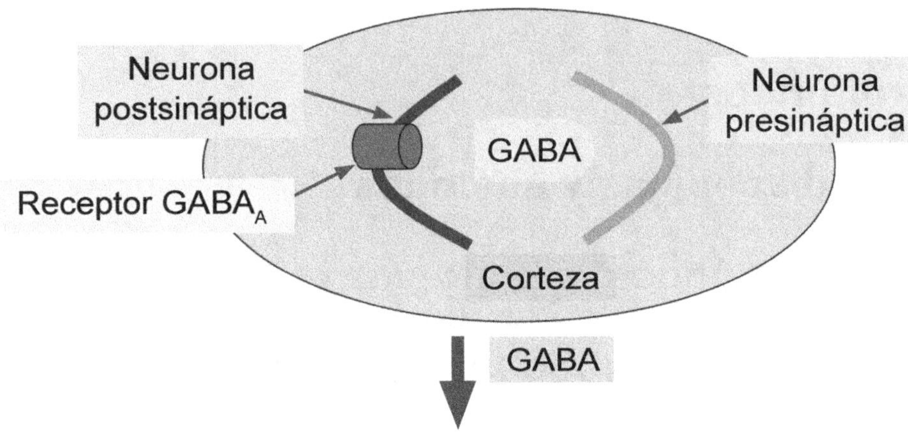

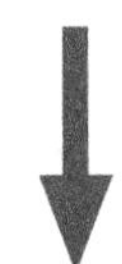

Mecanismo de acción

Agonistas funcionales del GABA
(agonismo no competitivo
receptores GABA$_A$)

Mecanismo de acción

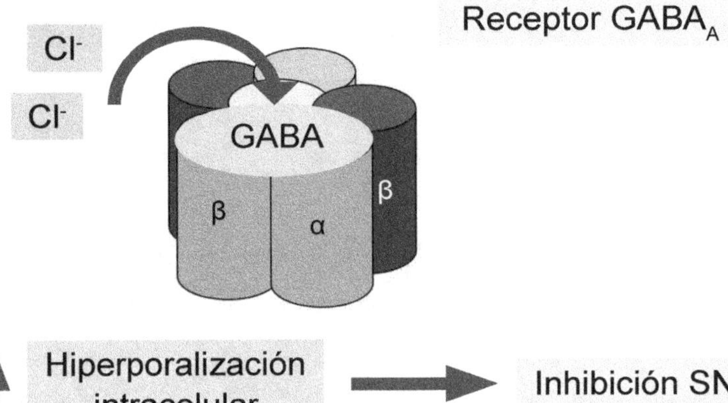

Hiperporalización
intracelular → Inhibición SNC

BARBITÚRICOS

Mecanismo de acción

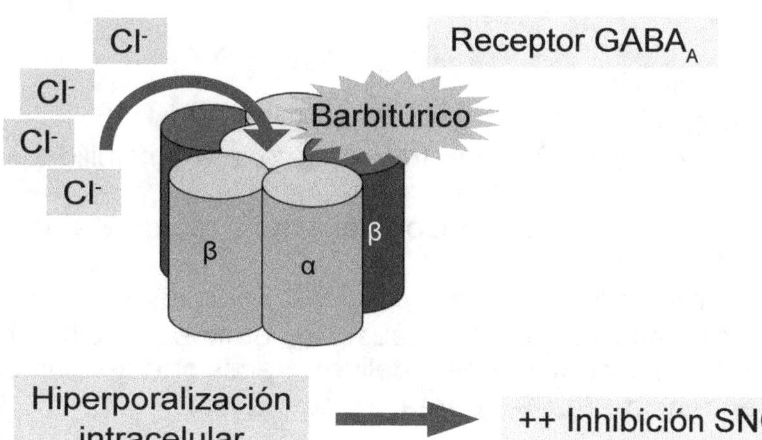

Farmacocinética

Absorción	v.o. rápida y completa. v.e. y v.i. (urgencias).
Distribución	Rápida (elevada liposolubilidad). T. máx.: inmediata-10 h. Baja fijación proteínas plasmáticas. t1/2: muy variable.
Metabolismo	Hepático. CYP2C19. Potentes inductores enzimáticos (CYP1A2, CYP2C9, CYP3A4, CYP2D6).
Excreción	Renal (70 %).

Farmacodinámica

Indicaciones

- Anestesia general.
- Epilepsia.
- Coma barbitúrico (protección daño cerebral).
- Dependencia barbitúricos (fenobarbital).

Contraindicaciones

- Insuficiencia renal, hepática y respiratoria.
- Alcoholismo (potenciación efectos).
- Interacciones con anticoagulantes, corticoides y progestágenos.

BARBITÚRICOS

Farmacodinámica

Seguridad

- Índice terapéutico bajo.
- Inducción sueño incoercible.
- Depresión no selectiva SNC (centro respiratorio y sensibilidad $CO_2 \rightarrow$ anoxia, muerte).
- Accidentes absorción masiva. Con asistencia rápida y equipada pronóstico relativamente bueno.
- Tolerancia rápida a los efectos hipnóticos y sedantes.
- Síndrome abstinencia (insomnio, náuseas, vómitos, temblor, ansiedad, hipotensión arterial, convulsiones, delirio). Necesidad de ingreso hospitalario.
- Gran dependencia (tras 1-5 semanas consumo).

Recogidos en el Convenio de Sustancias Psicótropas (1971). Se requiere receta médica y control farmacia expendedora.

Farmacodinámica

Efectos adversos

- Somnolencia, sedación excesiva
- Trastornos coordinación y equilibrio
- Mareo, vértigo
- Náuseas, vómitos
- Estreñimiento
- Anorexia
- Visión borrosa
- Cefalea

Frecuentes

Poco frecuentes

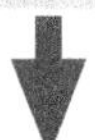

- Hipotensión, bradicardia
- Apnea, depresión respiratoria
- Letargia
- Parestesias
- Dermatitis exfoliativa
- Mialgias
- Alucinaciones
- Fiebre

Genérico	Comercial	Dosis (mg/día)	Acción
Tiopental*	Penthotal sódico®, Tiobarbital Braun®	500-1000 (v.e.)	Ultracorta
Pentobarbital		100	Corta
Amobarbital		100	Media
Secobarbital		100	Media
Barbital		300	Larga
Fenobarbital*	Gardenal®, Gratusminal®**, Luminal®, Luminaletas®,	30-200	Larga

* Comercializados en España. Tiopental solo uso hospitalario.
** Solución oral.

5.2 BENZODIACEPINAS Y ANÁLOGOS

Mecanismo de acción

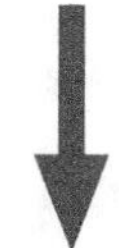

Agonistas funcionales del GABA
(modulación alostérica positiva
receptores $GABA_A$)

Mecanismo de acción

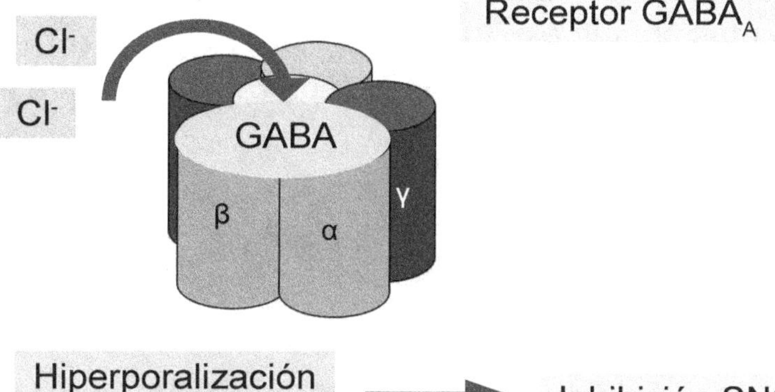

Mecanismo de acción

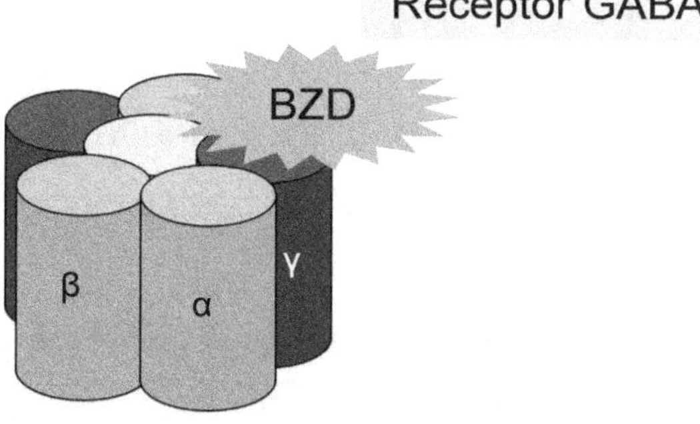

BENZODIACEPINAS Y ANÁLOGOS

Mecanismo de acción

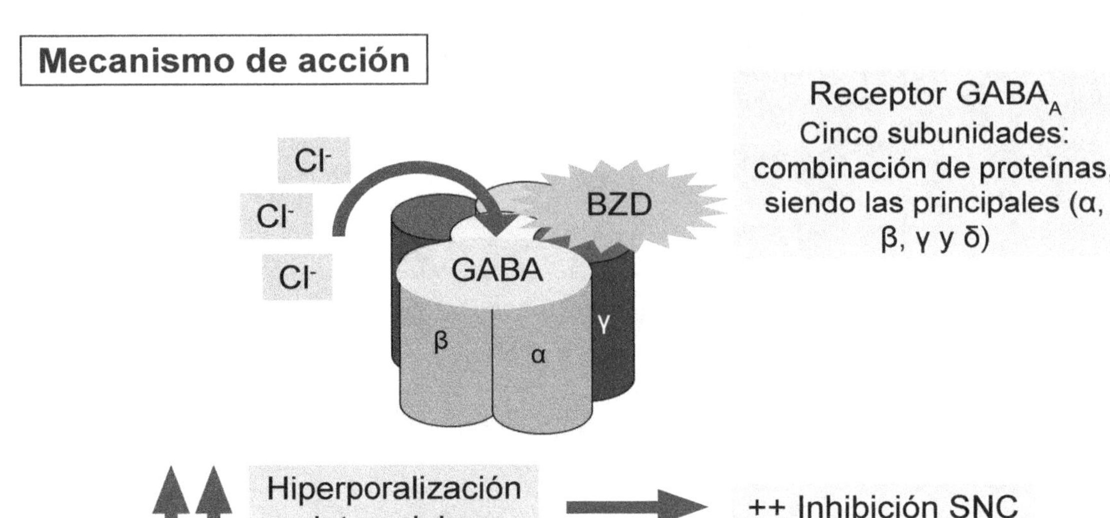

Benzodiacepinas. Mecanismo de acción

- Receptor GABA$_A$ (asociado a un canal de Cl⁻) con distintas proteínas. La combinación más común es 2 α, 2 β y 1 γ.

- La unión con una proteína concreta receptora se relaciona con la acción farmacológica:

  - α$_1$. Efectos hipnóticos (benzodiacepinas y análogos).
  - α$_2$. Efectos ansiolíticos (benzodiacepinas).

- Potencian los efectos del GABA.
- Solo actúan cuando el receptor se activa con el GABA (menos efectos tóxicos).

Benzodiacepinas. Mecanismo de acción

- 50 % psicofármacos que se prescriben:
  - Diariamente: 1-7 % población adulta.
  - Ocasionalmente: 10-20 % población adulta.
- Abuso y dependencia. Muy inferior a barbitúricos
  - Limitación de su uso clínico.
  - Tolerancia y dependencia cruzada con alcohol.
  - Potencia farmacológica alta y acción corta más riesgo.
  - Debe pautarse siempre retirada.
  - En tratamiento crónico variar genérico cada dos años.

BENZODIACEPINAS Y ANÁLOGOS

Benzodiacepinas. Farmacocinética

Absorción	v.o. rápida y completa. v.b. v.e., v.i. (irregular), v.r. (urgencias).
Distribución	Rápida (elevada liposolubilidad). T. máx.: inmediata-3 h. 85-98 % fijación proteínas plasmáticas. t1/2: muy variable.
Metabolismo	Hepático. CYP1A2, CYP2C19, CYP3A4. No metabolitos activos con t1/2 corta, sí la mayoría de t1/2 media y larga.
Excreción	Renal (70-90 %).

Benzodiacepinas. Farmacodinámica

Indicaciones

- Trastornos de ansiedad.
- Trastornos del sueño.
- Contracturas musculares.
- Sedación preoperatoria y anestesia.
- Epilepsia.
- Mal viaje o pánico por alucinógenos.
- Síndrome de abstinencia de drogas.

Contraindicaciones

- Intoxicación alcohólica y trastornos adictivos.
- Glaucoma.
- Ideas de suicidio.

Benzodiacepinas. Farmacodinámica

Seguridad (I)

- Índice terapéutico muy alto.
- Alta eficacia y seguridad clínica.
- Poca frecuencia de efectos adversos (la mayoría leves y corregibles fácilmente por la dosis).
- Pocas interacciones farmacológicas.
- Débil toxicidad aguda. Intoxicación con ingesta masiva que requiere asistencia hospitalaria. Pronóstico bueno.
- Debe pautarse retirada, excepto en tratamientos de corta duración (ej. contracturas musculares).
- Posible desarrollo de dependencia.

BENZODIACEPINAS Y ANÁLOGOS

Benzodiacepinas. Farmacodinámica

Seguridad (II)

- Dependencia. Muy inferior a barbitúricos:
  - Limitación de su uso clínico.
  - Tolerancia y dependencia cruzada con alcohol.
  - Más riesgo con potencia farmacológica alta y acción corta.
  - En tratamiento crónico se recomienda variar genérico cada dos años.
- Prescripción elevada (50 % indicaciones de psicofármacos). En población adulta: ~1-7 % diaria y ~10-20 % ocasional.
- Recogidas en el Convenio de Sustancias Psicótropas (1971). Se requiere receta médica y control farmacia expendedora.

Benzodiacepinas. Farmacodinámica

Efectos adversos

- Torpeza
- Debilidad, fatiga
- Somnolencia
- Vértigo, mareo
- Ataxia, incoordinación
- Sequedad de boca
- Visión borrosa

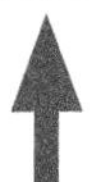

Frecuentes
(10-15 %)

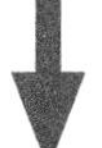

Poco frecuentes
(menos 1-3 %)

- Dificultad de concentración
- Amnesia anterógrada
- Pesadillas
- Inquietud e irritabilidad
- Desmayo
- Cefaleas
- Aumento de peso
- Estados confusionales

Benzodiacepinas ansiolíticas (I)

Genérico	Comercial	Dosis (mg/día)	Acción
Alprazolam	Alprazolam EFG, Trankimazin®, Trankimazin retard®	0,5-6	Corta
Pinacepam	Duna®	10-60	Corta
Bromacepam	Lexatín®, Bromacepam EFG	3-18	Media
Clotiacepam	Distensan®	5-60	Media
Ketazolam	Marcen®, Sedotime®	15-90	Media
Loracepam	Donix®, Idalprem®, Loracepam EFG, Orfidal®, Placinoral®	3-10	Media
Oxacepam	Suxidina®	15-90	Media

BENZODIACEPINAS Y ANÁLOGOS

Benzodiacepinas ansiolíticas (II)

Genérico	Comercial	Dosis (mg/día)	Acción
Clobazam	Noiafren®	10-40	Larga
Cloracepato	Dorken®, Nansius®, Tranxilium®	10-100	Larga
Clordiacepóxido	Huberplex®, Librax®, Relaxedans®	10-300	Larga
Diacepam	Aneurol®*, Diacepam, Pacium®, Stesolid®**, Valium®, Vincosedan®*	5-60	Larga
Halacepam	Cese comercialización	20-160	Larga

* Asociado con piridoxina (vitamina B6).
** Microenemas (convulsiones niños).

Benzodiacepinas hipnóticas

Genérico	Comercial	Dosis (mg/día)	Acción
Midazolam	Buccolam®, Dormicum®, Midazolam EFG	7,5-15	Ultracorta
Triazolam	Halcion®	0,125-0,5	Ultracorta
Brotizolam	Sintonal®	0,25-0,5	Corta
Loprazolam	Somnovit®	0,52	Media
Lormetacepam	Aldosomnil®, Loramet®, Lormetazepam EFG, Noctamid®, Sedobrina®	1-2	Media
Flunitracepam	Rohipnol® (cese comercialización)	0,5-2	Media
Fluracepam	Dormodor®	7,5-30	Larga
Quacepam	Quiedorm®	7,5-15	Larga

Benzodiacepinas

Epilepsia	Clonacepam*
	Diacepam
	Loracepam
Anestesia	Midazolam
Sedación preoperatoria	Diacepam
	Flunitracepam
	Midazolam

* Solo aprobado en España con indicación para epilepsia: lactantes y niños (ausencias y crisis generalizada primarias y secundarias) y adultos (crisis focales y estado epiléptico). Rivotril® (v.o, v.e, v.i, v.r).

BENZODIACEPINAS Y ANÁLOGOS

Benzodiacepinas y efectos según vida media

Acción corta	*Acción larga*
Tolerancia rápida	Tolerancia lenta
Tendencia a producir ansiedad diurna	No ansiedad diurna
No sedación diurna	No sedación diurna a dosis terapéuticas. Somnolencia diurna
Tendencia a crear problemas de amnesia	Poca afectación capacidad cognitiva
Posible rebote por retirada	Sin rebote por retirada

Benzodiacepinas. Tratamiento hipnótico

► Cambios en los parámetros del sueño:

- Disminuyen la latencia del sueño.
- Disminuyen el número de despertares.
- Aumentan el tiempo de sueño de ondas lentas.
- Incrementan la latencia de sueño REM.
- Disminuyen el tiempo de sueño REM.

Trastornos del sueño 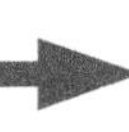

- **Primarios:** sin causa externa (anomalías SNC)
- **Secundarios:** mala higiene, consumo de sustancias, patologías mentales o médicas

Benzodiacepinas. Tratamiento hipnótico

- Insomnio crónico o persistente (> 3 semanas).
- Insomnio secundario a patología mental.

Insomnio de conciliación (ansiedad)	Acción corta (hipnótica)
Despertares frecuentes o insomnio de mantenimiento (ansiedad)	Acción media o larga (hipnótica o ansiolítica)
Despertar precoz o insomnio de terminación (depresión)	Acción media o larga (hipnótica)

BENZODIACEPINAS Y ANÁLOGOS

Adicción y benzodiacepinas

▶ Capacidad adictiva está en función del tipo de población que las consume:

- En pacientes que las utilizan para el tratamiento de ansiedad, del sueño o como relajantes musculares, su retirada no constituye, normalmente, un problema clínicamente significativo.
- La probabilidad de desarrollar una dependencia de BZD se incrementa en sujetos que presentan una historia personal o familiar de un trastorno por dependencia de sustancias psicoactivas o en sujetos que se automedican.

Adicción y benzodiacepinas

▶ En pacientes que las utilizan para tratarse de ansiedad, del sueño o como relajantes musculares:

Síndrome de recaída

Mismos síntomas que el trastorno de la misma intensidad o inferior. Aparición lenta (semanas o meses).

- Tratamiento no adecuado del trastorno.

Síndrome de rebote o de abstinencia a dosis terapéuticas

Mismos síntomas que el trastorno original, pero de mayor intensidad. Aparición rápida y duración corta (1 semana).

- Retirada del fármaco mal pautada.

Adicción y benzodiacepinas

▶ Pacientes con historia de trastorno adictivo o que se automedican (no prescripción terapéutica):

Síndrome de abstinencia asociado a un trastorno por dependencia de BZD

- Sintomatología de hiperactividad autonómica.
- Convulsiones (20-30 %).
- Delirium (desorientación en el tiempo y en el espacio, alucinaciones visuales, táctiles y auditivas).

Síndrome de abstinencia demorada

- Malestar autonómico y subjetivo de larga evolución. Síntomas de abstinencia leves y ansiedad moderada, labilidad afectiva, hipersensibilidad (táctil, visual, auditiva) y alteración del sueño.

BENZODIACEPINAS Y ANÁLOGOS

Deshabituación benzodiacepinas

- Reducción gradual de la dosis de BZD (25 % por semana): en sujetos que las consumen de acción larga.
- Sustitución BZD de acción corta por otra a dosis equivalente de acción larga (diacepam) y luego hacer reducción gradual de la dosis.
  En pacientes geriátricos manejo más cuidadoso.
- Otras estrategias farmacológicas de sustitución:
  - Antiepilépticos: pregabalina, topiramato.
  - Antidepresivos: Trazodona, Mirtazapina, Desvenlafaxina, Duloxetina.
  - Ansiolíticos: Buspirona.
  - Antagonistas adrenérgicos (Propranolol y Clonidina). Hiperactividad autonómica.
  - Antipsicóticos sedantes a dosis bajas (Quetiapina).

Intoxicación benzodiacepinas

Genérico	Comercial	Dosis (mg/día)
Flumazenilo	Anexate®, Flumacenilo EFG	v.i. 0,2-2

▶ Antagonista GABA / BZD. Desplaza la BZD del lugar de unión de manera competitiva:

- Reversión inmediata efectos benzodiacepinas (minutos):
  - Sedación e hipnosis.
  - Depresión excesiva SNC.
  - Reacciones paradójicas.
- Precaución en epilepsia y pacientes con tolerancia a las BZD (riesgo de convulsiones).
- Sobredosificación: sin alteraciones descritas.

Análogos benzodiacepínicos

Ciclopirrolonas ⟶ Zopiclona

Imidazopiridinas ⟶ Zolpidem

Pirazolopirimidinas ⟶ Zaleplon

BENZODIACEPINAS Y ANÁLOGOS

Análogos benzodiacepínicos. Farmacocinética

Absorción	v.o. buena (única utilizada).
Distribución	T. máx.: 0,5-3 h. > 60 % fijación proteínas plasmáticas. Biodisponibilidad: > 70 %, excepto Zaleplon (30 %). $t1/2$: ≤ 5 h.
Metabolismo	Hepático. CYP3A4, CYP2C8 y CYP1A2. Metabolitos inactivos.
Excreción	Renal (50-70 %) y biliar. Saliva minoritaria (Zopiclona).

Análogos benzodiacepínicos. Farmacodinámica

Indicaciones

- Trastornos del sueño (insomnio).
  Mejor opción que BZD en pacientes de edad avanzada.

Características

- Sin acción ansiolítica ni miorrelajante.
- Ausencia de efectos residuales y afectación memoria.
- Debe pautarse retirada.
- Potencial adictivo en tratamientos prolongados.

Sueño
- Disminuyen la latencia.
- Sin cambios en ondas lentas y REM.

Análogos benzodiacepínicos

Genérico	Comercial	Dosis (mg/día)	Acción
Zaleplon	Sonata®*	3,75-10	Ultracorta
Zolpidem	Dalparan®, Stilnox® Zolpidem EFG	3,50-20	Ultracorta
Zopiclona	Datolan®, Limovan®, Siaten®, Zopicalma®, Zopiclona EFG	3,75-15	Corta

* Autorizado, cese comercialización en España (2015).

5.3 CRONOHIPNÓTICOS: MELATONINA

- Aprobada como fármaco hipnótico por la Agencia Europea de Evaluación de Medicamentos (EMEA, 2007) y en Argentina:
  - Indicación para insomnio crónico.
  - Tratamiento de corta duración en monoterapia.
  - Para individuos mayores de 55 años.
- Comercializada como suplemento dietético en EEUU (Food & Drug Administration) y otros muchos países. Inconvenientes:
  - Sin certificados de pureza ni controles de calidad.
  - Sintética o vegetal, para evitar la potencial transmisión de virus si es natural (caballo o vaca).
  - Suele presentarse con vitamina B6 o B12 añadidas.

Legislación española. Aceptada como fármaco a dosis de ≥2 mg y se permiten suplementos dietéticos solo si contienen una dosis inferior (febrero 2010).

Mecanismo de acción

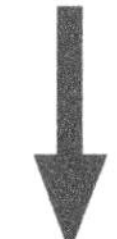

Agonista funcional melatoninérgico
(agonista químico completo de los
receptores ML1 y ML2)

Mecanismo de acción

CRONOHIPNÓTICOS: MELATONINA

Farmacocinética

Absorción	v.o. y v.b. Administración 0,5-2 h antes de acostarse. Adultos completa, ancianos 50 %.
Distribución	T. máx.: 40 min-3 h (con comida). 60 % fijación proteínas plasmáticas. Biodisponibilidad: 30-50 %. t1/2: 3,5-4 h.
Metabolismo	Hepático. CYP1A1 y CYP1A2. Metabolito activo: 6-hidroximelatonina (no acción hipnótica).
Excreción	Renal (90 %).

Farmacodinámica

Indicaciones

- Sincronizador rítmico (señal de «oscuridad química»):
  - Descompensación horaria (*jet-lag* y turnos laborales).
  - Personas ciegas y ancianos.
  - Avance de la fase del sueño.
- Hipnótico (si existe descenso producción endógena). Efecto puede ser rápido o con una latencia de 5-20 días.
- Reducción consumo de BZD.
- Alteraciones del sueño por uso de sustancias que reducen la melatonina (ansiolíticos NA, AINEs, antagonistas opiáceos, alcohol, cafeína, tabaco).

Farmacodinámica

Seguridad

- Índice terapéutico muy alto.
- Sin efectos residuales al día siguiente, no causa afectación cognitiva o motora.
- No se conoce dosis tóxica ni se ha descrito sobredosificación. Toxicidad potencial a dosis alta en tratamiento crónico, que cursaría con somnolencia que debería remitir en 12 h sin tratamiento.
- La interrupción brusca no produce insomnio de rebote.
- No adictiva.

CRONOHIPNÓTICOS: MELATONINA

Farmacodinámica

Contraindicaciones

- Trastornos autoinmunes (ej. lupus eritematoso sistémico).
- Hiperprolactinemia.

Precauciones

- Insuficiencia hepática o renal.
- Embarazo y lactancia.
- Menores de 18 años.
- Diabetes.
- Epilepsia.
- Tratamiento con anticoagulantes o anticonceptivos hormonales.

Farmacodinámica

Efectos adversos

- Somnolencia
- Mareo
- Cansancio, astenia

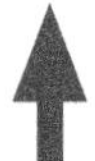

Frecuentes
(dosis altas)

Poco frecuentes
1/1000

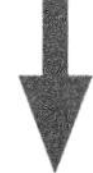

- Cefalea
- Sequedad de boca
- Estreñimiento
- Dolor abdominal
- Irritabilidad, nerviosismo
- Aumento de peso

Genérico	Comercial	Dosis (mg/día)
Melatonina	Circadin®*, Melatonina EFG, Slenyto®* Suplementos dietéticos: Melamil®, Melatonina spray**	2 y 5 1-10
Melatonina + fitoterapia	Aquilea sueño®, Buenas noches Eladiet®, Dormax®, DormiNatur®, Kneipp sueño®, Meladispert noche®, Melatonina Tri®, SereNotte®	< 2
Ramelteon**	Rozerem®	8-64

* Preparados de liberación prolongada. Sujetos a prescripción médica sin prestación farmacéutica.
** Absorción bucal.
*** Análogo melatonina. Comercializado en EEUU.

5.4 ANSIOLÍTICOS-HIPNÓTICOS. FITOTERAPIA

Genérico	Comercial	Dosis (mg/día)
Amapola de California *(Eschscholtzia californica Cham.)*	Arkocápsulas Amapola de California®, Soñofit®	480-1680
Espino albar* *(Crataegus oxyacantha L.)*	Arkocápsulas Espino Albar®, Crataegus Deiters®, Elusanes Espino Albar®, Espino Albar Herbofarma®, Espino Albar Integralia®, Espino Albar Homeosor®, Fitosol Espino Albar®, Hearki®, Hawthorn®, Sustolplant Espino Albar®	540-2700

* También indicación palpitaciones cardíacas.

Genérico	Comercial	Dosis (mg/día)
Lúpulo* *(Humulus lupulus L.)*	Arkocápsulas Lúpulo®, Fitosol Lúpulo®, Herbofarma Lúpulo®	450-1800
Melisa** *(Melissa officinalis L.)*	Arkocápsulas Melisa®, CH-37 Bellsolá®, Melisa Biover®, Melisa Fitosol®, Pytofresh Soria®, Sustolplant Melisa®, Winter Fito Melisa Diet®	420-2560

* También indicación para mejorar el apetito.
** También indicación espasmos intestinales y colitis.

Genérico	Comercial	Dosis (mg/día)
Amapola / Pavolina* *(Papaver rhoeas L.)*	Amapola Gor®, Amapola Integralia®, Arkocápsulas Pavolina®	420-1680
Pasiflora** *(Passiflora incarnata L.)*	Arkocápsulas Pasiflora®, Fitokey Passiflora®, Floracil Pasiflora®, Herbofarma Pasiflora®, Homeosor®, Pasiflora Ampollas Arko®, Pasiflora Arkofarma®, Pasiflora Deiters®, Pasiflora GSN®, Rhoa Med®, Sedistress®***	460-3200

* También indicación para pesadillas.
** También indicación deshabituación hipnóticos.
*** Sujeto a prescripción médica, sin prestación farmacéutica.

ANSIOLÍTICOS-HIPNÓTICOS. FITOTERAPIA

Valeriana. Farmacodinámica

Indicaciones

- Ansiedad, irritabilidad y tensión.
- Trastornos del sueño de origen nervioso.
- Desintoxicación tabáquica.
- Deshabituación de BZD.

- Efecto a los 14-28 días de tratamiento
- Cambio de tratamiento si en 4-6 semanas no hay mejoría significativa

Valeriana. Farmacodinámica

Principios activos

- Monoterpenos (ésteres de bornilo, canfeno y pinenos).
- Sesquiterpenos (valerenal y valeranona).
- Aminoácidos (GABA, tirosina, arginina y glutamina).
- Trazas de alcaloides (valerianina, α-metilpirrolilcetona).

Contraindicaciones

- Embarazo y lactancia (ausencia de datos).
- Menores de 3 años.
- Patología hepática severa.

Efectos adversos

- Dolor de cabeza.
- Excitabilidad, intranquilidad.
- Malestar estomacal.
- Mareo, ataxia.
- Somnolencia.
- Palpitaciones.
- Hipotermia.
- Insomnio (uso crónico).

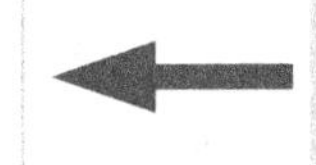

- Acumulación hepática; posible citotoxicidad. Observada en preparaciones compuestas.

ANSIOLÍTICOS-HIPNÓTICOS. FITOTERAPIA

Valeriana. Farmacodinámica

► Interacciones medicamentosas. Posibilidad teórica, falta de datos:

- Barbitúricos.
- Benzodiacepinas.
- Ansiolíticos atípicos.
- ISRS.
- Hipérico.
- Antihistamínicos.
- Antiepilépticos.
- Codeína.
- Alcohol.

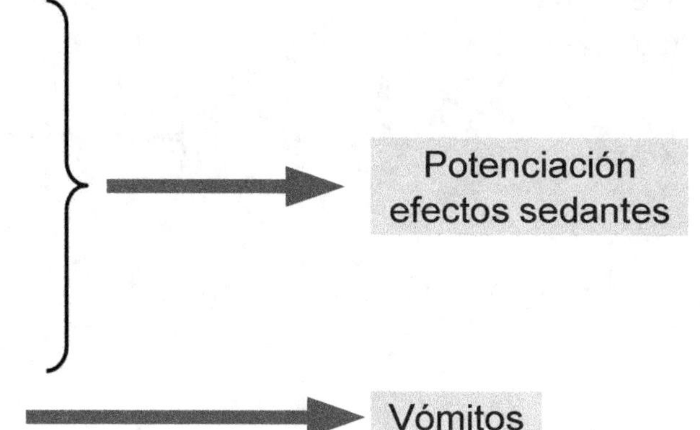

- Disulfiram.

Genérico	Comercial	Dosis (mg/día)
Valeriana *(Valeriana officinalis L.)*	Arkocápsulas Valeriana®, Cirkused®, Elusanes Valeriana®, Fitokey Valeriana®, Fitosol Valeriana®, Floracil Valeriana®, Grageas Kneipp de Valeriana®, Herbalpina Valeriana®, Kalmoval®, Oikos Valeriana®, Radival®, Relafit Valeriana®, Sedisleep®, Sustolplant Valeriana®, Tauval®, Valdispert®, Valeriana Atache®, Valeriana Complex®, Valeriana Farmaya®, Valeriana GSN®, Valeriana Integralia®, Valeriana Nebul®, Valeriana Orto®	200-4000

5.5 ANSIOLÍTICOS ATÍPICOS (NA)

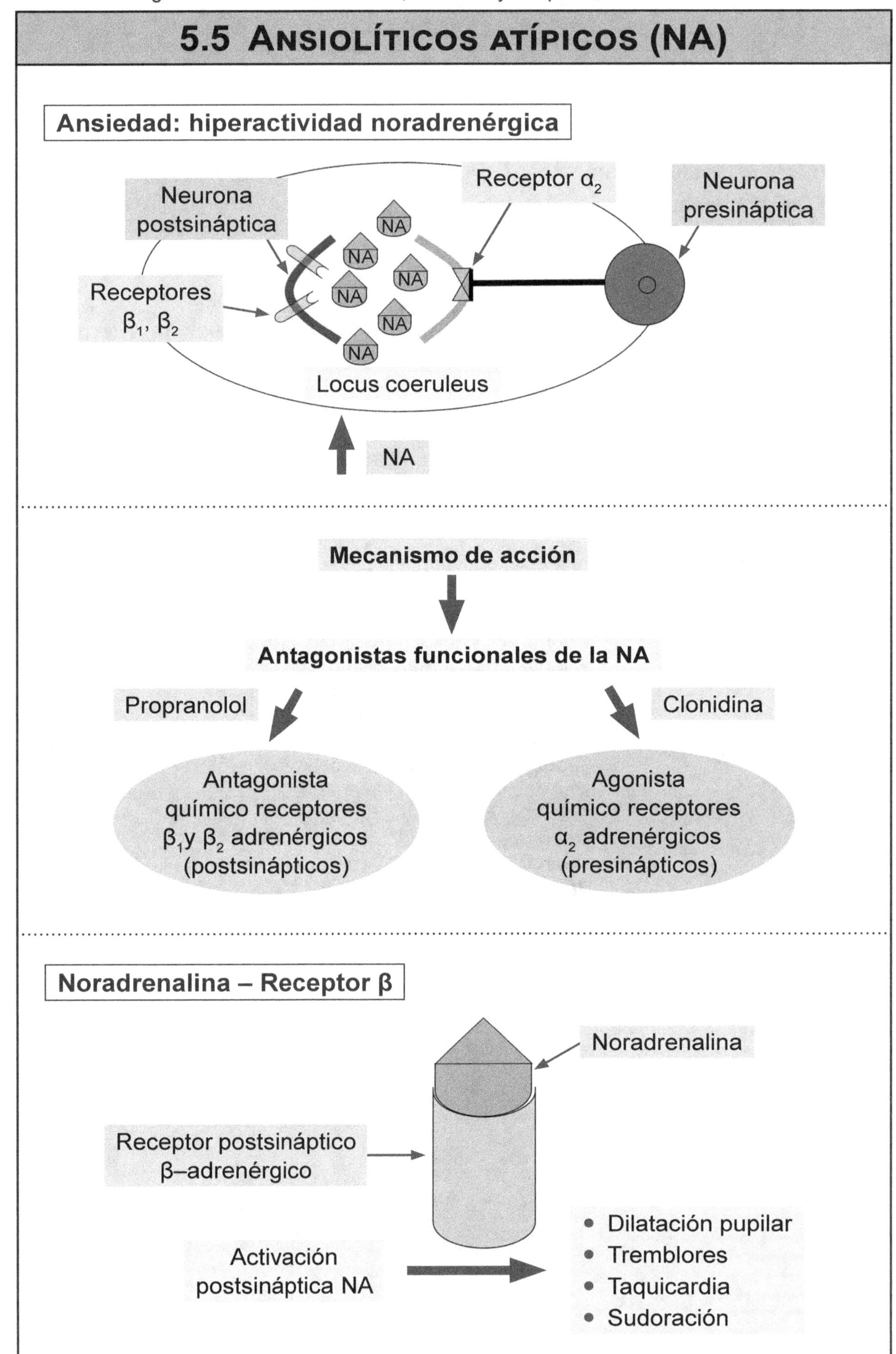

ANSIOLÍTICOS ATÍPICOS (NA)

Propranolol. Mecanismo de acción

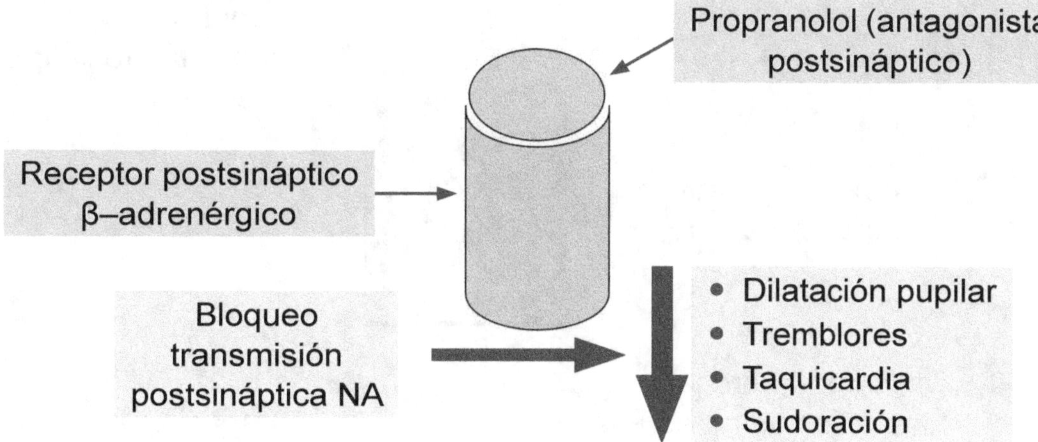

Propranolol. Farmacocinética

Absorción	Buena v.o. Comida en estómago la favorece. v.e.: urgencias.
Distribución	Dificultades para atravesar la BHE. T. máx.: 1-1,5 h. 90-95 % fijación proteínas plasmáticas. t1/2: 2-6 h.
Metabolismo	Hepático. CYP2C y CYP2D6.
Excreción	Renal.

Noradrenalina – Receptor α2

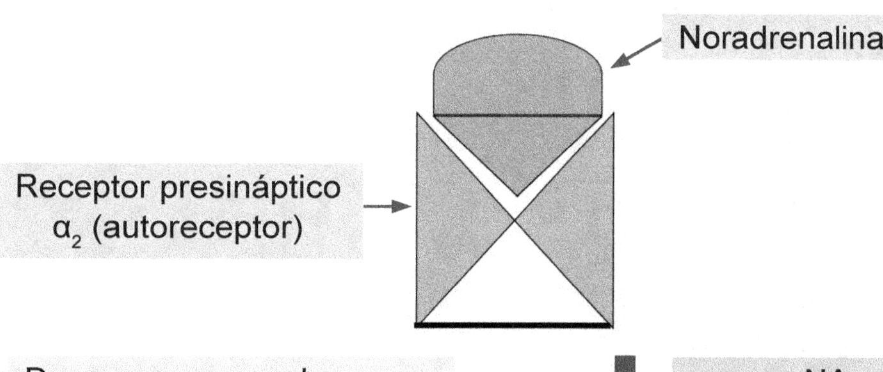

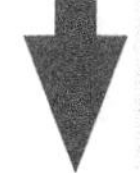

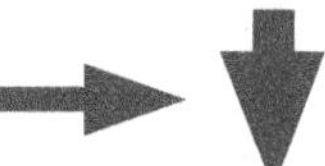

ANSIOLÍTICOS ATÍPICOS (NA)

Clonidina. Mecanismo de acción

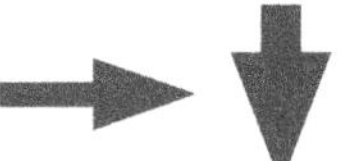

Clonidina. Farmacocinética

Absorción	Buena por todas las vías disponibles (v.o., v.t., v.e.).
Distribución	Rápida y extensa. T. máx.: 2-4 h. 20-40 % fijación proteínas plasmáticas. t1/2: 6-20 h.
Metabolismo	Hepático. Metabolitos inactivos.
Excreción	Renal. 40-60 % sin metabolizar.

Indicaciones

- Fobias específicas y fobia social.
- Hipertensión arterial.
- Trastorno por estrés postraumático.
- Profilaxis migraña.
- Temblor esencial.
- Desintoxicación adicción a drogas.
- Adjunto analgesia (clonidina).
- Feocromocitoma (propanolol).

Contraindicaciones

- Alteraciones cardiovasculares.
- Insuficiencia cardíaca.
- Síndrome de Raynaud.
- Bradicardia.

ANSIOLÍTICOS ATÍPICOS (NA)

Seguridad

- Índice terapéutico medio.
- Poco potentes para los aspectos subjetivos/emocionales de la ansiedad.
- Eficacia sintomatología vegetativa de ansiedad (taquicardia, sudoración, dilatación pupilar, tremblor).
- Los efectos adversos (clonidina) pueden ser graves en poblaciones especiales (niños y ancianos).
- Debe pautarse retirada tras el tratamiento crónico. Evita riesgo de elevación de la tensión arterial y, en pacientes cardiológicos, alteraciones cardíacas.
- No adictivos.

Efectos adversos

- Debilidad, cansancio
- Mareo
- Taquicardia, hipotensión
- Insomnio, somnolencia
- Sequedad de boca
- Frío en extremidades
- Estreñimiento (clonidina)
- Diarrea (propranolol)
- Aumento de peso (propranolol)

Frecuentes

Poco frecuentes
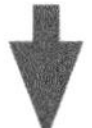

- Disfunción sexual
- Erupciones cutáneas
- Sequedad de piel y mucosas
- Parestesias (propanolol)

Genérico	Comercial	Dosis (mg/día)
Propranolol	Hemangiol®*, Propranolol EFG, Sumial®, Sumial retard®	10-160
Clonidina	Catapresan®	0,2-2,4

* Solución oral (3,75 mg/ml).

5.6 ANSIOLÍTICOS ATÍPICOS (5-HT)

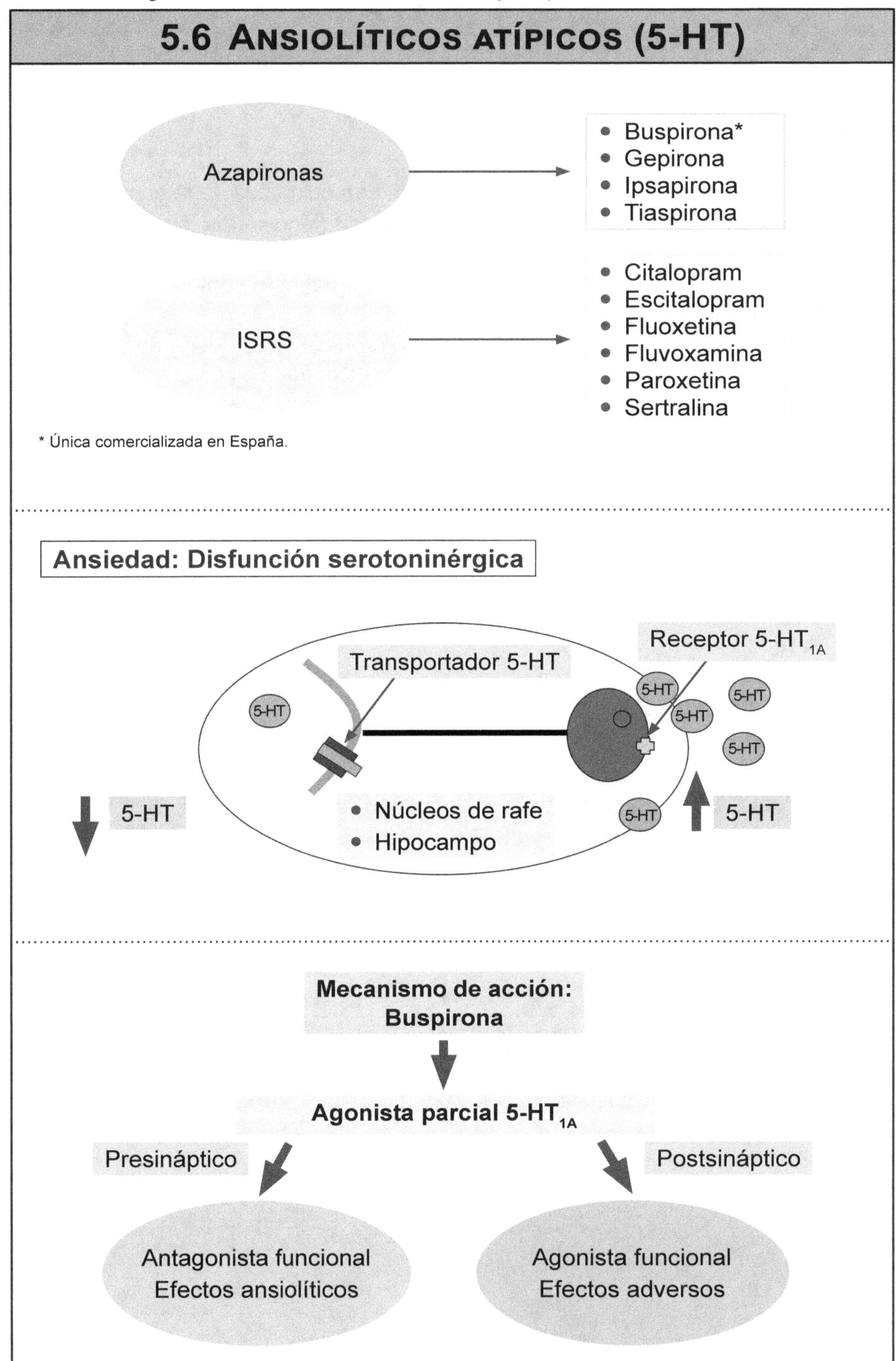

ANSIOLÍTICOS ATÍPICOS (5-HT)

Buspirona. Farmacocinética

Absorción	v.o. rápida y casi completa (primer paso metabólico significativo). Ingesta comida facilita la absorción.
Distribución	Extensa. T. máx.: 40-90 min. 86-95 % fijación proteínas plasmáticas. Biodisponibilidad: 1-13 %. t1/2: 3-4 h.
Metabolismo	Hepático. CYP3A4. Metabolito activo: 1-pirimidinil-piperazina (1-PP) (antagonista α_2).
Excreción	Renal ($\leq$ 63 %) y biliar ($\leq$ 37 %).

Buspirona. Farmacodinámica

Indicaciones

- Trastorno ansiedad generalizada (TAG).
- Desintoxicación drogas (alcohol, BZD).
- Potenciación respuesta terapéutica depresión.
- Trastorno obsesivo-compulsivo.

Precauciones

- Embarazo (valorar beneficio/riesgo).
- Lactancia.
- Insuficiencia hepática.
- Insuficiencia renal.

Buspirona. Farmacodinámica

Seguridad

- Latencia efectos clínicos 2-4 semanas.
- Índice terapéutico medio.
- Ausencia efectos sedantes, hipnóticos o miorrelajantes.
- Insatisfacción en personas con experiencia previa BZD.
- Ancianos. Los resultados sugieren que no se requiere ajustar dosis, aunque a menor dosis mejor tolerancia.
- Intoxicación grave: taquicardia, hipotensión, náuseas, vómitos, dispepsia, somnolencia, mareo y miosis. Requiere hospitalización con medidas sintomáticas y lavado gástrico.
- Puede interrumpirse el tratamiento sin pauta de retirada.
- No adictiva.

ANSIOLÍTICOS ATÍPICOS (5-HT)

Buspirona. Farmacodinámica

Efectos adversos

- Mareo
- Somnolencia
- Cefaleas
- Náuseas
- Sequedad de boca
- Fatiga, debilidad

 Frecuentes (5-15%)

Metabolito activo: 1-PP 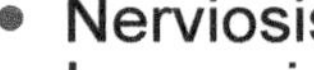

 Poco frecuentes (< 5%)

- Dolor abdominal/pectoral
- Parestesias
- Visión borrosa
- Dificultad concentración
- Diarrea
- Erupción cutánea

- Nerviosismo
- Insomnio
- Taquicardia, palpitaciones

Genérico	*Comercial*	*Dosis (mg/día)*
Buspirona	Buspar®	15-60

Pauta entrada: inicio con 15 mg dos veces al día, incrementar 5 mg/día cada dos o tres días.
Posología: 2-3 veces al día.

5.7 ANSIOLÍTICOS. GUÍA PRESCRIPCIÓN

Hipótesis biológicas

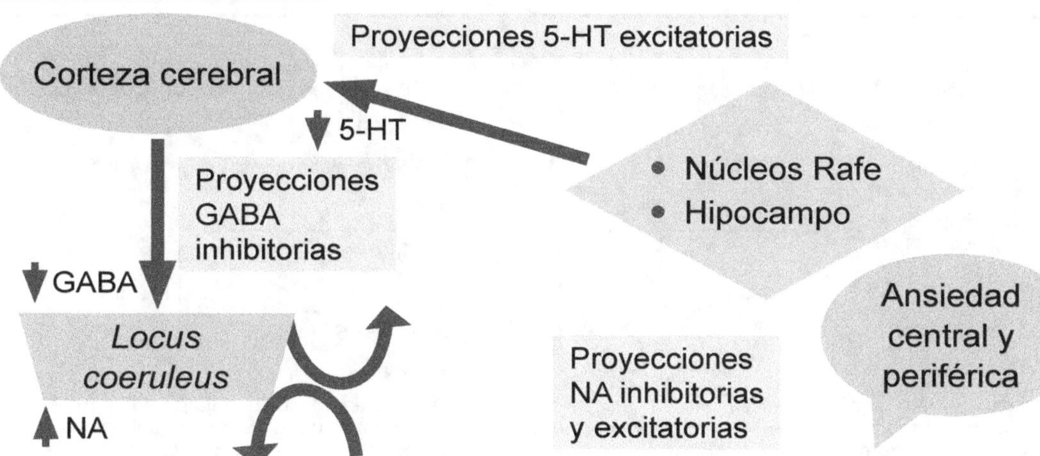

Tratamiento farmacológico

Fármaco	Fobia social	Trastorno pánico	TAG	Estrés post-traumático*
BZD	x	x	x	x
Ansiolíticos NA	x			x
ISRS	x	x	x	x
Buspirona			x	

* Trastorno relacionado con traumas y factores de estrés (DSM-5).

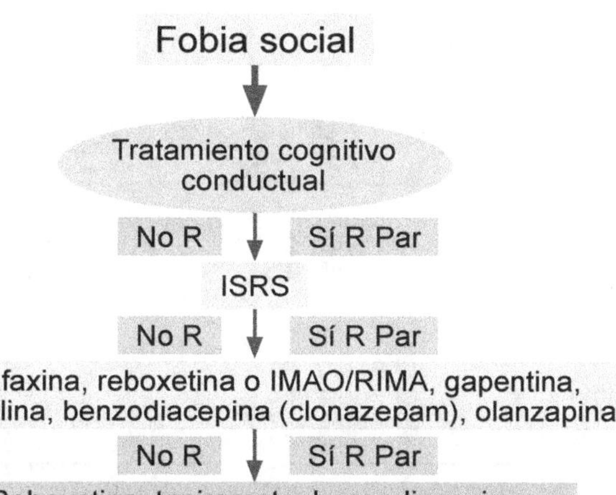

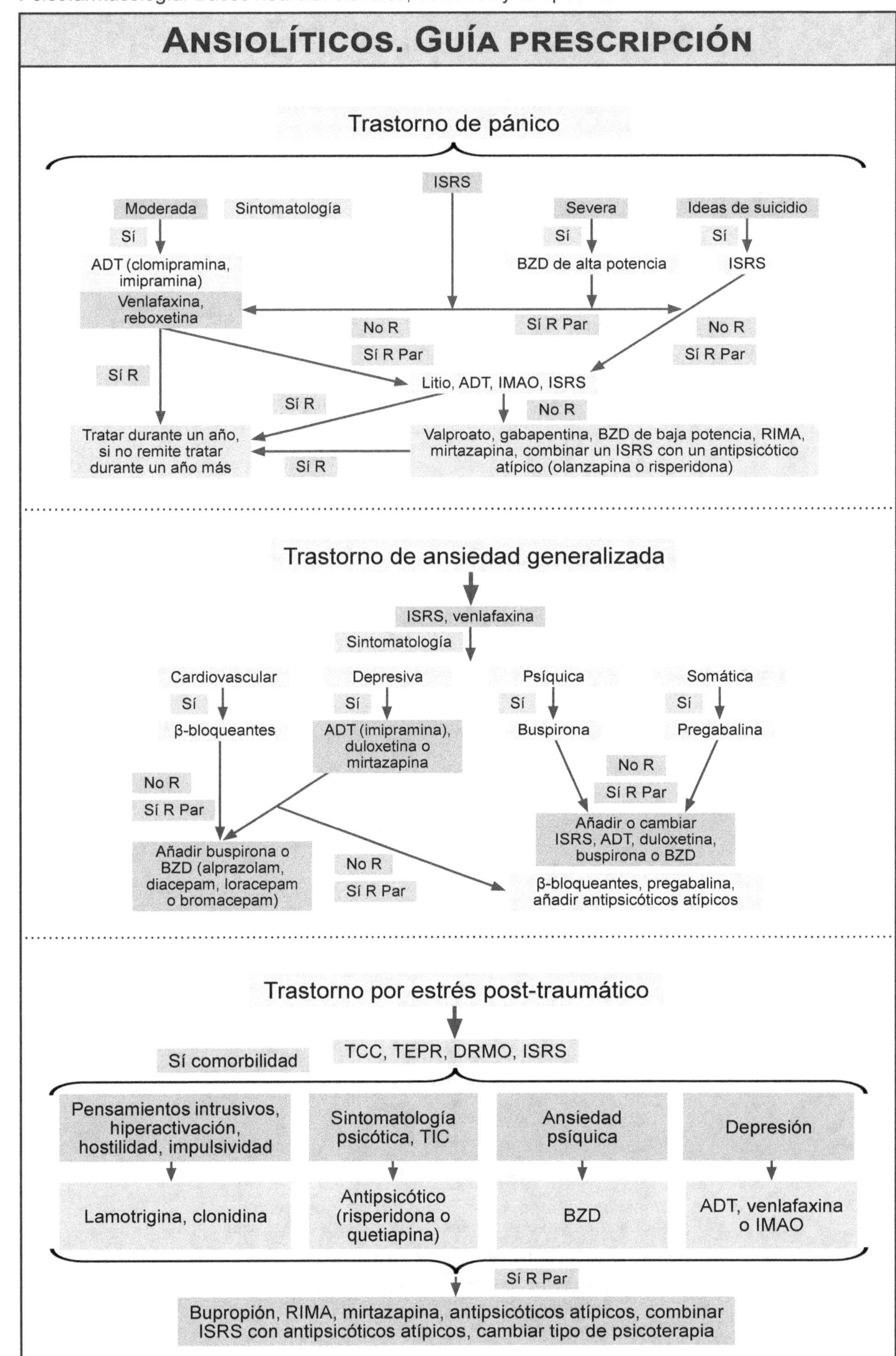
ANSIOLÍTICOS. GUÍA PRESCRIPCIÓN
Trastorno de pánico
ISRS
Moderada
Sintomatología
Severa
Ideas de suicidio
Sí
Sí
Sí
ADT (clomipramina, imipramina)
BZD de alta potencia
ISRS
Venlafaxina, reboxetina
No R
Sí R Par
No R
Sí R Par
Sí R Par
Sí R
Litio, ADT, IMAO, ISRS
No R
Sí R
Tratar durante un año, si no remite tratar durante un año más
Sí R
Valproato, gabapentina, BZD de baja potencia, RIMA, mirtazapina, combinar un ISRS con un antipsicótico atípico (olanzapina o risperidona)
Trastorno de ansiedad generalizada
ISRS, venlafaxina
Sintomatología
Cardiovascular
Depresiva
Psíquica
Somática
Sí
Sí
Sí
Sí
β-bloqueantes
ADT (imipramina), duloxetina o mirtazapina
Buspirona
Pregabalina
No R
Sí R Par
No R
Sí R Par
Añadir buspirona o BZD (alprazolam, diacepam, loracepam o bromacepam)
No R
Sí R Par
Añadir o cambiar ISRS, ADT, duloxetina, buspirona o BZD
β-bloqueantes, pregabalina, añadir antipsicóticos atípicos
Trastorno por estrés post-traumático
TCC, TEPR, DRMO, ISRS
Sí comorbilidad
Pensamientos intrusivos, hiperactivación, hostilidad, impulsividad
Sintomatología psicótica, TIC
Ansiedad psíquica
Depresión
Lamotrigina, clonidina
Antipsicótico (risperidona o quetiapina)
BZD
ADT, venlafaxina o IMAO
Sí R Par
Bupropión, RIMA, mirtazapina, antipsicóticos atípicos, combinar ISRS con antipsicóticos atípicos, cambiar tipo de psicoterapia

6 ANTIPSICÓTICOS

6.1 HIPÓTESIS DOPAMINÉRGICA DE LA ESQUIZOFRENIA

Sintomatología positiva o tipo I

- Esquizofrenia aguda.
- Buena adaptación premórbida.
- Alta respuesta al tratamiento.
- Evolución favorable.
- Deterioro intelectual raro.

Hiperactividad DA

Tipología de Crow: esquizofrenia

Sintomatología negativa o tipo II

- Estado defectual.
- Adaptación premórbida mala.
- Poca respuesta al tratamiento.
- Evolución desfavorable.
- A veces deterioro intelectual.

Hipofrontalidad

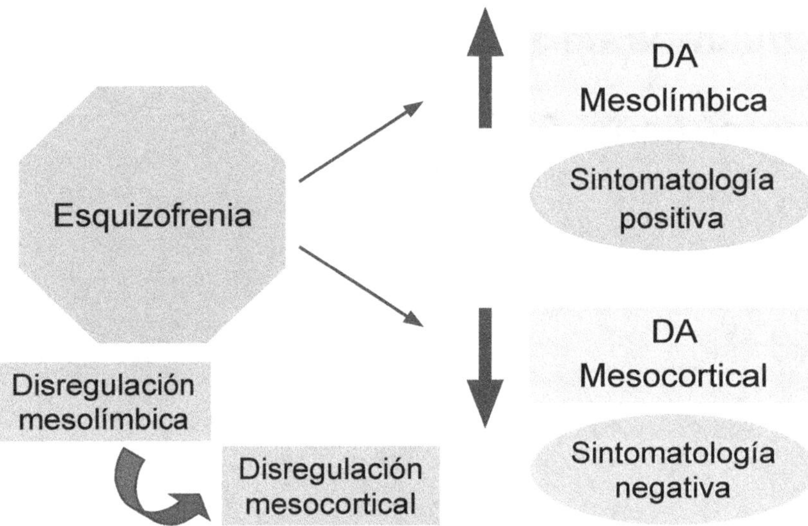

- La elevación de los receptores D2 de alta afinidad:

  - Parece ser el sustrato neurobiológico de la sintomatología psicótica positiva.
  - Se utiliza como posible marcador biológico de las psicosis en humanos.

- Se necesita la ocupación entre el 60 y el 75 % de los receptores D2 para conseguir efectos terapéuticos. Ocupaciones superiores (>78 %) conducen a efectos adversos neurológicos.

- Los antipsicóticos que se disocian más rápidamente del receptor D2 producen menos efectos adversos de tipo neurológico.

6.2 Antipsicóticos típicos

Mecanismo de acción

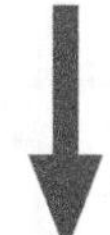

Antagonistas funcionales dopaminérgicos (antagonistas químicos receptor D2)

Antagonismo

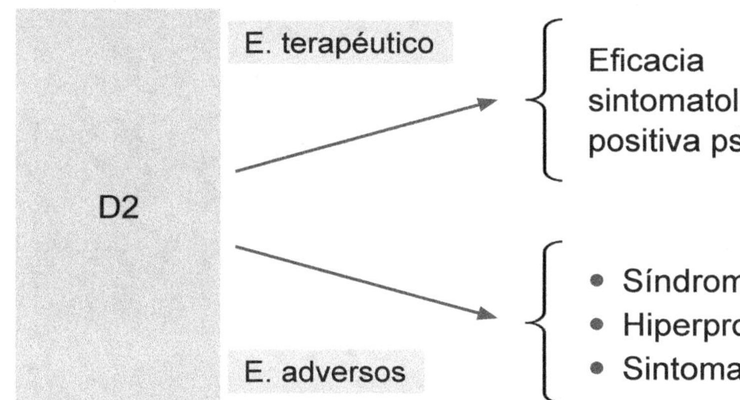

Vía mesolímbica: sintomatología psicótica positiva

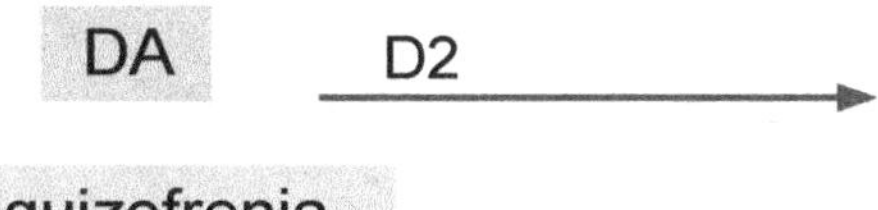

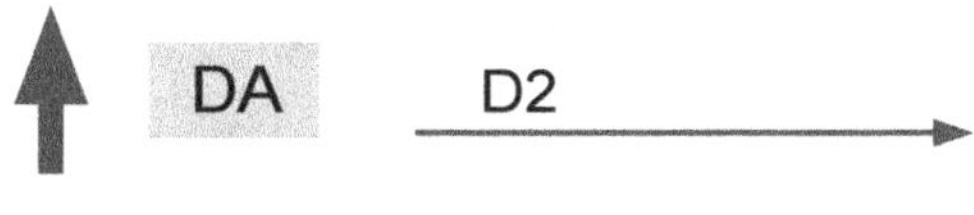

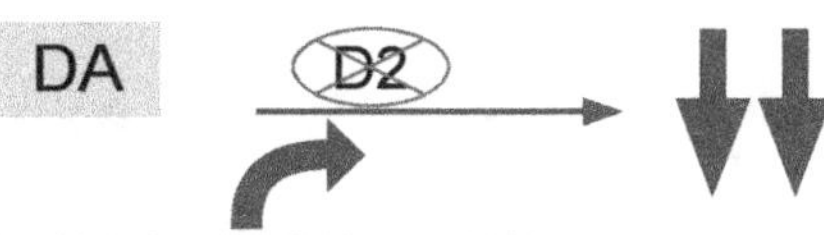

ANTIPSICÓTICOS TÍPICOS

Vía mesocortical: sintomatología psicótica negativa secundaria

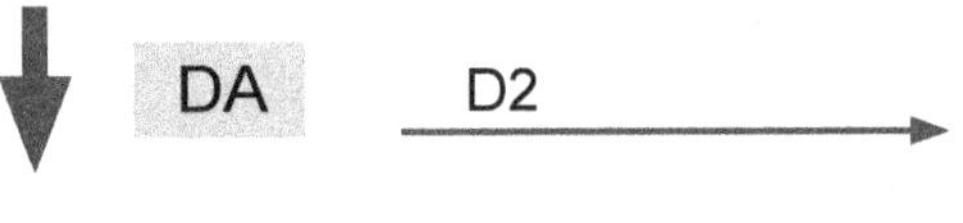

Vía nigroestriada: efectos extrapiramidales motores

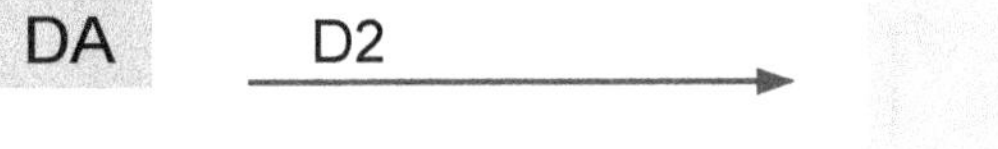
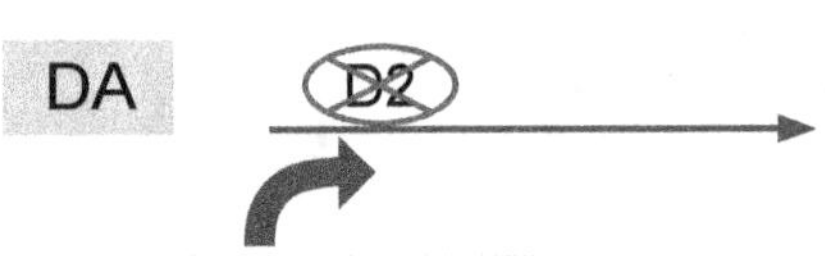

Vía tuberoinfundibular: hiperprolactinemia

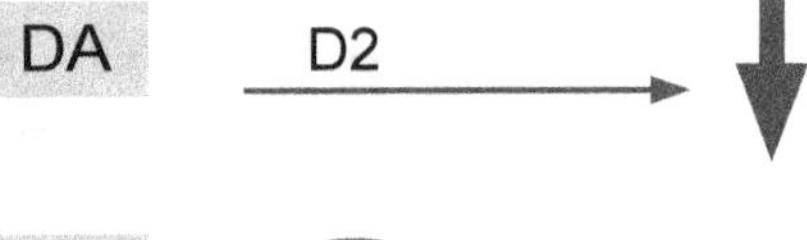
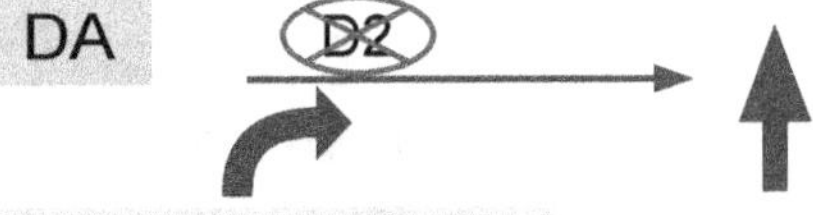

ANTIPSICÓTICOS TÍPICOS

Antagonismo*

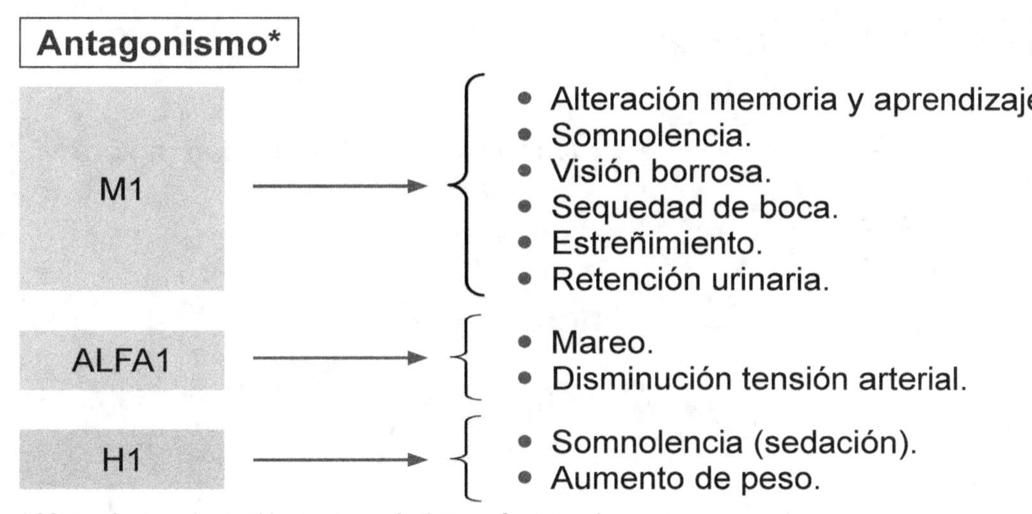

* Mecanismos de acción no terapéuticos, efectos adversos.

Efecto	Genérico	Comercial	Dosis (mg/día)
Sedativo	Levomepromacina	Sinogan®	50-150
	Clorpromacina	Largactil®	50-150
	Pipotiacina	Lonseren®	12,5-200
	Clotiapina	Etumina®	40-80
	Zuclopentixol	Clopixol®, Clopixol Depot®	20-40 200-400/mes
	Haloperidol	Haloperidol EFG	3-5
	Sulpirida	Dogmatil®, Psicocen® Ansium®*, Tepacepam®*	400-2400
Desinhibidor	Flupentixol	Deanxit®	5-40
	Pimocida	Orap®, Orap Fuerte®	4-20
	Flufenacina	Modecate®	25-100 1-4/semanas
	Perfenacina	Decentán®	8-20
	Trifluoperacina	Eskazine®	4-10

* Presentaciones con Diacepam asociado

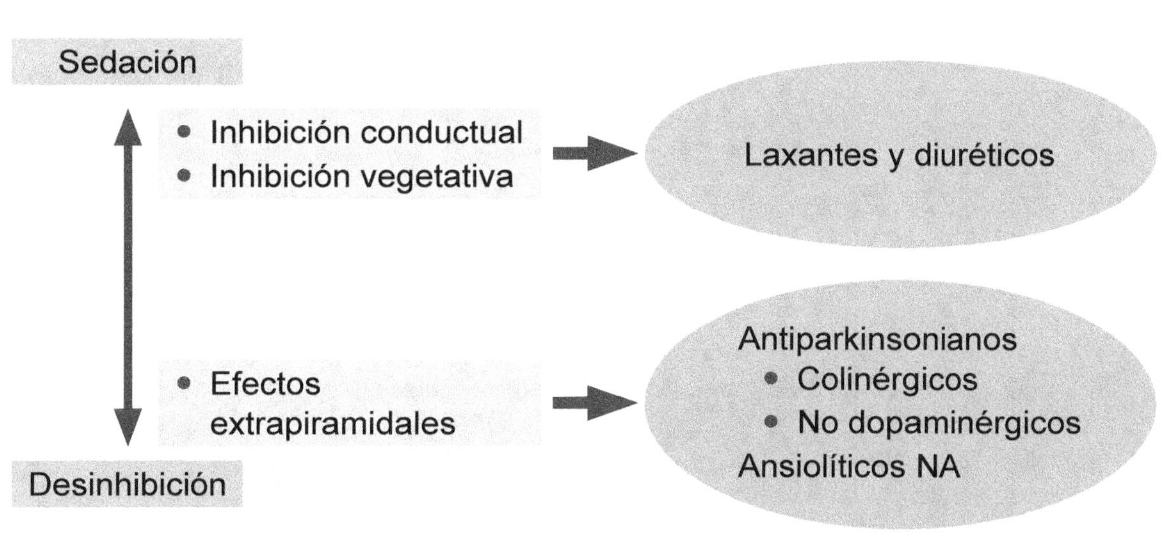

ANTIPSICÓTICOS TÍPICOS

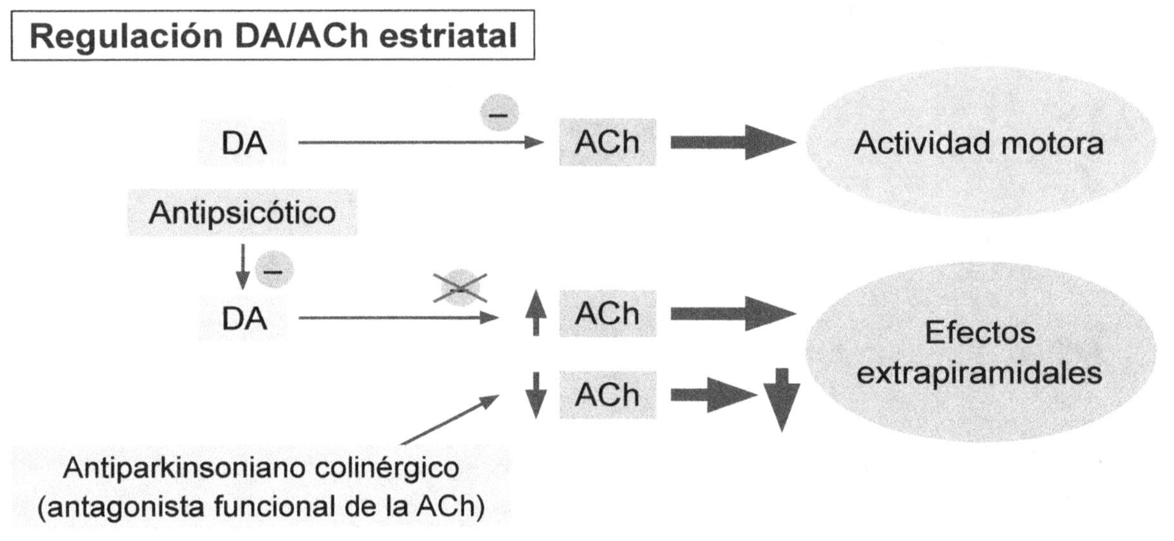

6.3 ANTIPSICÓTICOS ATÍPICOS

Antagonismo

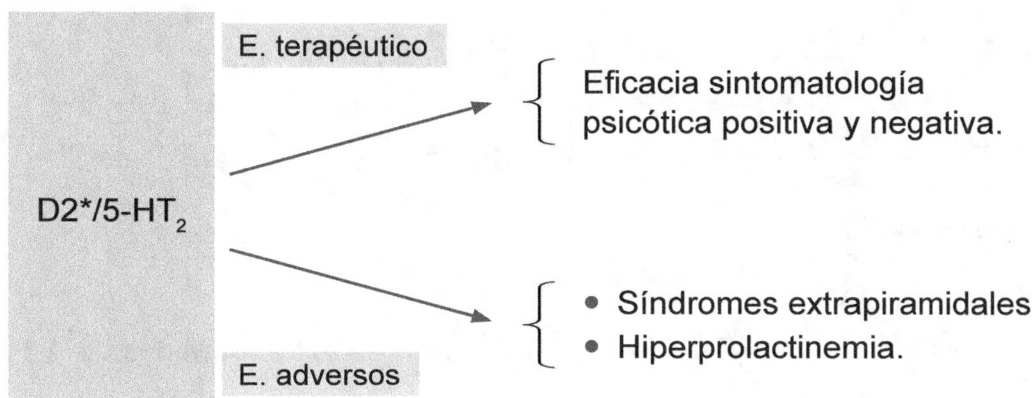

* Distinta afinidad vías dopaminérgicas, solo potente en mesolímbica. Denominados también de segunda generación.

Via mesolímbica: sintomatología psicótica positiva

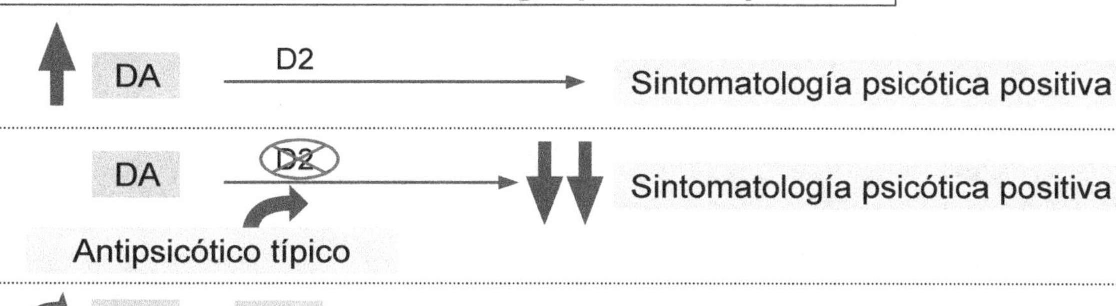

Vía mesocortical: sintomatología psicótica negativa secundaria

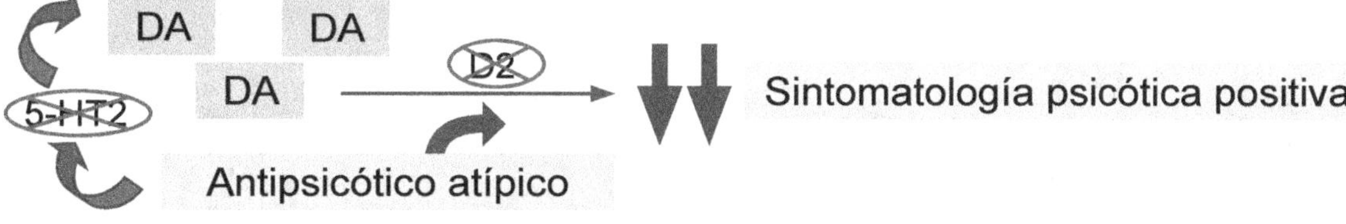
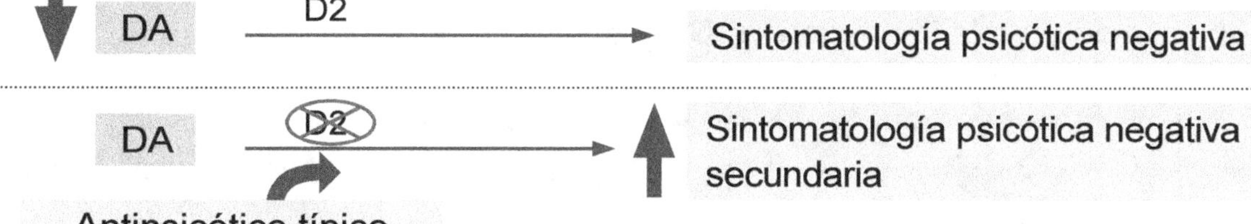

ANTIPSICÓTICOS ATÍPICOS

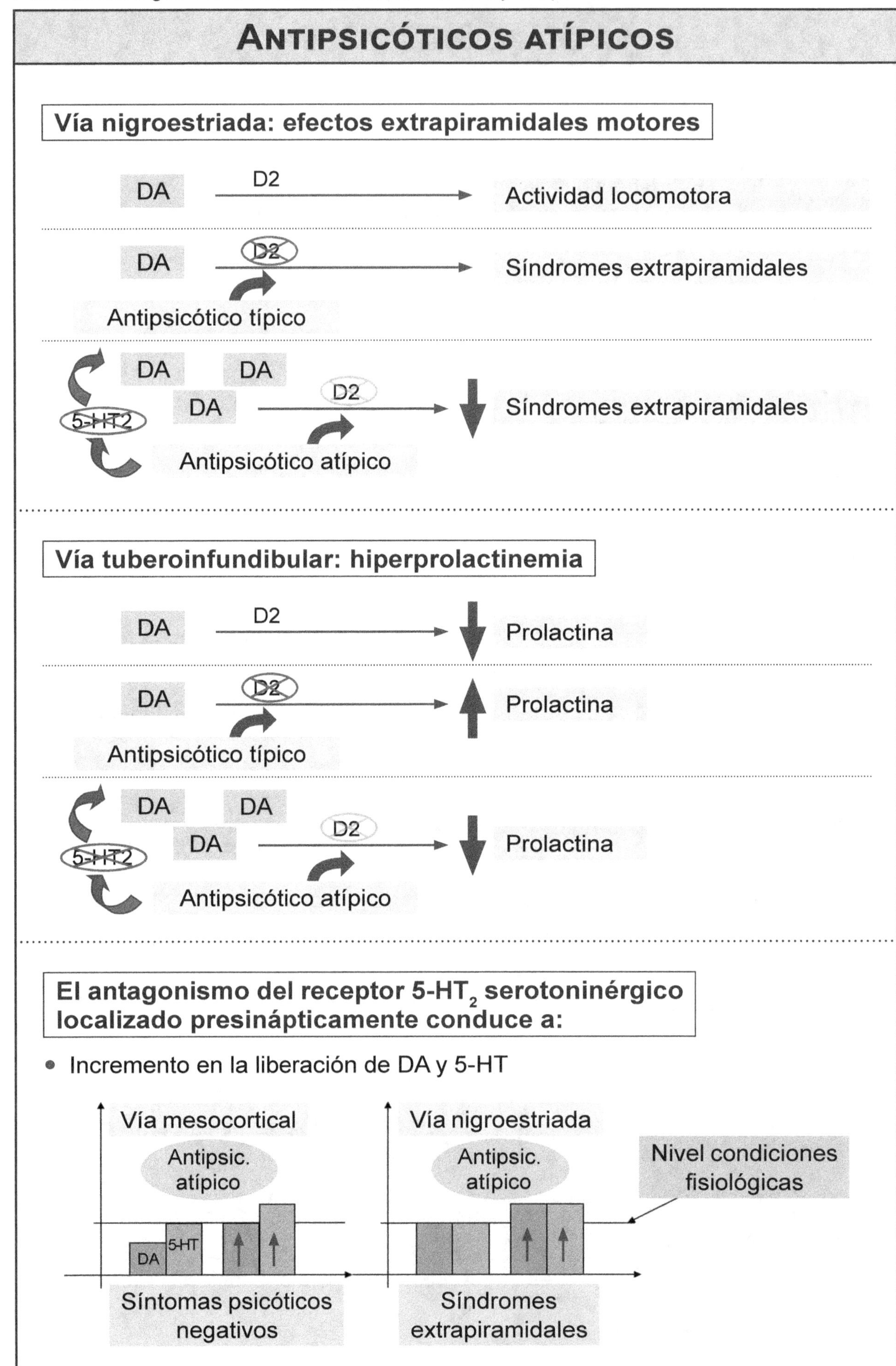

El antagonismo del receptor 5-HT$_2$ serotoninérgico localizado presinápticamente conduce a:

- Incremento en la liberación de DA y 5-HT

ANTIPSICÓTICOS ATÍPICOS

El antagonismo del receptor 5-HT$_2$ serotoninérgico localizado presinápticamente conduce a:

- Incremento en la liberación de DA y 5-HT

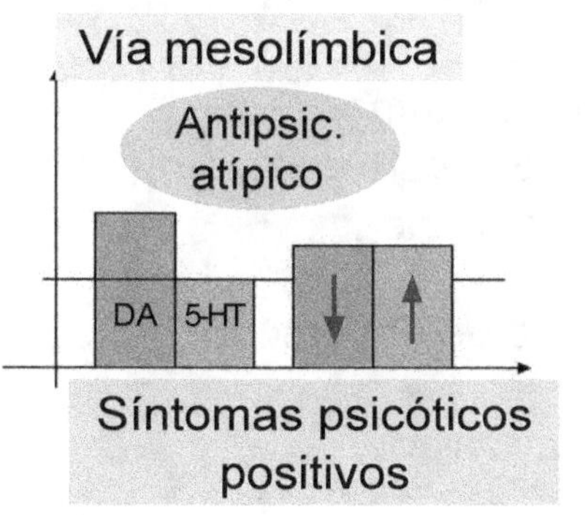

- Menos liberación de DA (menor selectividad para el subtipo de receptor D2 presináptico de esta vía)
- Predominio bloqueo postsináptico, disminución transmisión dopaminérgica

---

Antagonismo*

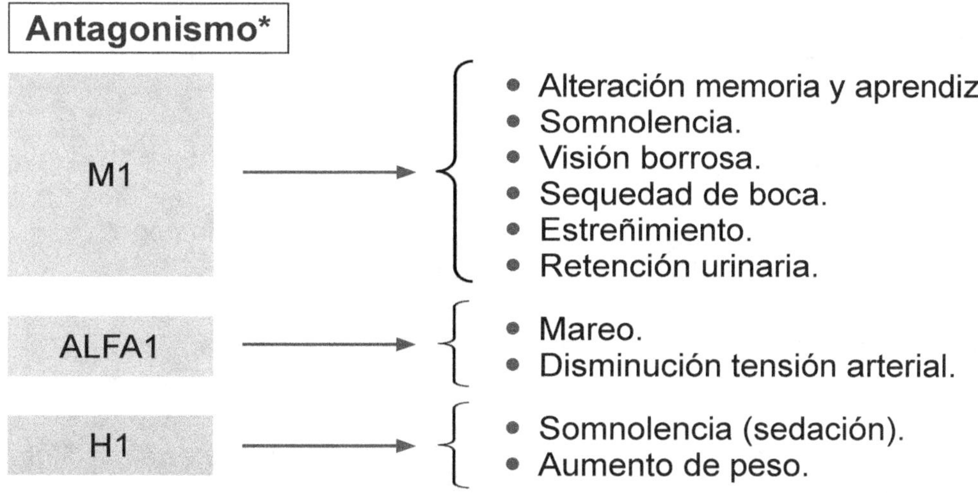

M1
- Alteración memoria y aprendizaje.
- Somnolencia.
- Visión borrosa.
- Sequedad de boca.
- Estreñimiento.
- Retención urinaria.

ALFA1
- Mareo.
- Disminución tensión arterial.

H1
- Somnolencia (sedación).
- Aumento de peso.

* Mecanismos de acción no terapéuticos, efectos adversos.

Otros mecanismos de acción

Antagonismo o agonismo inverso

D_3
$5\text{-}HT_{2C}$
$5\text{-}HT_6$
$5\text{-}HT_7$

- Mejoría cognición.
- Mejoría sintomatología negativa.
- Menos efectos adversos DA.

Agonismo parcial

Asenapina, Clozapina, Lurasidona, Ziprasidona

$5\text{-}HT_{1A}$

- Mejoría cognición y síntomas afectivos.

ANTIPSICÓTICOS ATÍPICOS

Otros mecanismos de acción

Antagonismo

D1, D4
5-HT1, 5-HT3
ALFA2

?

- Mejoría de síntomas psicopatológicos (esquizofrenia y otros trastornos).
- Menos efectos adversos.

Criterios atipicidad

Preclínicos	Clínicos
Eficacia en modelos animales de esquizofrenia	Eficacia para sintomatología positiva
No inducción de catalepsia	Eficacia para sintomatología negativa
Ausencia de regulación al alza de los receptores D2	Eficacia en pacientes resistentes
No tolerancia al incremento de tasa metabólica de la DA en tratamiento crónico	Ausencia de efectos adversos extrapiramidales agudos o discinesia tardía
Bloqueo potente de receptores 5-HT_{2A} y débil de receptores D2	No elevación de los niveles de prolactina

Genérico	Comercial	Dosis (mg/día)
Clozapina	Clozapina EFG, Leponex®, Nemea EFG	50-900
Amisulprida	Amisulprida EFG, Aracalm EFG, Solian®	200-800
Asenapina	Sycrest®	5-20
Lurasidona	Latuda®	37-148
Olanzapina	Arenbil EFG, Olanzapina EFG, Olazax EFG, Zolafren®, Zolafren Flas®*, Zyprexa®, Zyprexa Velotab®*, Zypadhera®**	10-20 300-450/mes

* Presentación bucodispersable.
** Presentación depot. Zypadhera: 4 h post-administración en observación (posibles efectos adversos agudos).

ANTIPSICÓTICOS ATÍPICOS

Genérico	Comercial	Dosis (mg/día)
Paliperidona#	Inpalix EFG, Invega®, Xeplion®**, Trevicta®**	3-9 / 25-150/mes / 525/3 meses
Quetiapina	Quetiapina EFG, Psicotric EFG, Seroquel®, Seroquel Prolong®***	150-800
Risperidona	Arketin®, Calmapride EFG, Diaforin®, Risperdal®, Risperdal Flas®*, Risperidona EFG, Risperdal Consta®**	1-10 / 25-50/15 días
Sertindol	Serdolect®	4-24
Ziprasidona	Zeldox®, Ziprasidona EFG	100-200

\# Metabolito risperidona (mejor perfil metabólico). Presentación OROS (mayor tolerabilidad).

* Presentación bucodispersable.
** Presentación depot.
*** Una toma al día.

Acción / Fármaco	E. terapéuticos / E. adversos											E. adversos			
	D1	D2	D3	D4	5-HT1*	5-HT2	5-HT3	5-HT6	5-HT7	IRS	IRN	α1	α2	H1	M1
Clozapina															
Amisulprida**															
Asenapina															
Lurasidona															
Olanzapina															

* Agonismo parcial.
** Atípico (Europa) o de segunda generación por criterio clínico, no por perfil receptorial. En EEUU considerado típico.

Acción / Fármaco	E. terapéuticos / E. adversos											E. adversos			
	D1	D2	D3	D4	5-HT1*	5-HT2	5-HT3	5-HT6	5-HT7	IRS	IRN	α1	α2	H1	M1
Paliperidona															
Quetiapina															
Risperidona															
Sertindol															
Ziprasidona															

* Agonismo parcial.

6.4 ANTIPSICÓTICOS TÍPICOS Y ATÍPICOS

Farmacocinética

Absorción	v.o.: buena, pero incompleta. v.i.: rápida. Presentaciones depot (1-12 semanas).
Distribución	Rápida (muy liposolubles). T. máx.: 1-8 h (v.o.) y 15-30 mín. (v.i.). >90 % fijación proteínas plasmáticas. t1/2: 2-40 h (la mayoría 20-24 h).
Metabolismo	Hepático. Sistema del citocromo P450. Metabolitos activos de eliminación muy lenta (meses) (haloperidol y clorpromacina).
Excreción	Renal (mayoritaria) y biliar.

Farmacocinética

Enzima	Sustrato	Inhibidor	Inductor
CYP1A2	Clozapina Olanzapina Haloperidol	Fluvoxamina	Carbamacepina Nicotina
CYP2D6 (ausente en un 7 % de caucasianos)	Aripiprazol Haloperidol Olanzapina Risperidona Sertindol	Fluvoxamina Sertralina Paroxetina Fluoxetina	
CYP3A4	Aripiprazol Clozapina Quetiapina Risperidona Sertindol Ziprasidona	Fluoxetina Fluvoxamina Sertralina Venlafaxina Estrógenos	Carbamacepina Metilxantinas Nicotina Barbitúricos Hipérico

Farmacodinámica

Indicaciones

- Trastornos psicóticos:
    - Sintomatología positiva (típicos y atípicos).
    - Sintomatología negativa (atípicos).
- Episodios maníacos trastorno bipolar I (atípicos).
- Profiláctico trastorno bipolar.
- Depresiones psicóticas.
- Síndromes orgánicos mentales (demencias).
- Psicosis drogoinducidas o farmacoinducidas.
- Trastornos motores ((tics crónicos, Guilles de la Tourette, Huntington).
- Vómitos (antieméticos).

ANTIPSICÓTICOS TÍPICOS Y ATÍPICOS

Farmacodinámica

Contraindicaciones

- Coma.
- Estupor.
- Feocromocitoma.
- Alteraciones cardiovasculares graves.
- Enfermedades cerebrovasculares.
- Depresión médula ósea.
- Epilepsia.
- Crisis tirotoxicósicas.
- Glaucoma.
- Hipertrofia prostática.

Farmacodinámica

Precauciones

- Riesgo de embolia cerebral.
- Historia de convulsiones.
- Trastornos extrapiramidales.
- Leucopenia.
- Diabetes.
- Retención urinaria.
- Hipertiroidismo.
- Insuficiencia hepática.
- Asma.
- Depresión.

Farmacodinámica

Seguridad

- Índice terapéutico medio.
- Latencia de respuesta 2-6 semanas.
- Baja toxicidad, pero con precauciones iniciales.
- Tolerabilidad efectos sedantes y extrapiramidales.
- Intoxicación. Variable según antipsicótico, pero grave y puede progresar a coma. Requiere ingreso hospitalario (lavado gástrico, intubación,…) y estrecha monitorización. No existe antídoto específico.
- Cuadro de retirada (interrupción brusca): malestar general, insomnio, síntomas extrapiramidales.
- No adictivos.

ANTIPSICÓTICOS TÍPICOS Y ATÍPICOS

Farmacodinámica

Efectos adversos

- Síndrome neuroléptico maligno
  - 0,4-2,4 %
  - 2  :1
  - 20-30 % muerte
- Hiperprolactinemia
- Trastornos extrapiramidales

Menos frecuentes antipsicóticos atípicos

- Efectos anticolinérgicos
- Efectos antiadrenérgicos
- Aumento de peso
- Disfunciones sexuales
- Efectos hematológicos (Leucopenias).

Farmacodinámica

Efectos adversos. Síndrome neuroléptico maligno

Manifestaciones clínicas

- Comienzo: 24-72 h inicio tratamiento.
- Duración: 5-15 días.
- Generales: hipertermia (40-42º), sudoración, deshidratación.
- Cardiovasculares: taquicardia, hipertensión arterial, arrítmias, reducción gasto cardíaco.
- Neurológicas: rigidez muscular, disminución conciencia, temblor, convulsiones.
- Otras: insuficiencia renal, disuria, incontinencia urinaria.

Farmacodinámica

Efectos adversos. Síndrome neuroléptico maligno

Grupos de riesgo

- Brote psicótico agudo
- Tratamiento depot
- Alcoholismo crónico
- Hombre
- Edad entre 18-40 años

Tratamiento

- Agonistas dopaminérgicos (ej., Bromocriptina) o dopamina v.e.
- Relajantes musculares periféricos (ej., Dantroleno)
- Benzodiacepinas (ej., Diacepam)

ANTIPSICÓTICOS TÍPICOS Y ATÍPICOS

Farmacodinámica

Efectos adversos. Trastornos extrapiramidales

Inicio rápido

- Parkinsonismo (30 %).
- Acatisia (inquietud motora, 75 %).
- Distonías agudas (21 %).
- Lentitud motora.

Inicio tardío

- Acatisia crónica.
- Distonías tardías.
- Discinesias tardías (orofaciales y coréicas, 10-20 %).

Más frecuentes con antipsicóticos típicos

Farmacodinámica

Efectos adversos. Trastornos extrapiramidales

Efecto adverso	Inicio	Desaparece con cese administración	Tratamiento
Parkinsonismo	5-30 días	Sí, lentamente	Anticolinérgicos
Distonía aguda	1 a 5 días	Sí, rápidamente	Anticolinérgicos Diacepam
Acatisia	5 días-3 meses	Sí, rápidamente	Anticolinérgicos Benzodiacepinas Propranolol
Discinesia tardía	Meses-años	No, puede empeorar	Sin tratamiento. Prevención

Farmacodinámica

Efectos adversos extrapiramidales. Tratamiento con antiparkinsonianos

Genérico	Comercial	Dosis (mg/día)
Biperidino	Akineton®, Akineton retard®	2-8
Prociclidina	Kemadren®	6-20
Trihexifenidilo	Artane®	2-15

Efectos adversos

- Sequedad de boca
- Visión borrosa
- Náuseas
- Retención urinaria
- Estreñimiento

ANTIPSICÓTICOS TÍPICOS Y ATÍPICOS

Farmacodinámica

Efectos adversos extrapiramidales. Tratamiento con ansiolíticos

Genérico	Comercial	Dosis (mg/día)
Propranolol	Hemangiol®, Propranolol EFG, Sumial®, Sumial retard®	10-40
Clonidina	Catapresan®	0,2-2,4

Efectos adversos

- Somnolencia
- Debilidad, cansancio
- Mareo
- Taquicardia, hipotensión
- Insomnio
- Frío en extremidades
- Estreñimiento (clonidina)
- Diarrea (propranolol)
- Aumento de peso (propranolol)

Farmacodinámica

Efectos adversos. Incremento de peso

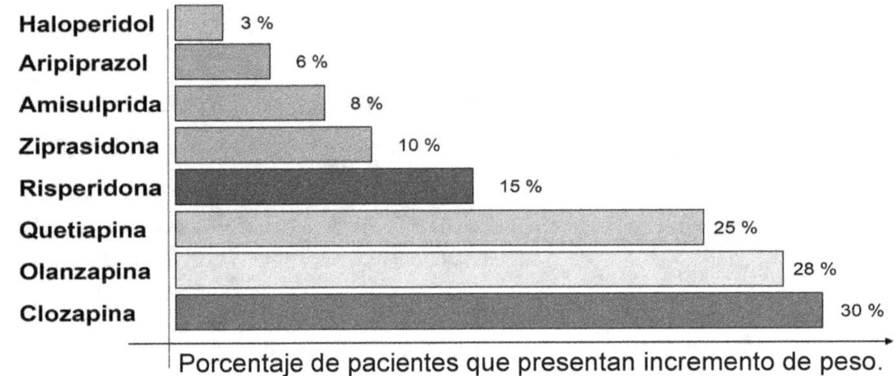

Farmacodinámica

Efectos adversos. Incremento de peso

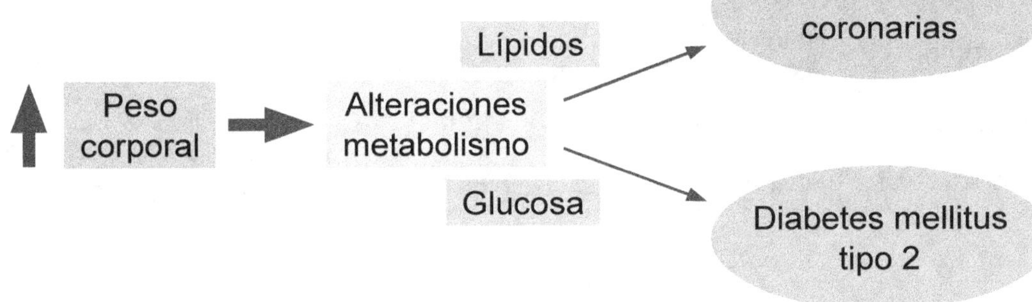

ANTIPSICÓTICOS TÍPICOS Y ATÍPICOS

Farmacodinámica

Efectos adversos. Incremento de peso

Obesidad abdominal
- Hombres (>102 cm)
- Mujeres (>88 cm)

Triacilglicéridos (≥ 150 mg/dL)

HDL Colesterol
- Hombres (< 40 mg/dL)
- Mujeres (< 50 mg/dL)

Presión arterial (≥ 130/85 mm Hg)

Glucosa en ayunas (≥ 100 mg/dL)

Síndrome metabólico*

* Se necesitan tres factores como mínimo para su diagnóstico.

Farmacodinámica

Efectos adversos: incremento de peso. Tratamiento

Genérico	Comercial	Dosis (mg/día)	Mecanismo de acción
Topiramato	Acomicil EFG, Topamax®, Topibrain®, Topiramato®	100-1400	Bloqueo de canales iónicos dependientes de voltaje
Metformina*	Avandamet®, Competact®, Dianben®, Ebymect®, Metformina EFG	500-2550	Inhibidor de la producción hepática de glucosa

* Fármaco antidiabético (mellitus tipo 2) en pacientes con sobrepeso que no logran controlar la glucemia solo con dieta y ejercicio.

Farmacodinámica

Efectos adversos. Cambio en la percepción de riesgo

Preocupaciones con antipsicóticos típicos

Preocupaciones con antipsicóticos atípicos

Efectos secundarios neurológicos

Aumento de peso

QTc

Diabetis

Aumento de peso

Dislipemias

Resistencia a la insulina

ANTIPSICÓTICOS TÍPICOS Y ATÍPICOS

Farmacodinámica

Efectos adversos hematológicos. Clozapina*

Leucopenia y agranulacitosis (1-2 %)
- Más frecuente en mujeres.
- No relación dosis.
- Analíticas periódicas.

Leucocitos: valores
- Normales 5.000-10.000/mm^3.
- Inferiores 3.500/mm^3.

Retirada de tratamiento

* Motivo de retirada del mercado (1970-1980).

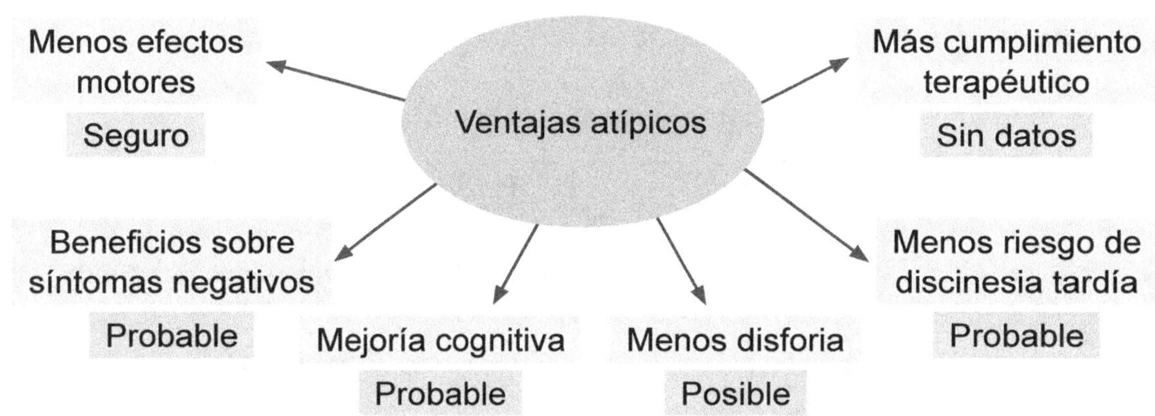

Ventajas atípicos

¿Aumento eficacia?	Sí, pero solo demostrado parcialmente
¿Menores efectos secundarios?	Sí, pero provocan otros de más complejos
¿Mejor resultado a largo plazo?	No se ha comprobado
¿Calidad de vida superior?	Resultados sin diferencias significativas
¿Coste-efectividad?	Dudas

6.5 ANTIPSICÓTICOS DE TERCERA GENERACIÓN

Agonismo parcial

$D_2/5\text{-}HT_1$

Antagonismo

$5\text{-}HT_2$

E. terapéutico → Eficacia sintomatología psicótica positiva y negativa.

E. adversos →
- Síndromes extrapiramidales.
- Hiperprolactinemia.

Mecanismo de acción

↓

Agonista parcial D2

Presináptico

Antagonista funcional
Vía mesolímbica
↓ DA

Postsináptico

Agonista funcional
Vía mesocortical
↑ DA

Antagonismo*

ALFA1 →
- Mareo.
- Disminución tensión arterial.

H1 →
- Somnolencia (sedación).
- Aumento de peso.

* Mecanismos de acción no terapéuticos, efectos adversos. Poca potencia.

ANTIPSICÓTICOS DE TERCERA GENERACIÓN

Aripiprazol. Farmacocinética

Absorción	v.o.: buena. v.i. (presentación depot mensual).
Distribución	T. máx.: 3-5 h (v.o.). >99 % fijación proteínas plasmáticas. t1/2: 75 h (metabolizadores rápidos CYP2D6). 146 h (metabolizadores lentos CYP2D6).
Metabolismo	Hepático. Sistema del citocromo P450 (CYP2D6 y CYP3A4). Metabolito activo: dehidroaripiprazol.
Excreción	Renal (30 %) y biliar (60 %).

Cariprazina. Farmacocinética

Absorción	v.o.: buena (única utilizada).
Distribución	T. máx.: 3-6 h. 94 % fijación proteínas plasmáticas. t1/2: 2-4 días.
Metabolismo	Hepático. Sistema del citocromo P450 (CYP3A4 y CYP2D2). Metabolitos activos DCAR y DDCAR (t1/2: 2-3 semanas).
Excreción	Renal (21 %) y biliar (79 %).

Farmacodinámica

Indicaciones

- Trastornos psicóticos:
  - Sintomatología positiva y negativa.
- Episodios maníacos trastorno bipolar I.
- Profiláctico trastorno bipolar.
- Depresiones psicóticas.
- Depresiones resistentes.
- Psicosis drogoinducidas o farmacoinducidas.

ANTIPSICÓTICOS DE TERCERA GENERACIÓN

Farmacodinámica

Contraindicaciones

- Demencia.
- Rash, prurito, urticaria.
- Angiodema.

Precauciones

- Trastornos extrapiramidales.
- Alteraciones cardiovasculares.
- Epilepsia.
- Hipotensión o hipertensión.
- Hiperglucemia, diabetes.
- Enfermedad cerebrovascular.
- Disfagia.

Farmacodinámica

Seguridad

- Índice terapéutico medio.
- Baja toxicidad con precauciones iniciales.
- Intoxicación. Síntomas extrapiramidales, sedación y pérdida de conocimiento transitoria. Requiere ingreso hospitalario, vigilancia y tratamiento sintomático.
- Cuadro de retirada (interrupción brusca): Síntomas que motivaron su administración, temblores y ansiedad. Poca información recabada dada su reciente comercialización.
- No adictivos. Vigilancia aparición juego patológico (aripiprazol).

Efectos adversos

- Insomnio e inquietud.
- Cefalea.
- Mareos.
- Náuseas, vómitos.
- Dispepsia.
- Acatisia.
- Visión borrosa.
- Estreñimiento (aripiprazol).
- Diarrea (cariprazina).

Frecuentes

Poco frecuentes

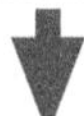

- Taquicardia.
- Hipotensión ortostática.
- Temblores.
- Visión borrosa.
- Astenia.
- Somnolencia, sedación.
- Visión doble.
- Aumento de peso.
- Aumento colesterol y/o triglicéridos.

ANTIPSICÓTICOS DE TERCERA GENERACIÓN

Genérico	Comercial	Dosis (mg/día)
Aripiprazol	Abilify®*, Adexil EFG, Apaloz EFG, Aripiprazol EFG, Arizol EFG, Arizol Flas EFG,	10-30
	Abilify Maintena®**	300-400/mes
Cariprazina	Reagila®	1,5-6

* Presentaciones: oral (comprimidos / comprimidos bucodispersables, solución) e intramuscular diaria.
** Presentación de liberación prolongada.

	E. terapéuticos / E. adversos											E. adversos			
Acción / Fármaco	D1	D2*	D3*	D4	5-HT1*	5-HT2	5-HT3	5-HT6	5-HT7	IRS	IRN	α1	α2	H1	M1
Aripiprazol															
Cariprazina															

* Agonismo parcial.

6.6 Mecanismos de acción en estudio

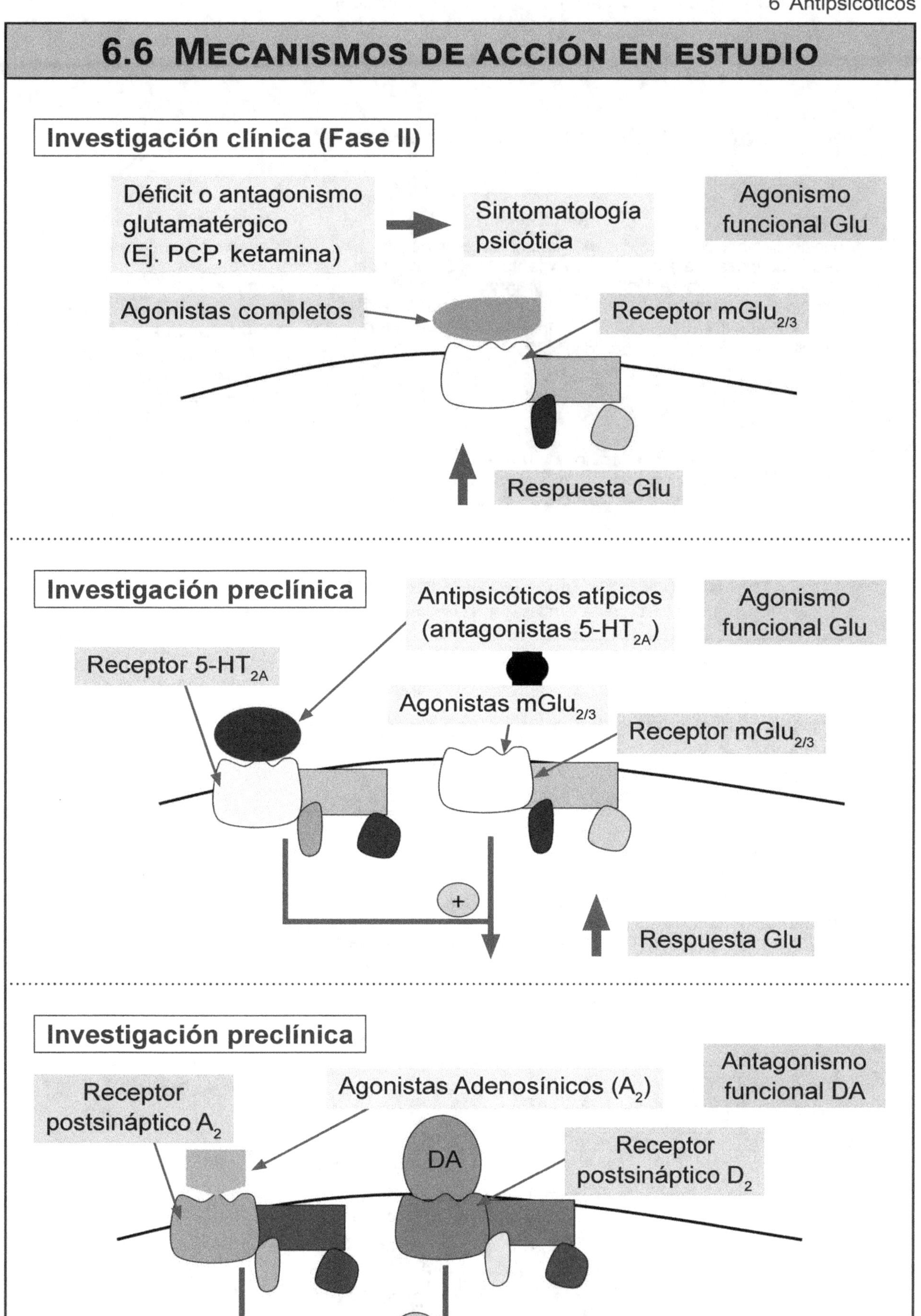

6.7 ANTIPSICÓTICOS. GUÍA PRESCRIPCIÓN

Elección de tratamiento: criterios generales

Primera línea
- Antipsicótico atípico (distinto de clozapina*), en administración v.i (liberación sostenida) ante riesgo de incumplimiento de tratamiento.

Segunda línea
- Antipsicóticos clásicos, excepto si el episodio es muy agudo y se precisa una acción rápida, o existe comorbilidad orgánica o edad.

Tercera línea
- Cambio de antipsicótico (no respuesta en dos semanas).
- Clozapina (sin respuesta en 4-6 semanas).
- Añadir litio o valproato u otro antipsicótico, antidepresivo, benzodiacepinas o TEC.

* Excepto si el episodio cursa con conducta violenta o autoagresiva o ideas de suicidio persistentes

Episodio psicótico (exarcebación esquizofrenia)

Valorar respuesta previa a tratamientos anteriores y el perfil de efectos adversos.

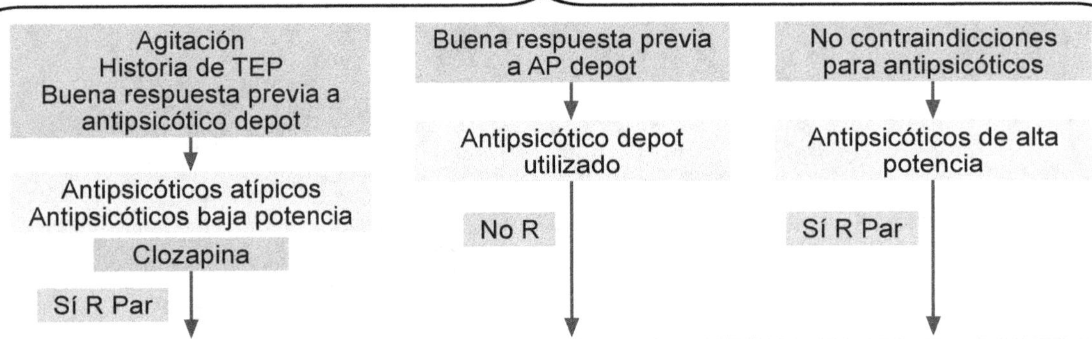

Primer episodio psicótico (esquizofrenia)

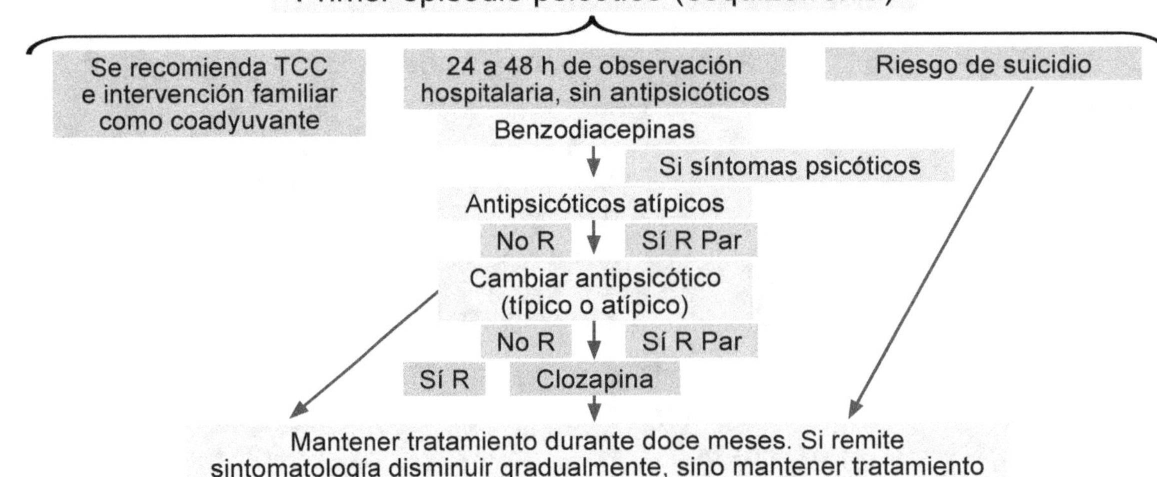

ANTIPSICÓTICOS. GUÍA PRESCRIPCIÓN

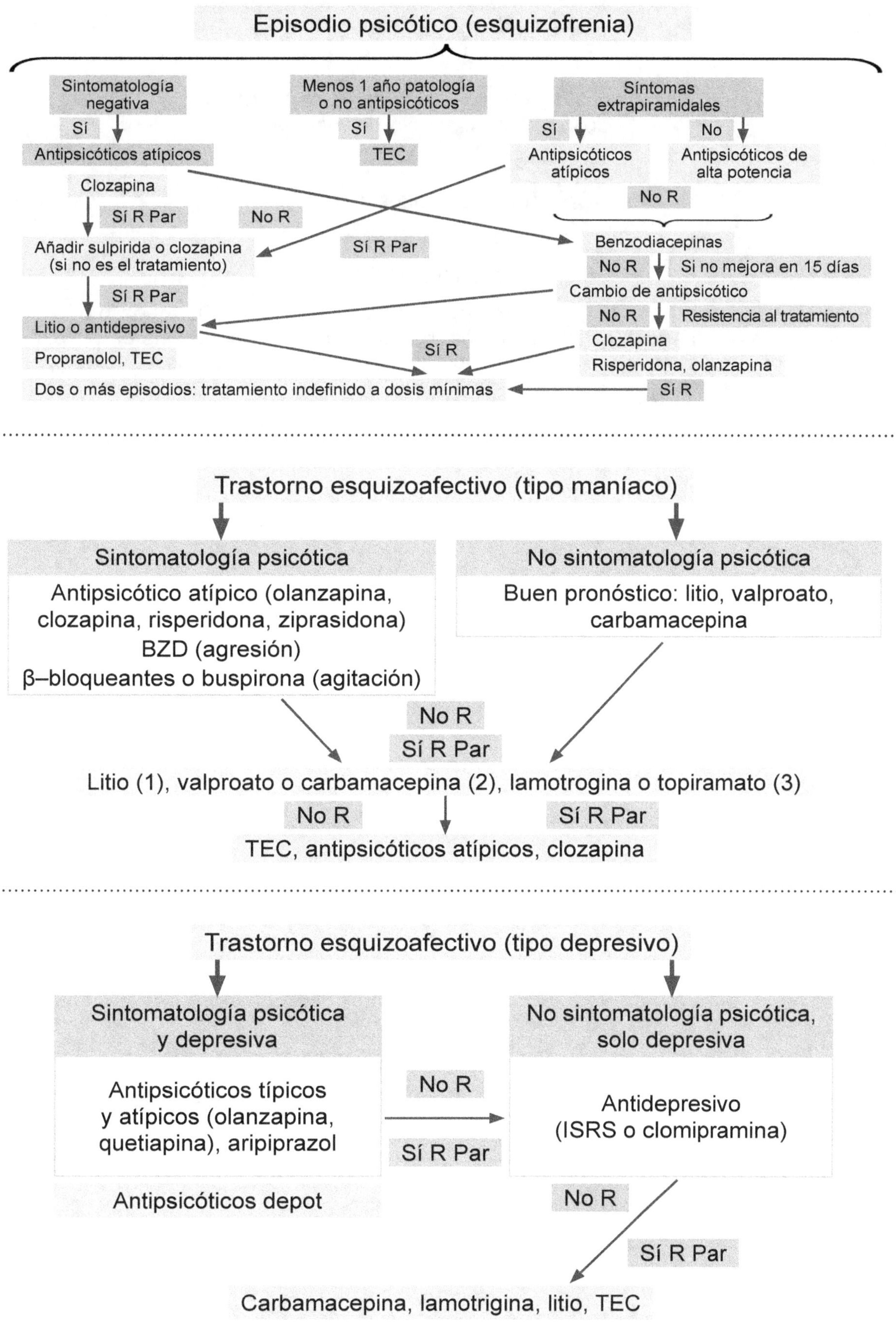

Episodio psicótico (esquizofrenia)

Sintomatología negativa
- Sí → Antipsicóticos atípicos
  - Clozapina
    - Sí R Par / No R
  - Añadir sulpirida o clozapina (si no es el tratamiento)
    - Sí R Par
  - Litio o antidepresivo
  - Propranolol, TEC

Menos 1 año patología o no antipsicóticos
- Sí → TEC

Síntomas extrapiramidales
- Sí → Antipsicóticos atípicos
- No → Antipsicóticos de alta potencia
  - No R
  - Benzodiacepinas
    - No R → Si no mejora en 15 días
  - Cambio de antipsicótico
    - No R → Resistencia al tratamiento
  - Clozapina
  - Risperidona, olanzapina
    - Sí R

Sí R Par

Sí R

Dos o más episodios: tratamiento indefinido a dosis mínimas

Trastorno esquizoafectivo (tipo maníaco)

Sintomatología psicótica

Antipsicótico atípico (olanzapina, clozapina, risperidona, ziprasidona)
BZD (agresión)
β–bloqueantes o buspirona (agitación)

No sintomatología psicótica

Buen pronóstico: litio, valproato, carbamacepina

No R
Sí R Par

Litio (1), valproato o carbamacepina (2), lamotrogina o topiramato (3)

No R — Sí R Par

TEC, antipsicóticos atípicos, clozapina

Trastorno esquizoafectivo (tipo depresivo)

Sintomatología psicótica y depresiva

Antipsicóticos típicos y atípicos (olanzapina, quetiapina), aripiprazol

Antipsicóticos depot

No R
Sí R Par

No sintomatología psicótica, solo depresiva

Antidepresivo (ISRS o clomipramina)

No R

Sí R Par

Carbamacepina, lamotrigina, litio, TEC

ANTIPSICÓTICOS. GUÍA PRESCRIPCIÓN

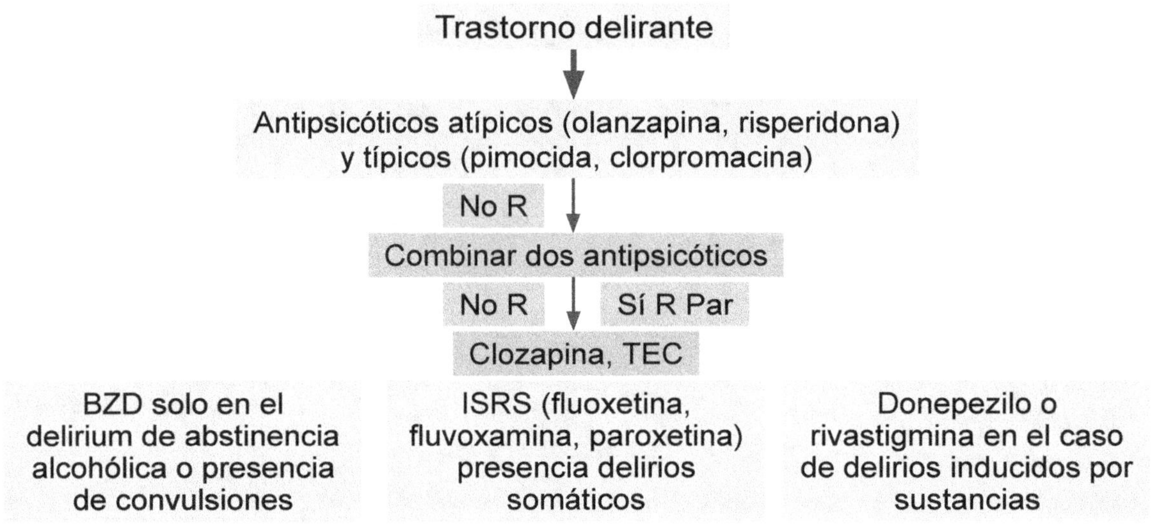

Trastorno delirante

Antipsicóticos atípicos (olanzapina, risperidona)
y típicos (pimocida, clorpromacina)

No R

Combinar dos antipsicóticos

No R — Sí R Par

Clozapina, TEC

| BZD solo en el delirium de abstinencia alcohólica o presencia de convulsiones | ISRS (fluoxetina, fluvoxamina, paroxetina) presencia delirios somáticos | Donepezilo o rivastigmina en el caso de delirios inducidos por sustancias |

7.1 Hipótesis biológica monoaminérgica y mecanismos de acción

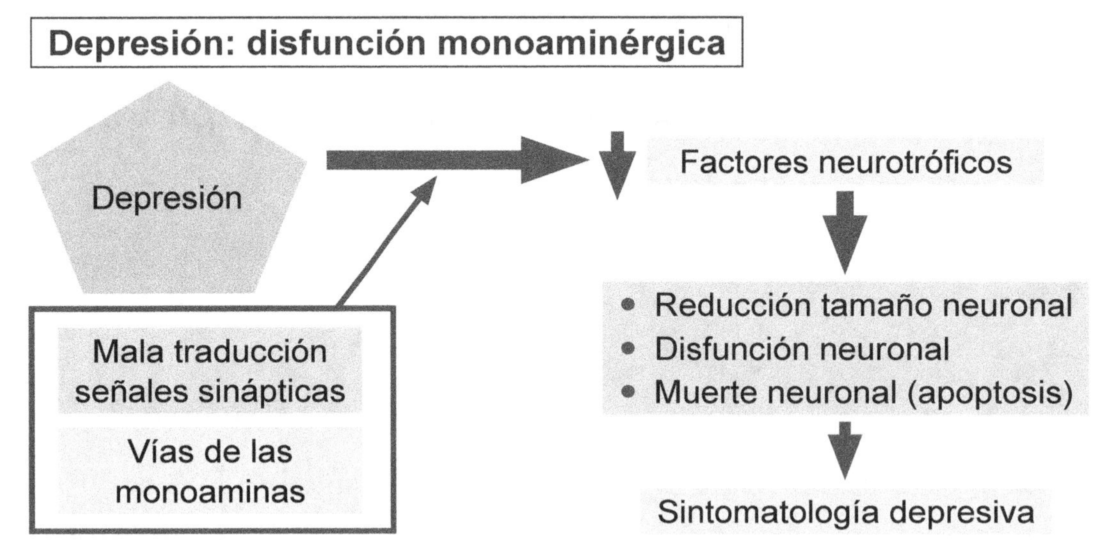

HIPÓTESIS BIOLÓGICA MONOAMINÉRGICA Y MECANISMOS DE ACCIÓN

Mecanismo de acción

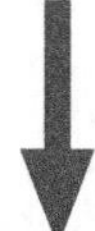

Agonistas funcionales monoaminérgicos

5-HT   NA   DA

Monoaminas y síntomas depresivos

Serotonina	• Tristeza, culpa. • Irritabilidad. • Hambres selectivas y atracones. • Ansiedad, pánico, fobia. • Obsesiones y compulsiones.
Noradrenalina	• Ánimo deprimido. • Problemas de atención y concentración. • Lentitud de pensamiento y procesamiento información. • Cansancio.
Dopamina	• Ánimo deprimido. • Fatiga. • Pérdida de interés. • Falta de motivación. • Anhedonia.

Evaluación sintomatología depresiva

- Escalas fiables y válidas para la evaluación de la presencia de síntomas y su cambio durante el tratamiento en adultos:
  - Escala de Hamilton *(Hamilton Depression Rating Scale,* HDRS).
  - Inventario de Beck *(Beck Depresion Inventory,* BDI).
  - Escala de Montgomery-Asberg *(Montgomery-Asberg Depression Rating Scale,* MADRS).
  - Escala del Centro de Estudios Epidemiológicos *(Center of Epidemiological Studies of Depression Scale,* CES–D).
- No son instrumentos diagnósticos, aunque sí de cribado.
- Útiles tanto en ensayos clínicos pre y postcomercialización como en la práctica clínica.
- Se aconseja heteroaplicación, excepto para cribado.

HIPÓTESIS BIOLÓGICA MONOAMINÉRGICA Y MECANISMOS DE ACCIÓN

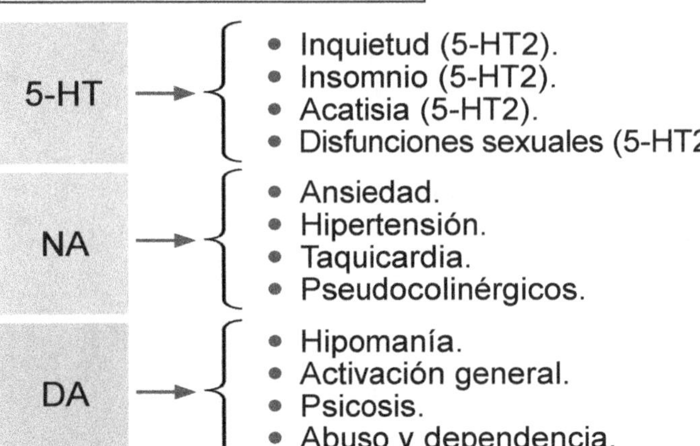

* Mecanismos de acción terapéuticos, efectos adversos.

- Efecto terapéutico demorado. Mínimo 2-4 semanas.
  - Restablecimiento alteración perfil receptorial.
  - Antidepresivos de reciente comercialización con mejoría ya a los 8-10 días. Explicable por otros mecanismos no monoaminérgicos.
- Se recomienda esperar 6-8 semanas antes de considerar el tratamiento ineficaz.
- La mejoría clínica inicial que manifiestan algunos pacientes es efecto placebo (30 %).
- Sin beneficios en individuos sanos. Pueden producir:
  - Sedación-insomnio.
  - Disminución rendimiento intelectual.
  - Disfunciones sexuales.
  - Molestias anticolinérgicas.

7.2 ANTIDEPRESIVOS TRICÍCLICOS

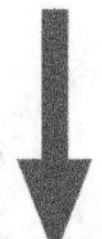

Mecanismo de acción

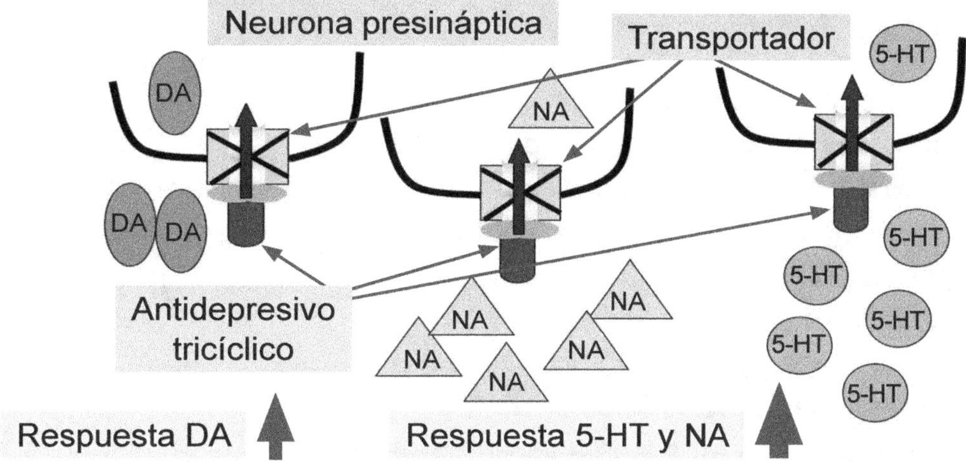

Antagonismo*

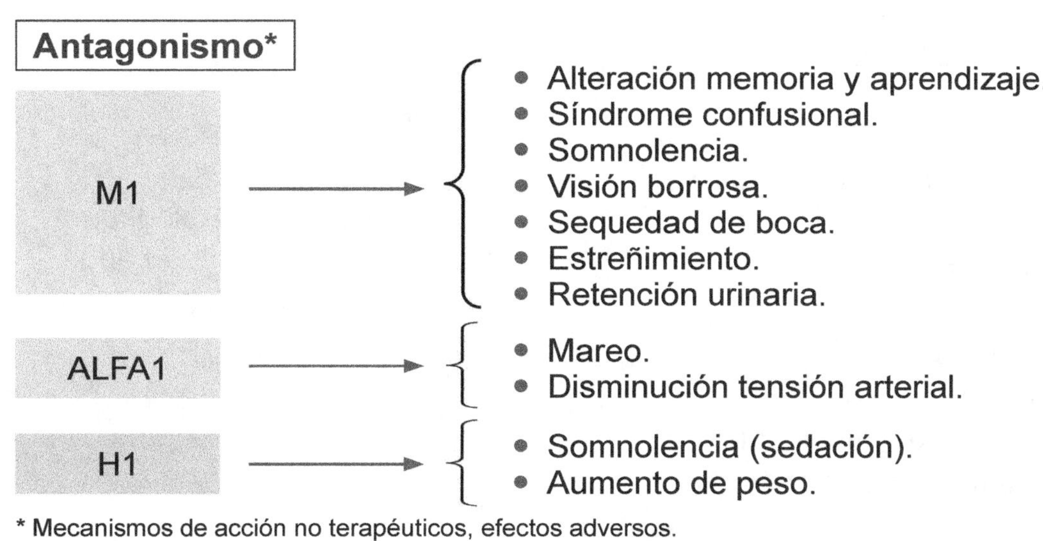

* Mecanismos de acción no terapéuticos, efectos adversos.

ANTIDEPRESIVOS TRICÍCLICOS

Farmacocinética

Absorción	v.o.: buena, pero incompleta. Grandes diferencias individuales (código genético) a dosis idéntica. Analítica para valorar incumplimiento o déficit absorción. v.e. y v.i. excepcionales (riesgo cardiovascular).
Distribución	T. máx.: 2-8 h (v.o). >90 % fijación proteínas plasmáticas. t1/2: 10-70 h.
Metabolismo	Hepático. Sistema del citocromo P450. Todos con metabolitos activos.
Excreción	Renal multifásica: mitad dosis a los 2-3 días y el resto en semanas.

Farmacodinámica

Indicaciones

- Trastorno depresivo mayor.
- Trastorno de pánico con o sin agorafobia.
- Estrés post-traumático (disminución recuerdo y pesadillas).
- Bulimia nerviosa.
- Terrores nocturnos.
- Trastorno obsesivo-compulsivo.
- Dolor neuropático y dolor crónico.
- Conductas hiperactivas / impulsivas.
- Eneuresis nocturna (dosis bajas/+ de 6 años).

Farmacodinámica

Contraindicaciones

- Infarto miocardio, cardiopatías, hipertensión.
- Hepatopatías y nefropatías.
- Glaucoma.
- Epilepsia.
- Diabetes.
- Estados toxicoconfusionales.
- Primer trimestre embarazo.

Precauciones

- Insuficiencia cardíaca.
  ECG inicial y sin patología en pacientes de más de 50 años.
- Insuficiencia hepática.
- Insuficiencia renal.

ANTIDEPRESIVOS TRICÍCLICOS

Farmacodinámica

Seguridad

- Índice terapéutico medio.
- Se recomienda comprobación fenotípica en poblaciones especiales (niños, ancianos, pacientes con otros tratamientos).
- Intoxicación grave (con ingesta de dosis de 15 días). Síndrome confusional que puede evolucionar a coma y depresión respiratoria. Requiere hospitalización.
    - Dispensación del fármaco sólo para una semana.
- Pauta tratamiento para tolerabilidad:
    - Dosis iniciales bajas (25-75 mg).
    - Aumentar 25 mg cada 24-48 h hasta la dosis terapéutica.
- Debe pautarse retirada, con disminución gradual de la dosis.
- No adictivos.

Farmacodinámica

Efectos adversos

Frecuentes	Poco frecuentes
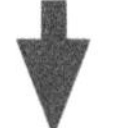	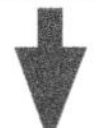
• Somnolencia	• Visión borrosa
• Mareo	• Aumento de peso
• Disgeusia	• Diarrea
• Cefalea	• Hiperhidrosis
• Sequedad de boca	• Hipotensión
• Visión borrosa	• Insomnio
• Estreñimiento	• Temblores
• Retención urinaria	• Vómitos

Genérico	Comercial	Dosis (mg/día)	Efecto
Amitriptilina	Deprelio®, Nobritol®, Tryptizol®	75-300	5-HT=NA
Clomipramina	Anafranil®	50-250	5-HT>NA
Doxepina	Sinequan®	75-300	5-HT=NA
Imipramina	Tofranil®,Tofranil pamoato®	75-300	5-HT=NA
Nortriptilina	Paxtibi®	10-200	5-HT<NA
Trimipramina	Surmontil®	50-300	5-HT<NA
Maprotilina*	Ludiomil®	25-225	5-HT<NA

* Estructura tetracíclica. Efectos farmacológicos similares a tricíclicos.

7.3 ANTIDEPRESIVOS IMAO

Mecanismo de acción

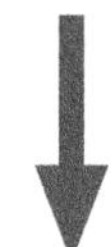

Agonistas funcionales monoaminérgicos
(inhibición enzima monoaminooxidasa)
Isoformas:
- MAO_A (NA, 5HT, DA)
- MAO_B (NA, 5HT, DA)

Mecanismo de acción

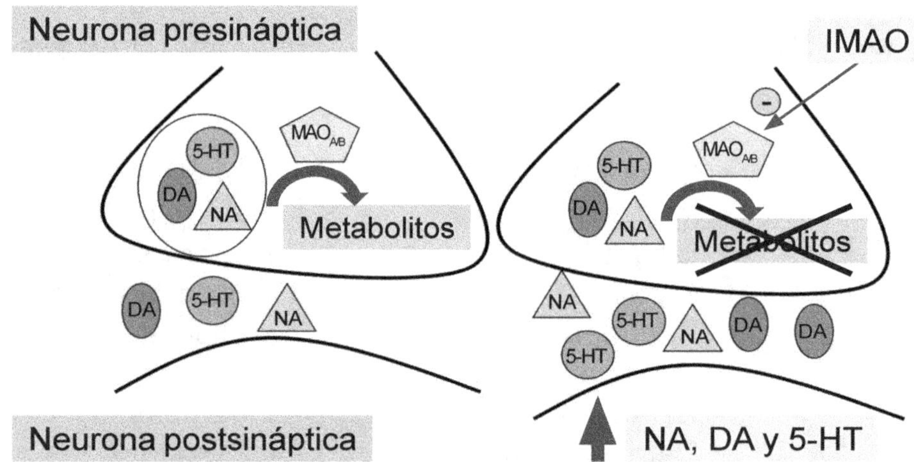

Mecanismo de acción

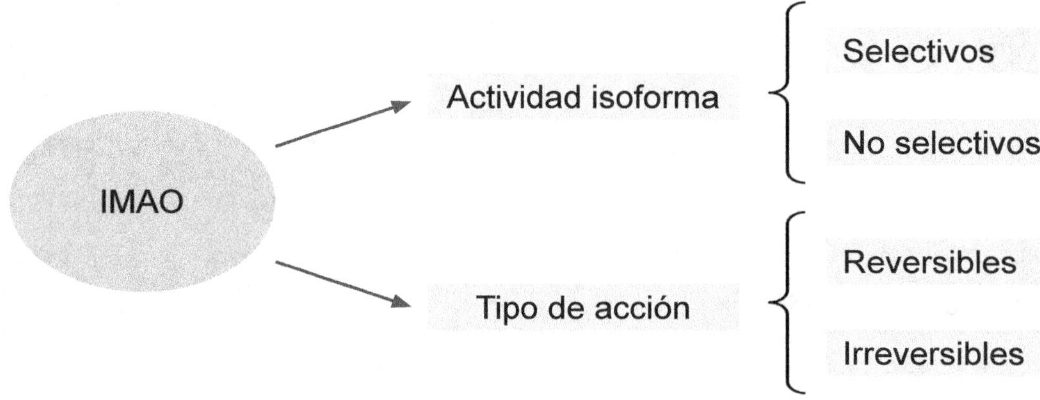

ANTIDEPRESIVOS IMAO

Antagonismo*

M1#

- Alteración memoria y aprendizaje.
- Somnolencia.
- Visión borrosa.
- Sequedad de boca.
- Estreñimiento.
- Retención urinaria.

H1

- Somnolencia (sedación).
- Aumento de peso.

* Mecanismos de acción no terapéuticos, efectos adversos.
\# Menor intensidad que antidepresivos tricíclicos.

Farmacocinética*

Absorción	v.o. buena utilizada en no selectivos y selectivos MAO_A), v.t. (selectivos MAO_B).
Distribución	T. máx.: 1-2 h. 50 % fijación proteínas plasmáticas. t1/2: 0,2-3 h.
Metabolismo	Hepático. CYP2C19, metabolitos inactivos. Proceso de acetilación rápido (24 h). Caucásicos 50 % acetiladores lentos.
Excreción	Renal: en buena parte sin modificación.

* Poco útil en los de acción irreversible.

Farmacodinámica

Indicaciones

- Trastorno depresivo mayor.* En especial con síntomas atípicos:
    - Ansioso-fóbico.
    - Histeriforme.
- Trastorno de pánico con o sin agorafobia.**
- Fobia social.**
- Trastorno obsesivo-compulsivo.**

Prescripción por posibles efectos adversos:
* Tras fracaso de otro tratamiento farmacológico antidepresivo.
** Pacientes resistentes al tratamiento con otros psicofármacos.

ANTIDEPRESIVOS IMAO

Farmacodinámica

Contraindicaciones

- Patología cardíaca, hipertensión.
- Patología cerebrovascular.
- Hepatopatías y nefropatías.
- Alcoholismo.
- Enfermedad de Parkinson.
- Diabetes.
- Primer trimestre embarazo.

Precauciones

- Menores de 18 años.
- Lactancia.

Farmacodinámica

Seguridad

- Índice terapéutico medio.
- Riesgo crisis hipertensión arterial graves. Transgresión normas dietéticas y farmacológicas. Instrucciones y recuerdo a cada visita.
  - Inhibición MAO intestinal y hepática ⟶ acumulación aminas vasopresoras exógenas (tiramina).
- Pauta tratamiento para tolerabilidad:
  - Incremento paulatino (15 mg/semana).
  - Entre 1-3 semanas aumento hasta dosis máxima.
  - Evitar administración vespertina (insomnio).
- Intoxicación grave (hospitalitzación). Efecto 12-24 h. Agitación o sedación que puede progresar a coma. Hipertermia, taquicardia, hipertensión y colapso cardiocirculatorio con riesgo de muerte.
- No adictivos (excepción tranilcipromina).

Precauciones durante el tratamiento

Dietéticas

- Quesos fermentados. Incluyendo *brie, camembert,* etc. Se acepta fresco
- Alcohol. Cerveza con y sin alcohol, vinos aromáticos y tintos. Se acepta un poco de vino blanco
- Gambas y conservas. Embutidos curados, caviar, ahumados, escabeche
- Vísceras. Hígado, patés, etc.
- Plátanos, aguacates, fresas, habas
- Frutos secos. Pasas e higos
- Sopas precocinadas y soja
- Café, té, cacao

Farmacológicas

- Anfetaminas y anorexígenos
- Anticolinérgicos
- Antihipertensivos
- Antihistamínicos
- Antiasmáticos
- Analgésicos
- Anestésicos generales y locales
- Antigripales
- Descongestivos nasales

Interacciones 2 semanas postinterrupción del tratamiento.

ANTIDEPRESIVOS IMAO

Farmacodinámica

Efectos adversos

- Visión borrosa
- Disfunción sexual
- Somnolencia
- Excitación
- Cansancio general
- Cefalea
- Hiperhidrosis
- Insomnio
- Hipotensión ortostática
- Temblores

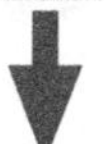

- Diarrea
- Edema periférico
- Anorexia
- Estreñimiento
- Sequedad de boca

Genérico	Comercial	Dosis (mg/día)	Mecanismo acción
Fenelcina			Irreversible no selectivo
Tranilcipromina*	Parnate®	20-60	Irreversible no selectivo
Iproniacida			Irreversible no selectivo
Clorgilina			Irreversible MAO_A
Rasagilina**	Azilect®, Rasagilina EFG	0,5-1	Irreversible MAO_B
Deprenil/ Selegilina**	Plurimen®, Selegilina EFG	5-20	Irreversible MAO_B
Moclobemida	Manerix®	300-750	Reversible MAO_A

* Efecto funcional parecido a un estimulante anfetamínico.
** Tratamiento enfermedad Parkinson (monoterapia en estadios iniciales y terapia coadyuvante en casos avanzados).

7.4 INHIBIDORES SELECTIVOS DE LA RECAPTACIÓN DE SEROTONINA (ISRS)

Mecanismo de acción

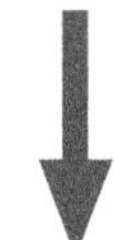

Agonistas funcionales serotoninérgicos
(Bloqueo "selectivo" bombas recaptación 5-HT)

Mecanismo de acción

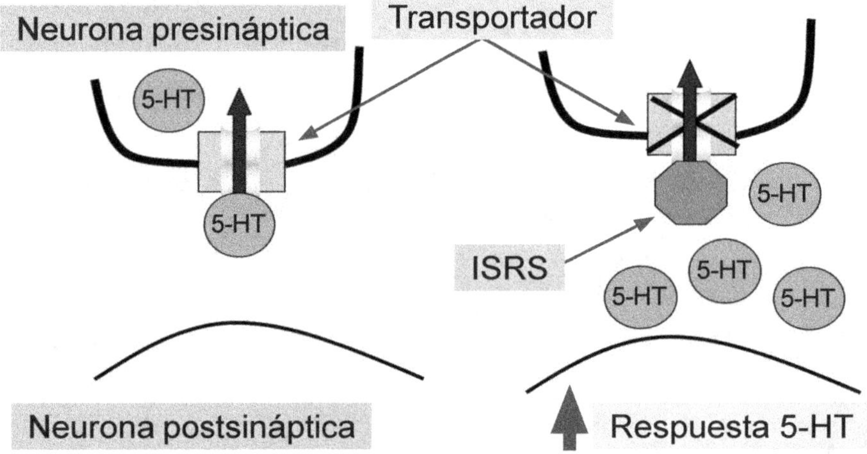

Farmacocinética

Absorción	v.o. buena (única utilizada).
Distribución	T. máx.: 2-8 h. 75-95 % fijación proteínas plasmáticas. t1/2: 15-35 h, excepto fluoxetina de 4 días.
Metabolismo	Hepático. CYP2D6, CYP3A4 y CYP2C19. Sin metabolitos activos excepto fluoxetina (norfluoxetina ⟶ t1/2 de 10 días).
Excreción	Renal.

INHIBIDORES SELECTIVOS DE LA RECAPTACIÓN DE SEROTONINA (ISRS)

Farmacodinámica

Indicaciones

- Trastorno depresivo mayor. Con dudas si existen:
  - Síntomas melancólicos.
  - Síntomas psicóticos.
- Trastorno de pánico con o sin agorafobia.
- Ansiedad generalizada.
- Estrés postraumático.
- Fobia social.
- Bulimia nerviosa.
- Trastorno obsesivo-compulsivo.
- Agresión y conducta impulsiva.
- Disforia premenstrual. Fibromialgia.
- Eyaculación precoz.

Farmacodinámica

Contraindicaciones

- Ideas de suicidio.
- Hipomanía.
- Trastorno bipolar.
- Diabetes.
- Epilepsia.
- Hiponatremia.
- Hipovolemia.
- Deseo sexual inhibido.

Farmacodinámica

Seguridad

- Índice terapéutico alto.
- Toxicidad baja y relativa seguridad con sobredosis. No se ha descrito cardiotoxicidad.
- Intoxicación. Menos grave que con tricíclicos e IMAO y aparece por interacciones medicamentosas o existencia de patologías médicas graves. Cuadro de:
  - Somnolencia, síndrome confusional, convulsiones.
- No potencian efectos de alcohol, sedantes, anticolinérgicos y antihistamínicos.
- No adictivos.

INHIBIDORES SELECTIVOS DE LA RECAPTACIÓN DE SEROTONINA (ISRS)

Farmacodinámica

Efectos adversos

Frecuentes

- Nerviosismo
- Diarrea
- Somnolencia
- Sudoración
- Cefalea
- Náuseas
- Disfunción sexual
- Insomnio

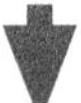

Poco frecuentes

- Dolor abdominal
- Pérdida del hambre
- Aumento del hambre
- Estreñimiento
- Visión borrosa
- Artralgia
- Mialgia
- Temblores
- Taquiarritmias

Genérico	Comercial	Dosis (mg/día)
Citalopram	Citalopram EFG, Prisdal®, Relapaz®, Seropram®	20-60
Escitalopram	Cipralex®, Escitalopram EFG, Esertia®	10-40
Fluoxetina	Adofen®, Fluoxetina EFG, Luramon®, Prozac®, Reneuron®	20-80
	Formulación semanal*: Prozac®	90
Fluvoxamina	Dumirox®, Fluvoxamina EFG	50-300
Paroxetina	Daparox®, Frosinor®, Motivan®, Paroxetina EFG, Seroxat®, Zuria®	20-50
Sertralina	Altisben®, Aremis®, Besitran®, Sertralina EFG	50-200
Vilazodona**	Viibryd®	

* Por t1/2 genérico + metabolito activo. Útil para mejorar el cumplimiento y en fase de mantenimiento.
** ISRS y agonista parcial 5-HT1A. Mejor perfil secundarismos, no comercializado en estado español.

Elección ISRS según perfil farmacológico

Indicaciones / Población especial	Genérico
• Ancianos • Trastorno de pánico con o sin depresión	Citalopram Escitalopram Sertralina
• Impulsividad y agresividad • Bulimia nerviosa con o sin depresión • Incumplimiento posología	Fluoxetina
• Depresión resistente • Trastorno bipolar	Fluoxetina + antipsicótico o regulador
• Deshabituación TUS de alcohol y otros TUS • Depresión en TUS de alcohol y otros TUS	Citalopram Escitalopram
• TAG, trastorno de pánico y fobia social con o sin depresión	Paroxetina
• Depresión / insomnio	Escitalopram Fluvoxamina

7.5 Inhibidores Recaptación Noradrenalina (IRN)

Mecanismo de acción
(Reboxetina)

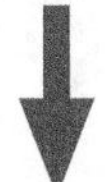

Agonistas funcionales noradrenérgicos
(Bloqueo selectivo bombas recaptación NA)

Mecanismo de acción

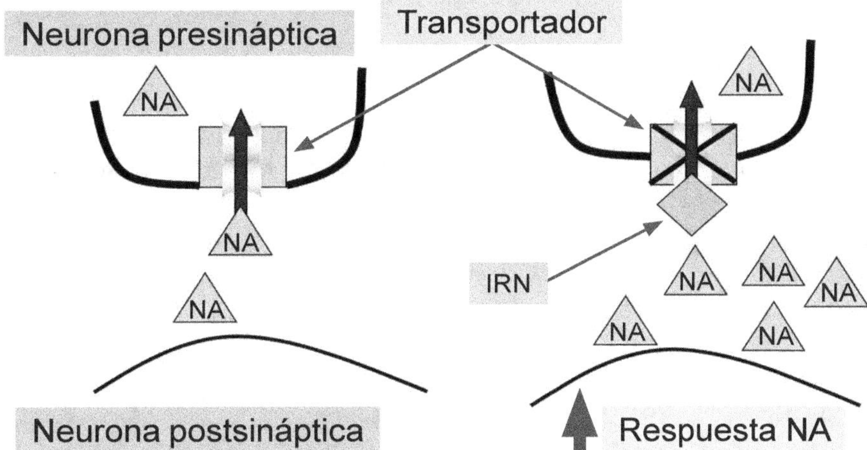

Reboxetina. Farmacocinética

Absorción	v.o. buena (única utilizada).
Distribución	T. máx.: 2 h. 97 % fijación proteínas plasmáticas. t1/2: 12-16 h.
Metabolismo	Hepático. CYP3A4. Metabolitos inactivos. Inhibidor enzimático CYP2D6 y CYP3A4 (a dosis altas).
Excreción	Renal (78 %) y biliar (minoritaria).

INHIBIDORES RECAPTACIÓN NORADRENALINA (IRN)

Reboxetina. Farmacodinámica

Indicaciones

- Trastorno depresivo mayor.
- No aprobada para TDAH (opción si otros mejores no se toleran).

Contraindicaciones

- Alteraciones presión arterial.
- Glaucoma.
- Convulsiones.
- Trastorno bipolar.
- Ideas suicidas.

Precauciones

- Insuficiencia hepática.
- Insuficiencia renal.
- Problemas urinarios y tratamiento diurético.
- Ancianos (dosis menores).

Reboxetina. Farmacodinámica

Seguridad

- Índice terapéutico alto.
- Instauración gradual dosis para mejorar tolerabilidad.
- Mejora el funcionamiento social y laboral de forma específica y superior a los ISRS.
- Sin efectos sedantes.
- Intoxicación:
  - Hipotensión ortostática.
  - Hipertensión arterial.
  - Ansiedad.
  - Convulsiones.
- No adictivo.

Reboxetina. Farmacodinámica

Efectos adversos

- Insomnio
- Mareo
- Sequedad de boca
- Cefalea
- Anorexia
- Estreñimiento

Frecuentes

Poco frecuentes

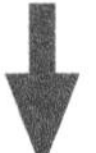

- Taquicardia
- Hipotensión ortostática
- Retención urinaria
- Sudoración
- Disuria
- Vértigo
- Disfunción eréctil
- Impotencia

INHIBIDORES RECAPTACIÓN NORADRENALINA (IRN)

Genérico	Comercial	Dosis (mg/día)
Reboxetina*	Irenor®, Norebox®	4-12

Iniciar el tratamiento a dosis mínimas (2 mg dos veces al día) para mejorar tolerabilidad.

La posología de inicio de tratamiento es la que se aconseja manejar en ancianos.

7.6 INHIBIDORES DUALES. IRSN E IRND

Mecanismo de acción

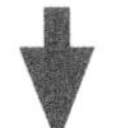

Agonistas funcionales monoaminas

Desvenlafaxina
Duloxetina
Venlafaxina

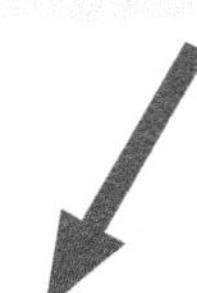

Bupropión

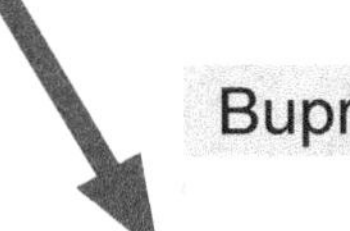

IRSN
Inhibición recaptación
5-HT y NA

IRND
Inhibición recaptación
NA y DA

IRSN: Mecanismo de acción

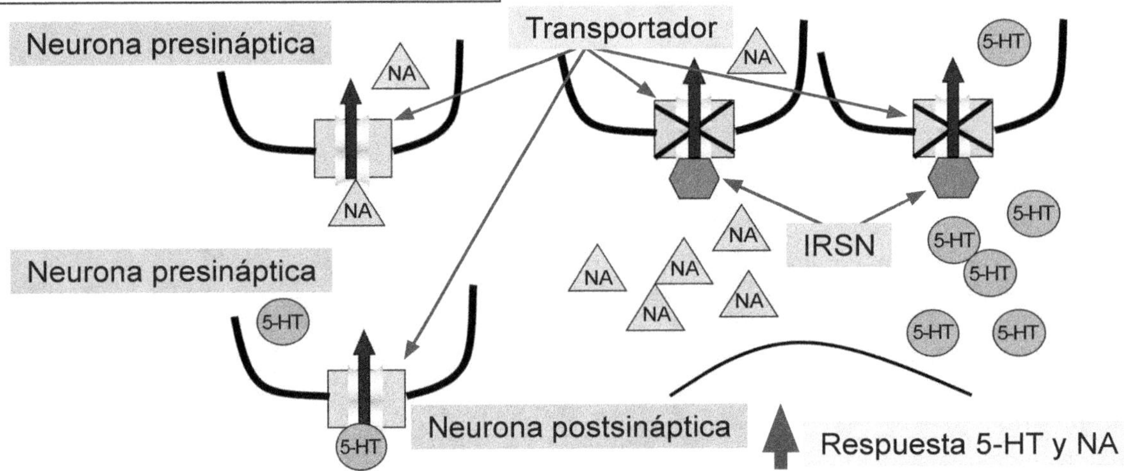

Desvenlafaxina. Farmacocinética

Absorción	v.o. buena (única utilizada), comprimidos liberación prolongada.
Distribución	T. máx.: 7,5 h. 30 % fijación proteínas plasmáticas. t1/2: 10-12 h.
Metabolismo	Hepático. Conjugación con O-glucurónido (mayoritario) y CYP3A4. Inhibiciones enzimáticas irrelevantes.
Excreción	Renal (45 % inalterada).

INHIBIDORES DUALES. IRSN E IRND

Duloxetina. Farmacocinética

Absorción	v.o. buena (única utilizada). Los alimentos la disminuyen un 11 %.
Distribución	T. máx.: 6 h. >90 % fijación proteínas plasmáticas. t1/2: 8-17 h.
Metabolismo	Hepático. CYP2D6 y CYP1A2. Metabolitos inactivos.
Excreción	Renal (80 %) y biliar (20 %).

Venlafaxina. Farmacocinética

Absorción	v.o. buena (única utilizada), con presentación retard.
Distribución	T. máx.: 2-2,5 h. 30 % fijación proteínas plasmáticas. t1/2: 6-8 h.
Metabolismo	Hepático. CYP2D6. Metabolito activo: desmetilvenlafaxina (t1/2 de 11 h). Inhibidor enzimático CYP2D6.
Excreción	Renal (>87 %).

IRND: mecanismo de acción

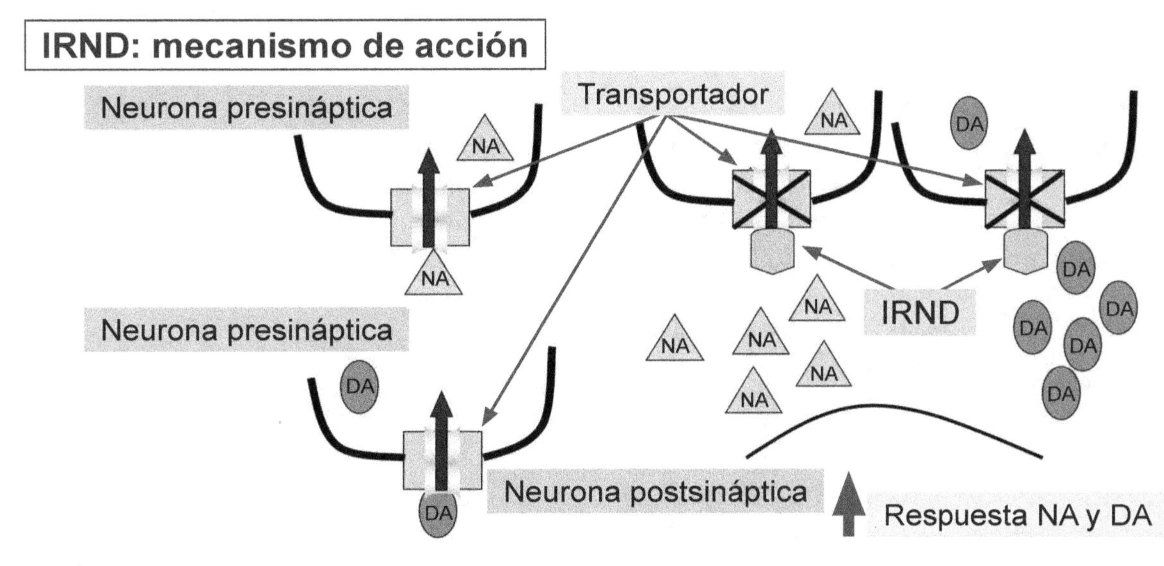

INHIBIDORES DUALES. IRSN E IRND

Bupropión. Farmacocinética

Absorción	v.o. buena (única utilizada).
Distribución	T. máx.: 2-3 h. 80 % fijación proteínas plasmáticas. t1/2: Bifásica. 30 % (6 h); 70 % (14 h).
Metabolismo	Hepático. CYP2B6, CYP1A2, CYP2A6, CYP2C9, CYP3A4 y CYP2E1. Principal metabolito activo: hidroxibupropión. Inhibidor enzimático CYP2D6.
Excreción	Renal.

Indicaciones

- Trastorno depresivo mayor.
- Trastorno ansiedad generalizada, fobia social, trastorno de pánico con o sin agorafobia (IRSN).
- Neuropatía diabética dolorosa (duloxetina).
- Incontinencia urinaria de esfuerzo (duloxetina).
- Desintoxicación tabáquica (bupropión).

Contraindicaciones

- Glaucoma.
- Trastornos de la conducta alimentaria.
- Ideas de suicidio.
- Alteraciones cardíacas, hipertensión no controlada.
- Antecedentes de manía, diagnóstico de trastorno bipolar y/o convulsiones.
- Trastornos adictivos (bupropión).

Seguridad

- Índice terapéutico alto.
- Instauración gradual de la dosis para mejorar tolerabilidad.
- Intoxicación de escasa gravedad: somnolencia, taquicardia y convulsiones. Puede requerir ingreso hospitalario con vigilancia.
- Cuadro de retirada: pesadillas, parestesias, cefaleas, mareo, náuseas, vómitos, irritabilidad.
- IRSN constituyen una alternativa a los antidepresivos tricíclicos:
    - Eficacia parecida.
    - Menos efectos adversos.
    - Menor toxicidad.
- No adictivos (excepto bupropión).

INHIBIDORES DUALES. IRSN E IRND

IRSN: farmacodinámica

Efectos adversos

Frecuentes

* Astenia, fatiga
* Hipertensión
* Náuseas, vómitos
* Estreñimiento
* Disfunción sexual
* Sequedad de boca
* Anorexia
* Alteraciones del sueño
* Sudoración
* Bostezos
* Trastorno de la acomodación (venlafaxina)

Poco frecuentes

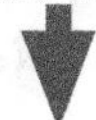

* Taquicardia
* Erupciones cutáneas
* Agitación conductual
* Hipotensión ortostática
* Hiponatremia
* Sangrado mucosas
* Alopecia (duloxetina)
* Fotosensibilidad (venlafaxina)

IRND: farmacodinámica

Efectos adversos

* Agitación, ansiedad
* Insomnio
* Cefalea
* Náuseas, vómitos
* Sequedad de boca
* Estreñimiento
* Dolor abdominal
* Temblores
* Alteraciones cutáneas

 Frecuentes

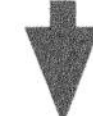 Poco frecuentes

* Arritmias, taquicardia
* Hipertensión arterial
* Hipotensión ortostática
* Fiebre
* Retención urinaria
* Artralgia, mialgia
* Anorexia
* Tics nerviosos
* Convulsiones

Genérico	Comercial	Dosis (mg/día)
IRSN Desvenlafaxina	Enzude®, Pristiq®	50-200
Duloxetina	Cymbalta®, Dulotex EFG, Xeristar®	40-120
Venlafaxina	Arafaxina retard, Dobupal®, Dobupal retard®, Vandral®, Vandral retard®, Venlabrain retard®, Venlafaxina EFG	75-300
IRND Bupropión	Bupropion EFG, Elontril®*, Quomem®**, Zyntabac®**	150-450

* Indicación antidepresiva: comprimidos liberación modificada.
** Deshabituación tabáquica: comprimidos retard.

7.7 OTROS ANTIDEPRESIVOS

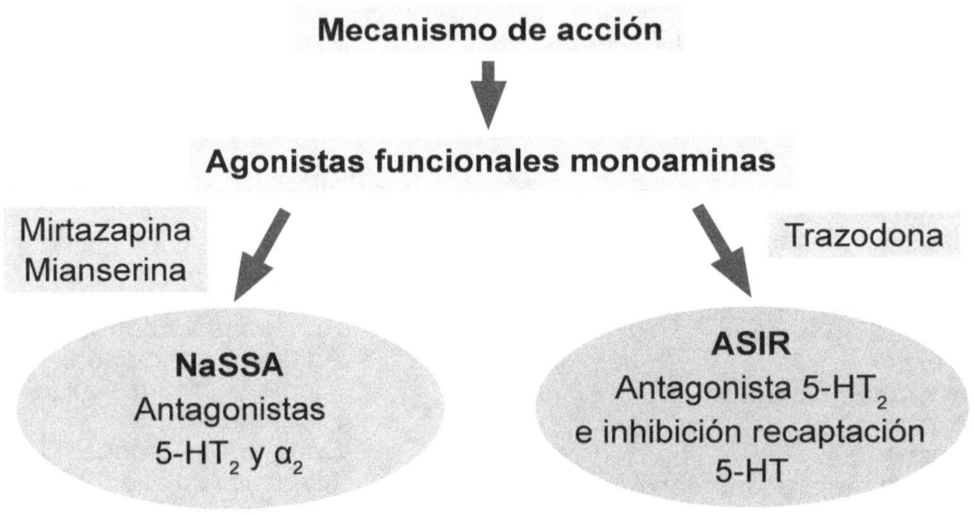

Mecanismo de acción

Agonistas funcionales monoaminas

Mirtazapina
Mianserina

Trazodona

NaSSA
Antagonistas
5-HT$_2$ y α$_2$

ASIR
Antagonista 5-HT$_2$
e inhibición recaptación
5-HT

NaSSA. Mecanismo de acción

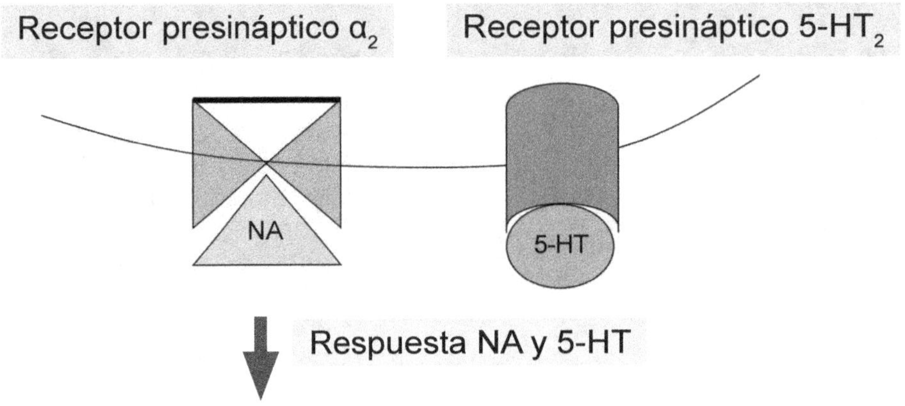

Receptor presináptico α$_2$

Receptor presináptico 5-HT$_2$

NA

5-HT

Respuesta NA y 5-HT

NaSSA. Mecanismo de acción

Receptor presináptico α$_2$

Receptor presináptico 5-HT$_2$

NA

NA

Mirtazapina
Mianserina

5-HT

5-HT

5-HT

5-HT

NA

NA

Respuesta NA y 5-HT

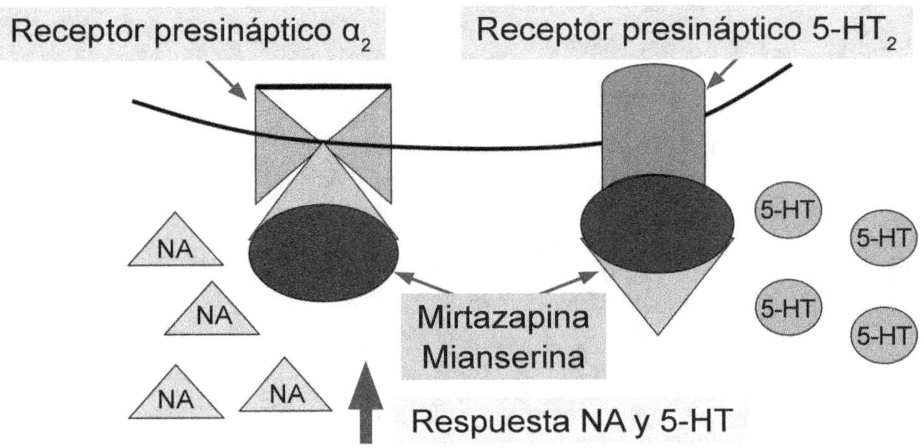

OTROS ANTIDEPRESIVOS

Mirtazapina. Farmacocinética

Absorción	v.o. buena (única utilizada). Toma única diaria recomendada por la noche.
Distribución	Biodisponibilidad: 50 %. T. máx.: 2-3 h. 85 % fijación proteínas plasmáticas. t1/2: 20-40 h.
Metabolismo	Hepático. CYP1A2, CYP2D6 y CYP3A4. Metabolito activo: 8-hidroximirtazapina.
Excreción	Renal (85 %, 4 % no transformada) y biliar (15 %).

Mianserina. Farmacocinética

Absorción	v.o. buena (única utilizada). Toma única diaria recomendada por la noche.
Distribución	Biodisponibilidad: 30-70 %. T. máx.: 2-3 h. 90 % fijación proteínas plasmáticas. t1/2: 6-40 h.
Metabolismo	Hepático. CYP1A2 y CYP2D6. Metabolitos activos: 8-hidroximianserina y n-desmetilmianserina.
Excreción	Renal (70 %) y biliar (30 %).

NaSSA. Farmacodinámica

Indicaciones

- Trastorno depresivo mayor.

Contraindicaciones

- Hipotensión.
- Convulsiones.
- Trastorno bipolar.
- Ideas suicidas.
- Neutropenia (mirtazapina).
- Insuficiencia hepática severa (mianserina).

Seguridad

- Instauración gradual dosis para mejorar tolerabilidad.
- Seguimiento periódico en personas con alteraciones cardíacas.
- Efectos sedantes, principalmente en ancianos.
- Intoxicación: maximización efectos adversos.
- No adictivos.

OTROS ANTIDEPRESIVOS

NaSSA. Farmacodinámica

Efectos adversos

- Somnolencia
- Mareo
- Estreñimiento
- Aumento de hambre y peso
- Sequedad de boca
- Convulsiones (mianserina)

Frecuentes

Poco frecuentes

- Dolor y espasmos abdominales
- Dísnea
- Agitación conductual
- Debilidad general
- Parestesias
- Hipotensión

ASIR. Mecanismo de acción

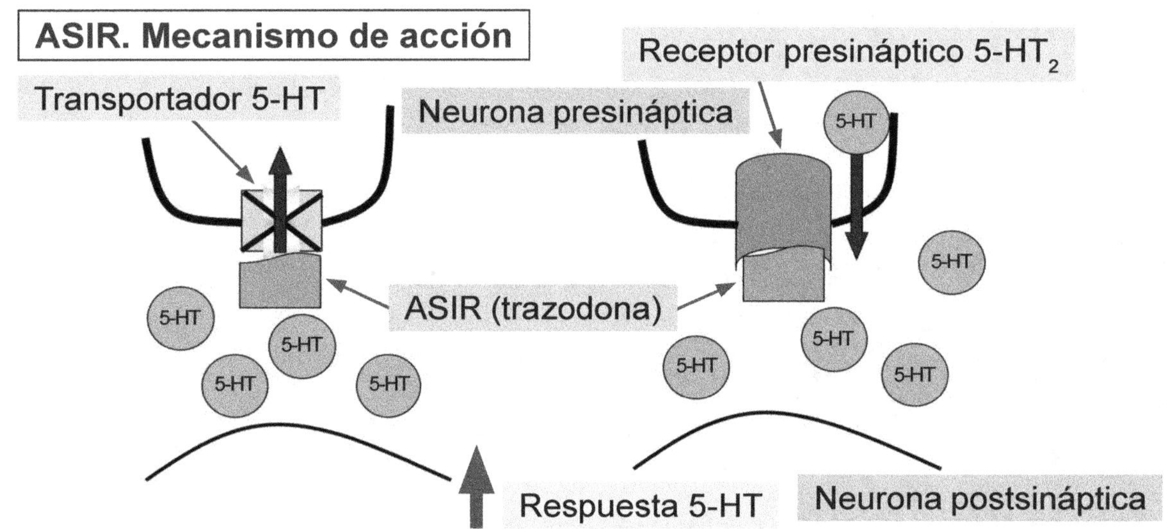

Trazodona. Farmacocinética

Absorción	v.o. rápida y completa y v.e.
Distribución	Rápida y extensa (liposoluble). T. máx.: 1 h (en ayunas) - 2 h (con comida). 90 % fijación proteínas plasmáticas. t1/2: 5-9 h.
Metabolismo	Hepático. CYP3A4 y CYP2D6. Metabolito activo: m-clorofenilpiperazina.
Excreción	Renal (75 %) y biliar (25 %).

OTROS ANTIDEPRESIVOS

Trazodona. Farmacodinámica

Indicaciones

- Trastorno depresivo mayor.
- Temblores.
- Premedicación anestésica.
- Desintoxicación drogas.
- Disfunción eréctil.
- Trastornos de ansiedad.
- Insomnio.

Contraindicaciones

- Trastornos cardíacos.
- Priapismo.
- Hipotensión.
- Convulsiones.
- Trastorno bipolar.

Seguridad

- Instauración gradual dosis para mejorar tolerabilidad.
- Efectos sedantes pronunciados.
- Intoxicación: maximización efectos adversos.
- No adictiva.

Trazodona. Farmacodinámica

Efectos adversos

- Somnolencia
- Disgeusia
- Cefalea
- Náuseas
- Vómitos
- Xerostomía

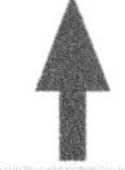

Frecuentes

Poco frecuentes

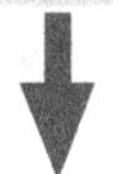

- Disfunción cognitiva
- Hepatitis
- Hipotensión
- Priapismo

Vortioxetina. Mecanismo de acción

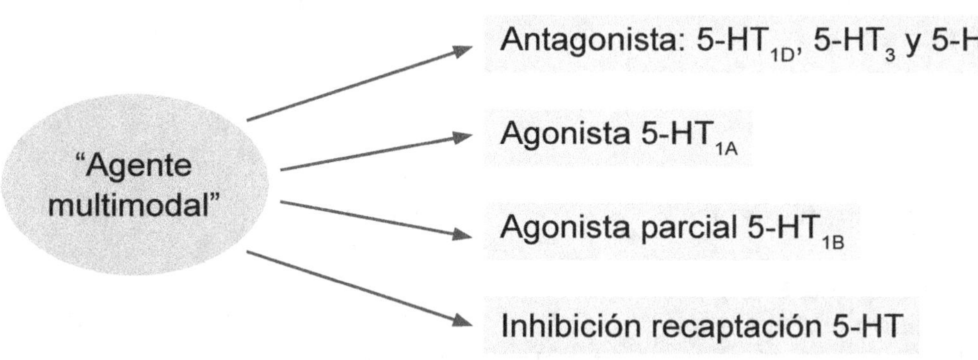

Agonista funcional serotoninérgico

OTROS ANTIDEPRESIVOS

Vortioxetina. Farmacocinética

Absorción	v.o. lenta (única disponible).
Distribución	Rápida y extensa (liposoluble). T. máx.: 7-11 h. 98 % fijación proteínas plasmáticas. t1/2: 66 h.
Metabolismo	Hepático. CYP2D6, CYP3A4 y CYP2C9. Sin metabolitos activos.
Excreción	Renal (59 %) y biliar (26 %).

Vortioxetina. Farmacodinámica

Indicaciones

- Trastorno depresivo mayor.
- Prevención recaídas trastorno depresivo.

Precauciones

- Convulsiones y epilepsia.
- Administración con otros tratamientos agonistas 5-HT.
- Embarazo y lactancia.
- Antecedentes de manía o hipomanía.

Seguridad

- Indicación solo para adultos. Iniciar tratamiento con dosis menor en pacientes de edad avanzada.
- Bien tolerada en patología renal y hepática leve-moderada.
- Intoxicación: maximización efectos adversos (información muy limitada en la actualidad).
- Posibilidad de retirada sin disminución gradual de la dosis.
- No adictiva.

Vortioxetina. Farmacodinámica

Efectos adversos

- Náuseas
- Cefalea
- Mareo
- Diarrea o estreñimiento
- Vómitos
- Sueños anormales
- Disminución del apetito
- Prurito

Poco frecuentes

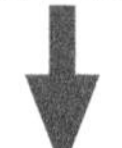

- Sudores nocturnos
- Bruxismo
- Rubefacción

Frecuentes

Otros antidepresivos

Mecanismo de acción (agomelatina)

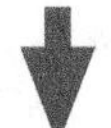

Agonista funcional serotoninérgico y melatoninérgico

Presináptico  Postsináptico 

Antagonista
receptor 5-HT$_{2C}$

Agonista receptores
ML1 y ML2*

* Denominado también antidepresivo «cronobiológico» (hipnótico y sincronizador ritmicidad circadiana).

Agomelatina. Mecanismo de acción

Receptor presináptico 5-HT$_{2C}$

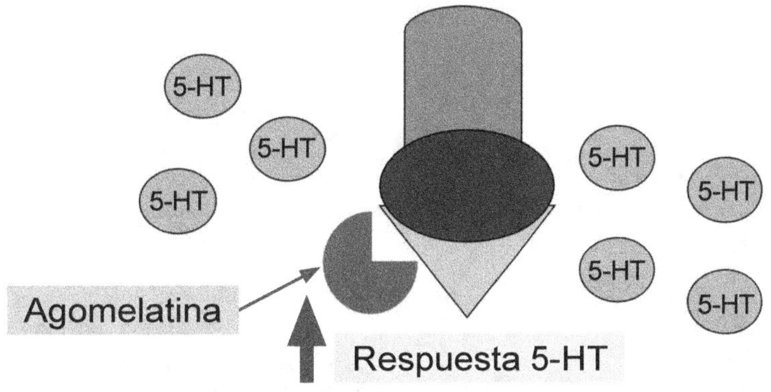

Agomelatina. Mecanismo de acción

Receptores postsinápticos ML1 y ML2

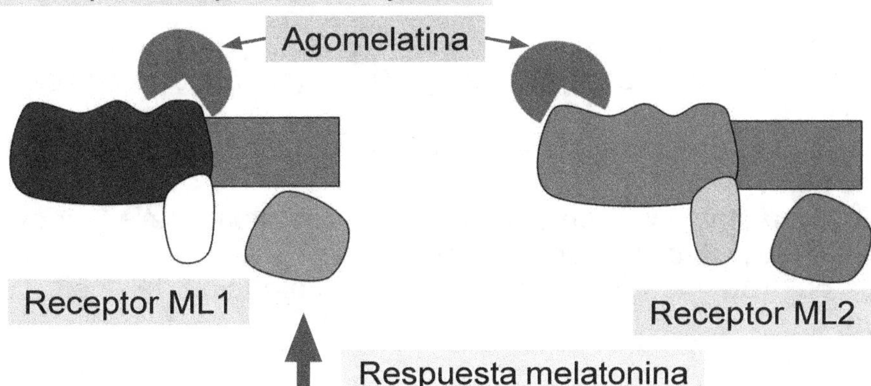

OTROS ANTIDEPRESIVOS

Agomelatina. Farmacocinética

Absorción	v.o. buena y rápida (única utilizada). Administración antes de acostarse.
Distribución	T. máx.: 1-2 h. 95 % fijación proteínas plasmáticas. t1/2: 1-2 h.
Metabolismo	Hepático. CYP1A2 (90 %), CYP2C9 y CYP2C19 (10 %). Metabolitos inactivos.
Excreción	Renal (80 %).

Agomelatina. Farmacodinámica

Indicaciones

- Trastorno depresivo mayor.

Contraindicaciones

- Cirrosis.
- Enfermedad hepática activa.

Precauciones*

- Niños y adolescentes.
- Edad avanzada (≥ 65 años).
- Embarazo y lactancia.
- Tratamiento con estrógenos.
- Insuficiencia renal.
- Hipomanía/manía.
- Pensamientos suicidas.

* En todos los casos sin datos negativos, pero con insuficiente evidencia.

Agomelatina. Farmacodinámica

Seguridad

- Índice terapéutico alto.
- Dosis comercializadas: 25 mg (inicial) y 50 mg (sin mejoría clínica tras 15 días de tratamiento).
- Desaconsejada la prescripción en pacientes con consumo de elevadas cantidades de alcohol.
- Intoxicación: maximización efectos adversos (cefalea, mareo, sequedad de boca, náuseas, diarrea y somnolencia).
- La retirada del tratamiento no requiere una disminución de dosis progresiva.
- No adictiva.

OTROS ANTIDEPRESIVOS

Agomelatina. Farmacodinámica

Efectos adversos

Frecuentes

- Cefalea
- Náuseas
- Mareo
- Diarrea
- Sequedad de boca
- Somnolencia, insomnio
- Fatiga

Poco frecuentes

- Dolor abdominal
- Parestesia
- Visión borrosa
- Eczema
- Aumento transaminasas séricas*

* Analíticas función hepática basal y a las 3, 6, 12 y 24 semanas. No iniciar tratamiento o interrumpirlo si las transaminasas sobrepasan tres veces el límite superior del rango normal.

Genérico	Comercial	Dosis (mg/día)
NaSSA Mianserina	Lantanon®	30-200
Mirtazapina	Afloyan®, Mirpik EFG, Mirtazapina EFG, Rexer®, Rexer Flas®	15-45
ASIR Trazodona*	Depraser®, Deprax EFG, Suxatrin EFG, Trazodona EFG	150-600
Multimodal Vortioxetina	Brintellix®	5-20
Cronobiológico Agomelatina	Aglonex®, Agomelatina EFG, Thymanax®, Valdoxan®	25 y 50

* Efectividad sedante en demencia (síntomas de agitación, labilidad, psicosis). Mirtazapina en estudio esta indicación.
Flas: presentaciones bucodispersables.

7.8 Más allá de las monoaminas. Tianeptina

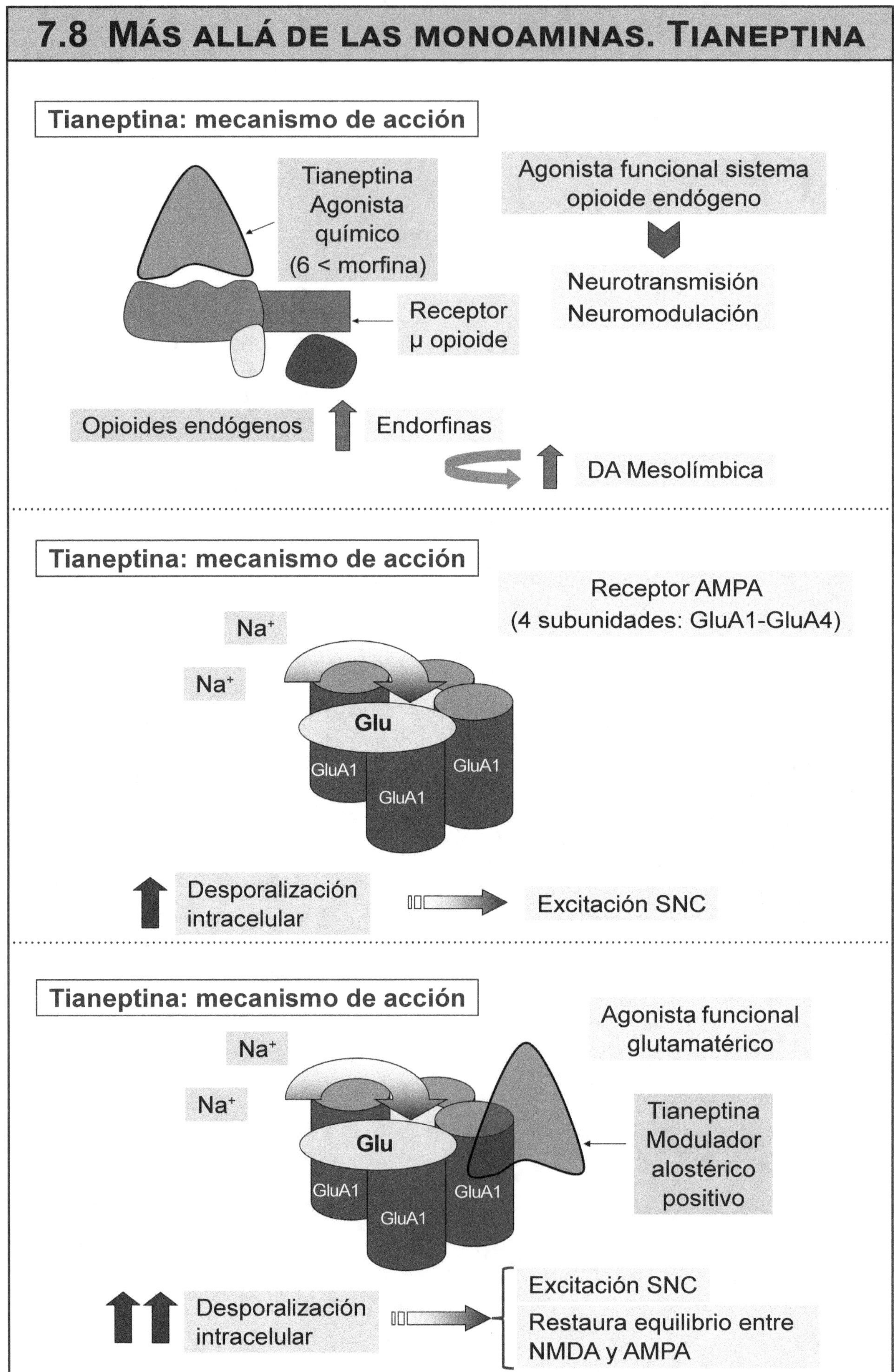

MÁS ALLÁ DE LAS MONOAMINAS. TIANEPTINA

Tianeptina. Farmacocinética

Absorción	v.o. (única disponible). Antes de la comida.
Distribución	Rápida y extensa (liposoluble). Biodisponibilidad: 99 %. T. máx.: 0,5 h. 95 % fijación proteínas plasmáticas. t1/2: 2,5-3 h adultos, 4-9 h ancianos.
Metabolismo	Hepático. No citocromo P450, β-oxidación y N-desmetilación. Metabolito activo (MC5) con t1/2 de 7,6 h (en ancianos se alarga).
Excreción	Renal (65 %) y biliar (15 %).

Tianeptina. Farmacocinética

Indicaciones

- Trastorno depresivo mayor.
  Eficaz con comorbilidad de:

  - Epilepsia (primera línea).
  - Ansiedad.
  - Síntomas somáticos (digestivos).
  - Parkinson.
  - Estrés post-traumático.

  Respuesta en pacientes resistentes a ISRS.

Contraindicaciones

- Embarazo y lactancia.
- Coadministración IMAO no selectivo.

Precauciones

- Insuficiencia renal.
- Insuficiencia hepática.
- Antecedentes TUS.
- Antecedentes de manía.

Tianeptina. Farmacocinética

Seguridad

- Índice terapéutico alto.
- Indicación solo para adultos, sin datos en menores de 18 años.
- Facilidad de manejo en pacientes polimedicados.
- En ancianos con depresión y enfermedad neurológica (Alzheimer, Parkinson) eficaz y bien tolerado. Sin afectación de la alerta y ciertos beneficiosos sobre la cognición.
- Intoxicación a dosis muy elevadas (nauseas, vómitos, mareos, somnolencia). Ingreso con lavado gástrico y apoyo sintomático.
- Pauta de retirada con reducción gradual de dosis (7-14 días).
- Potencial adictivo, pero bajo.

MÁS ALLÁ DE LAS MONOAMINAS. TIANEPTINA

Tianeptina. Farmacocinética

Efectos adversos

Frecuentes

- Sequedad de boca
- Dolor de cabeza
- Estreñimiento
- Insomnio y pesadillas
- Somnolencia
- Mareo
- Dolor abdominal
- Aumento de peso
- Náuseas

Poco frecuentes

- Flatulencias y gastralgia
- Visión borrrosa
- Sabor amargo
- Hiponatremia*
- Hipotensión ortostática
- Palpitaciones

* Mayoría en ancianos.

Genérico	Comercial	Dosis (mg/día)
Tianeptina	Zinosal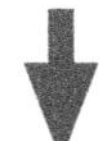®	12,5-37,5

Posología:

- Adultos 3 tomas al día de 12,5 mg.
- Ancianos (≥70 años) reducir a 2 tomas al día.

7.9 FITOTERAPIA

Hipérico. Farmacodinámica

Indicaciones

- Trastorno depresivo mayor leve y moderado.
  Reducción Hamilton similar a imipramina, ISRS, venlafaxina.
- Ansiedad.
- Terrores nocturnos.
- Enuresis nocturna en niños.
- Síndrome premenstrual.
- Trastornos neurovegetativos menopausia.

- Efecto a los 10-14 días de tratamiento
- Cambio de tratamiento si en 4-6 semanas no hay mejoría significativa

Hipérico. Farmacodinámica

Principios activos

- Hipericina. Potencia unión receptores $GABA_A$ y $5\text{-}HT_1$.
- Hiperforina. Inhibición recaptación 5HT, NA, DA y GABA.
- Flavanoides. Inhibición de la COMT.

Contraindicaciones

- Embarazo y lactancia (ausencia de datos).
- Trastorno bipolar (episodios maníacos).
- Fotosensibilidad.
- VIH.

Hipérico. Farmacodinámica

Efectos adversos

- Trastornos gastrointestinales
- Prurito y exantema (900 mg/día)
- Fotosensibilidad
- Fototoxicidad en pacientes con VIH

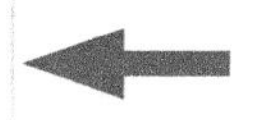

Poco frecuentes

Alerta Agencia Española del Medicamento (año 2000).
Riesgo de interacciones medicamentosas:

- Retrovirales (pérdida efecto terapéutico y resistencias).
- Anticonceptivos hormonales (pérdida efecto anticonceptivo).
- Tratamientos combinados, no interrumpir bruscamente el hipérico ya que puede aumentar niveles de fármacos (toxicidad).

FITOTERAPIA

Hipérico. Farmacodinámica

▶ Interacciones medicamentosas:

Combinación hipérico con:

• ISRS	• Venlafaxina	• ASIR	Síndrome serotoninérgico
• IMAO • Alimentos y fármacos con tiramina			Elevación tensión arterial ¿Especulativo?

• Teofilina
• Tratamiento trasplantes:
  ▪ Ciclosporina (renal)
  ▪ Warfanina (hepático)
			Inductor metabólico

Genérico	Comercial	Dosis (mg/día)
Hierba de San Juan Hipérico *(Hypericum perforatum)*	Animic®, Arkocápsulas Hipérico®, Bio Hipérico®, Fhyto-Biopôle Hiperico®, Deprinol®, Derinol®, Fitosol Hiperico®, Hipérico Aquilea®, Hipérico Extract®, Hipérico Forte®, Hipérico GSN®, Hipericon CH-33®, Holofit Hyperico®, Hyperico Natysal®, Hyperico Nebul®, Naturmil hipérico®, Relafit Hipericon®, Solaray Hipérico®	185-1500

Genérico	Comercial	Dosis (mg/día)
Amapola de California *(Eschscholtzia californica Cham.)*	Arkocápsulas Amapola de California®, Soñofit®	480-1920
Lúpulo *(Humulus lupulus L.)*	Arkocápsulas Lúpulo®, Dormisan®, Fitosol Lúpulo®, Herbofarma Lúpulo®, Somnivert®	450-1800

- Tienen también acción ansiolítica e hipnótica.
- No indicados con sintomatología inhibida.
- Pueden coadministrarse con Hipérico ajustando dosis, potenciación respuesta.

FITOTERAPIA

Azafrán. Farmacodinámica

Indicaciones

- Trastorno depresivo mayor, leve y moderado.*
- Reducción Hamilton similar a imipramina y fluoxetina.
- Depresión post-parto.
- Ansiedad, irritabilidad, tensión.

* Primera opción de fitoterapia en pacientes polimedicados.

- Efecto a los 10-14 días de tratamiento.
- Cambio de tratamiento si en 4-6 semanas no hay mejoría significativa.

Genérico	Comercial	Dosis (mg/día)
Azafrán* (Crocus sativus L.)	Afran®, Animus Deiters®, Happy tonic ortis®, Kalmlider®, Prozafran®	15-60

* Extracto de estigmas. Principios activos:
- Safranal.
- Crocina.

Sin estudios controlados de seguridad y eficacia en:
- Niños, embarazo y lactancia.
- Patología hepática y renal severa.

7.10 SÍNDROME SEROTONINÉRGICO

Características clínicas

- Comienzo: 24 h inicio tratamiento, habitualmente con una única dosis, aumento dosis o inicio de tratamiento combinado con agonistas serotoninérgicos.
- Duración: 24 h (70 % de casos), remisión en todos los casos en un máximo de 96 h.
- Mortalidad asociada sin atención médica: 12 %.
- Puede progresar rápido a fallo cardíaco, convulsiones, coma y fallo orgánico multisistémico por coagulación intravascular.
- Riesgo aumentado con presencia de:
  - Arterioesclerosis.
  - Hipertensión.
  - Hipercolesterolemia.

Sintomatología clínica

Síntomas neurológicos	• Logorrea • Euforia • Disforia • Hiperactividad	• Irritabilidad • Rigidez muscular • Cefalea • Disartria	• Confusión • Temblor • Mioclonías • Hiperreflexia
Síntomas digestivos	• Diarrea • Espasmo abdominal • Distensión abdominal		
Síntomas autonómicos	• Sudoración • Hipertermia		

Cardiovasculares  • Taquicardia
• Hipertensión arterial

Tratamiento

- Supresión inmediata fármaco/s responsable/s.
- Ingreso hospitalario al menos 24 h. Puede requerir unidad de cuidados intensivos.
- Soporte de parámetros vitales.
- Control de síntomas neurológicos con benzodiacepinas (diacepam o loracepam).
- Control de la hipertermia (no efectivos antipiréticos).
- Utilización de fármacos antagonistas serotoninérgicos, principalmente:
  - Ciproheptadina (Periactin®, Viternum®). Inconveniente: solo existe v.o.
  - Clorpromacina (Largactil®). Antagonista $5HT1_A$.

7.11 EFECTO PLACEBO Y DEPRESIÓN

Cambios en SNC

▶ Depresión:

Antidepresivos

Disminución en la actividad de la corteza prefrontal y activación estructuras subcorticales

Mejoría clínica no diferenciable

Placebo

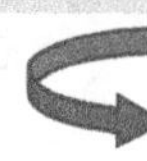

Incremento en la actividad de la corteza prefrontal

Predictor

Cualquier característica del individuo o de la propia condición patológica que interviene en la respuesta al placebo.

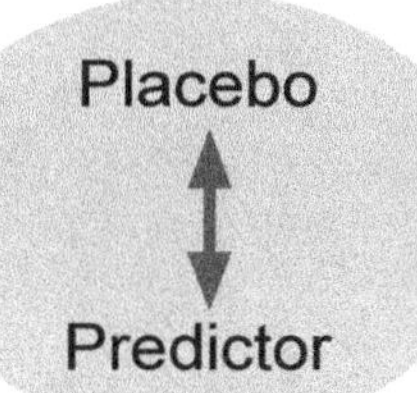

Placebo ↕ Predictor

Baja respuesta

Placebo eficacia inferior al principio activo. Personas homocigóticas para la isoforma de alta afinidad de la MAO_A o la isoforma de baja afinidad de la COMT.

Alta respuesta

Placebo eficacia superior al principio activo. Personas homocigóticas para el gen que codifica el transportador de serotonina (5-HTTLPR) y el promotor de la tirosina hidroxilasa (TPH2-G-703T).

- Elevada reactividad emocional.
- Antecedentes de múltiples diagnósticos psiquiátricos.
- Historia previa problemas de adaptación y sociales.
- Fluctuación diaria de la sintomatología.
- Severidad sintomática baja o moderada.

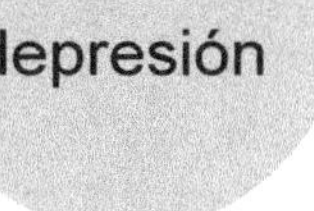

Predictores depresión

- Síntomas neurovegetativos y psicomotores.
- Presencia de sintomatología psicótica.
- Evolución desfavorable rápida y progresiva.
- Existencia de anomalías biológicas.
- Severidad sintomática elevada.

Administración placebo

Respuesta

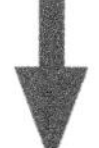

7.12 ANTIDEPRESIVOS. RESUMEN Y GUÍA PRESCRIPCIÓN

Metabolismo enzimas del citocromo P450

Enzima	Sustrato		Inhibidor	Inductor
CYP1A2	Tricíclicos Fluvoxamina		Fluvoxamina	Carbamacepina Nicotina
CYP2D6 (Ausente en un 7 % de los caucasianos)	Tricíclicos Fluoxetina Paroxetina Venlafaxina	Reboxetina Mirtazapina Trazodona	Fluoxetina Fluvoxamina Paroxetina Sertralina	
CYP2C19 (Ausente en un 15-30 % de los asiáticos)	Tricíclicos		Fluoxetina Fluvoxamina Sertralina	Carbamacepina
CYP3A4	Tricíclicos Reboxetina Mirtazapina Trazodona		Fluoxetina Fluvoxamina Sertralina Venlafaxina Estrógenos	Carbamacepina Nicotina Metilxantinas Barbitúricos Hipérico

	E. terapéuticos / E. adversos						E. adversos			↓ E. ad.
Acción / Fármaco	IRS	IRN	IRD	IMAO	Antag 5-HT$_2$	Antag α$_2$	Antag α$_1$	Antag H$_1$	Antag M$_1$	Antag 5-HT$_3$
Tricíclicos										
IMAO / RIMA										
IRSN Desvenlafaxina Duloxetina Venlafaxina										
IRND Bupropión										

	E. terapéuticos / E. adversos						E. adversos			↓ E. ad.
Acción / Fármaco	IRS	IRN	IRD	IMAO	Antag 5-HT$_2$	Antag α$_2$	Antag α$_1$	Antag H$_1$	Antag M$_1$	Antag 5-HT$_3$
ISRS Citalopram										
Escitalopram										
Fluoxetina										
Fluvoxamina										
Paroxetina										
Sertralina										

ANTIDEPRESIVOS. RESUMEN Y GUÍA PRESCRIPCIÓN

Acción / Fármaco	E. terapéuticos / E. adversos						E. adversos			↓E. ad.
	IRS	IRN	IRD	IMAO	Antag 5-HT$_2$	Antag α$_2$	Antag α$_1$	Antag H$_1$	Antag M$_1$	Antag 5-HT$_3$
IRN Reboxetina										
NaSSA Mirtazapina										
Mianserina										
ASIR Trazodona										
Cronobiológico Agomelatina					+Antag ML1, 2					

Combinación de antidepresivos

	ADT	ISRS / IRNS	NaSSA	IMAO	IRN/IRND
ADT	No recom. + Ef. adv.	No recom. + Ef. tóxicos	Sí Pot. Resp.	No recom. Monitorizar	No recom. Monitorizar
ISRS / IRNS		No recom. + Ef. adv. (SS)	Sí Pot. Resp. – Ef. adv.	No recom. + Ef. adv. (SS) + Ef. tóxicos	Sí + Ef. terap. – Ef. adv.
NaSSA			?	No recom. Monitorizar	Sí Pot. Resp. – Ef. adv.
IMAO				Sin sentido	No recom. + Ef. Adv.
IRN/IRND					Sí + Ef. terap.

Combinación de antidepresivos

Algoritmo para el tratamiento de la depresión resistente

- **Primera opción:**
  ISRS, dual (IRSN) y solo en casos especiales tricíclico o una combinación (depresión grave, riesgo de suicidio, depresión con dolor asociado, mala respuesta previa de monoterapia, antecedentes de respuesta a combinación).

- **Segunda opción:**
  Combinación manteniendo el antidepresivo y dosis previas:
  ISRS + NaSSA + reboxetina + bupropión + tricíclico.
  IRSN + NaSSA + reboxetina. Tricíclico + NaSSA.
  En casos severos valorar pasar directamente a TEC.

- **Tercera opción:**
  Cambiar un antidepresivo o los dos con combinaciones de segundo nivel de distinto perfil receptorial (tricíclico + NaSSA + IMAO). Añadir otro fármaco (psicoestimulante, litio, T3,..) o uso de otras técnicas (TEC, terapia lumínica…).

ANTIDEPRESIVOS. RESUMEN Y GUÍA PRESCRIPCIÓN

Potenciación respuesta

- El tratamiento antidepresivo puede combinarse con otros fármacos o técnicas:
  - Litio.
  - Psicoestimulantes.
  - Antipsicóticos atípicos.
  - Ácido fólico.
  - Triyodotironina (T3).
  - Terapia lumínica.
  - TEC.
  - Agripia (privación sueño).

Recomendaciones tratamiento

- Episodio único. Mínimo doce meses tras remisión.
- Dos o más episodios o episodio grave (ideas de suicidio). Entre cinco años-toda la vida.
- Dosis mantenimiento. La de la remisión.
- Retirada con reducción gradual del 20 % de dosis cada 2-4 semanas.

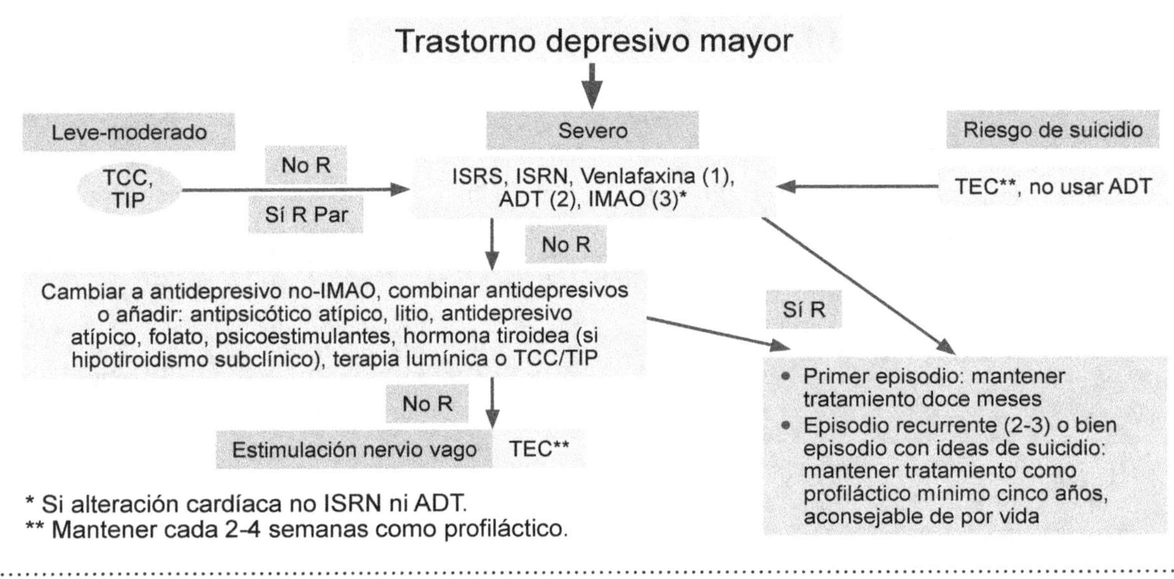

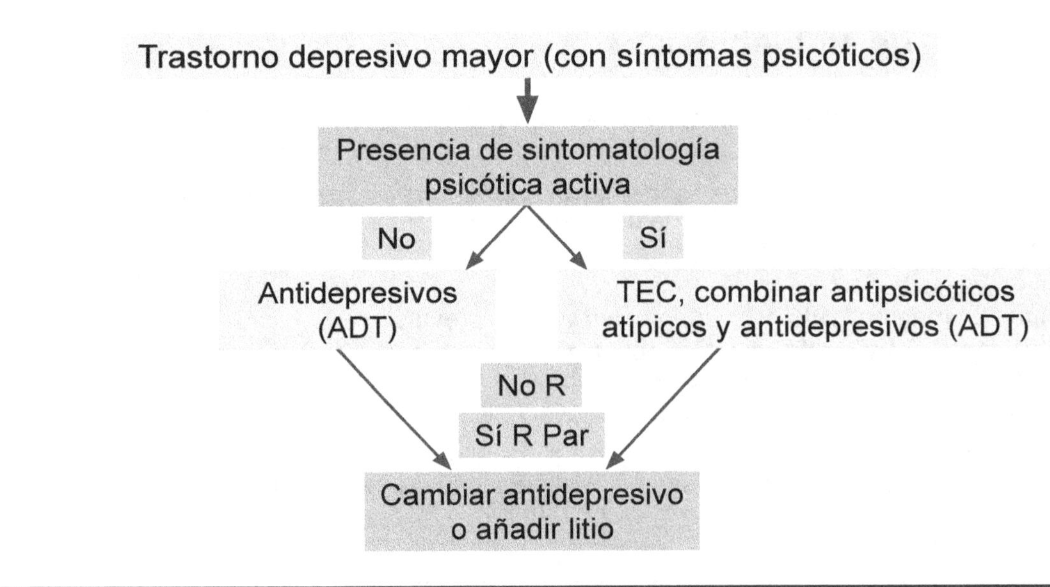

ANTIDEPRESIVOS. RESUMEN Y GUÍA PRESCRIPCIÓN

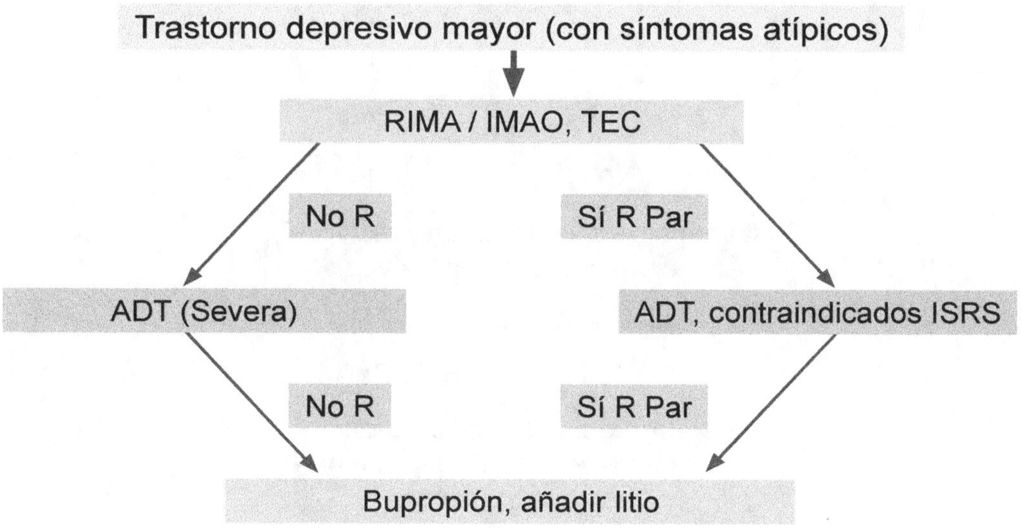

Trastorno depresivo mayor (con síntomas atípicos)

RIMA / IMAO, TEC

No R   Sí R Par

ADT (Severa)   ADT, contraindicados ISRS

No R   Sí R Par

Bupropión, añadir litio

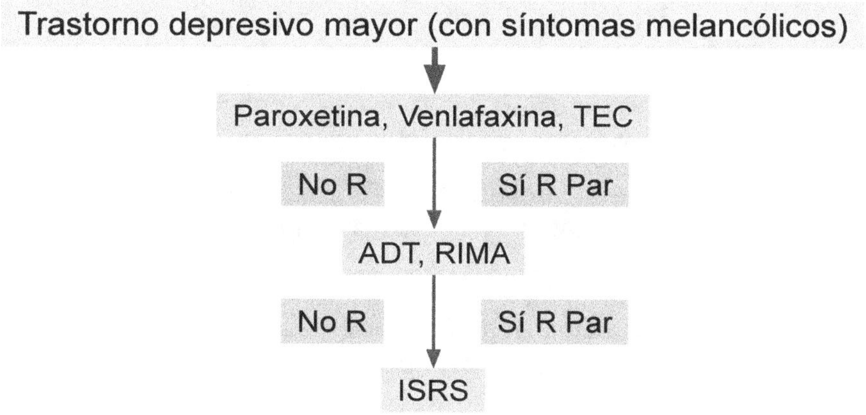

Trastorno depresivo mayor (con síntomas melancólicos)

Paroxetina, Venlafaxina, TEC

No R   Sí R Par

ADT, RIMA

No R   Sí R Par

ISRS

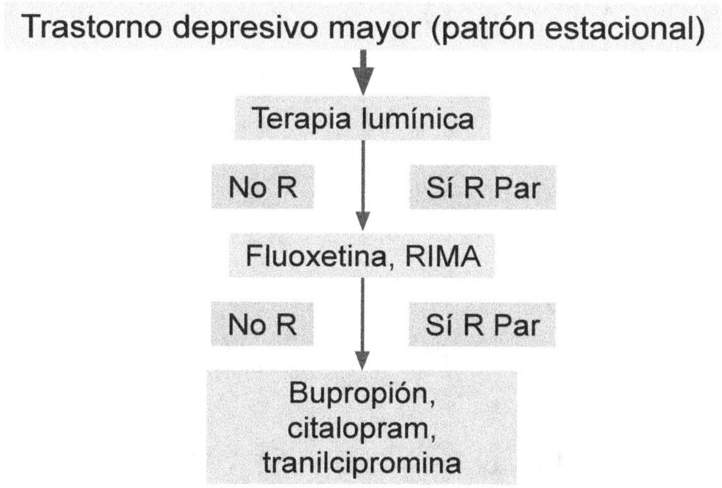

Trastorno depresivo mayor (patrón estacional)

Terapia lumínica

No R   Sí R Par

Fluoxetina, RIMA

No R   Sí R Par

Bupropión,
citalopram,
tranilcipromina

ANTIDEPRESIVOS. RESUMEN Y GUÍA PRESCRIPCIÓN

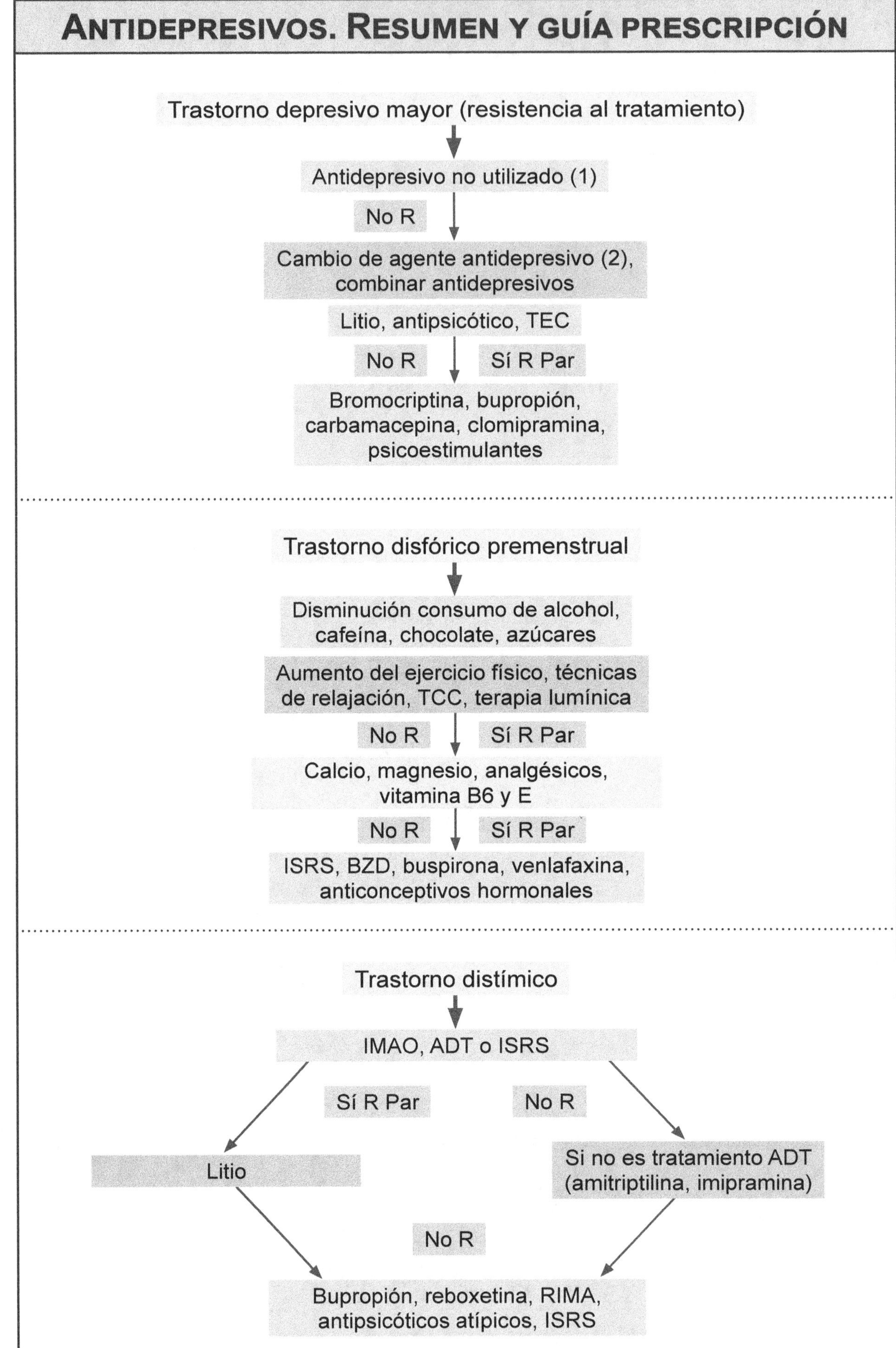

ANTIDEPRESIVOS. RESUMEN Y GUÍA PRESCRIPCIÓN

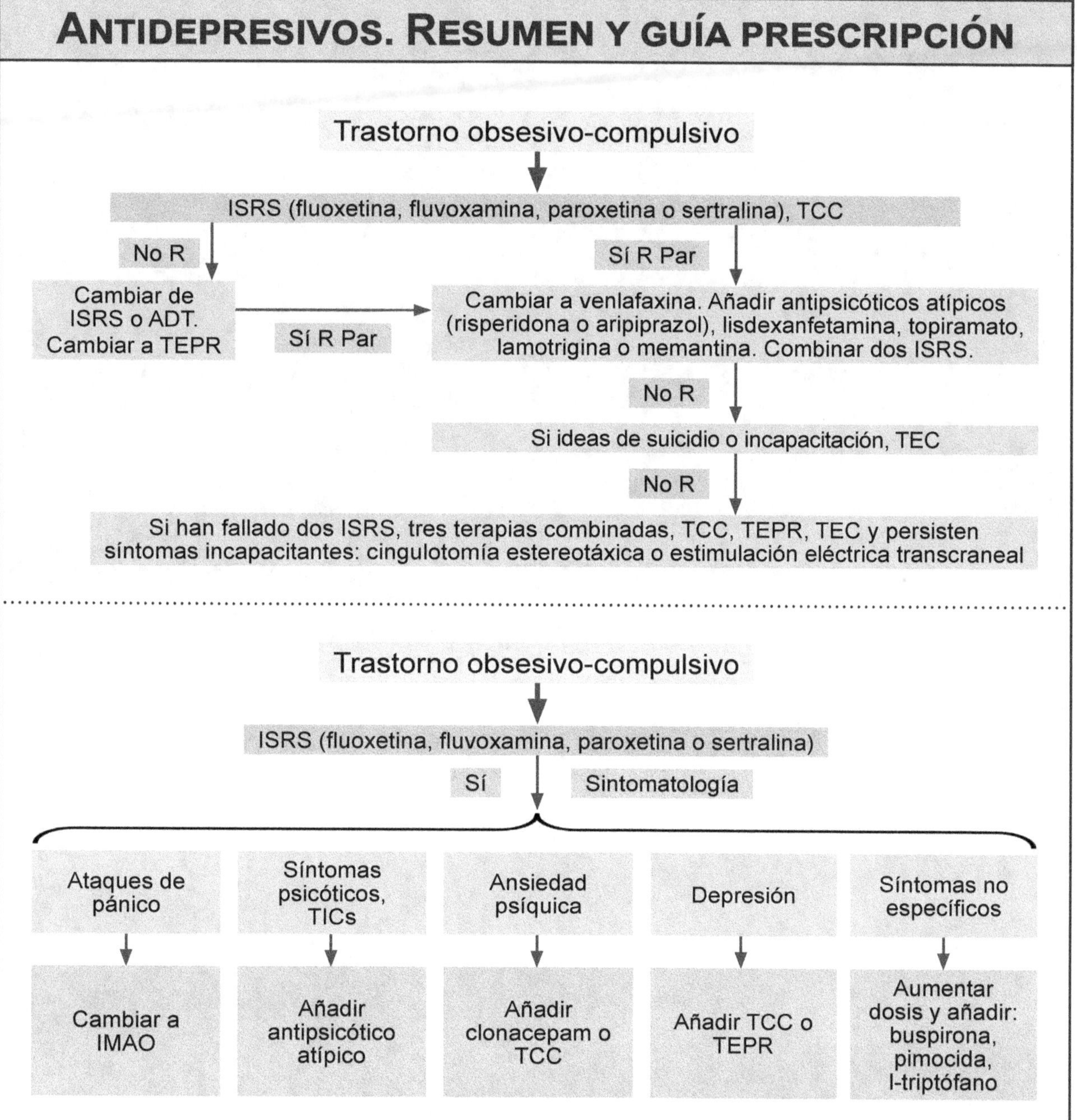

8.1 SALES DE LITIO

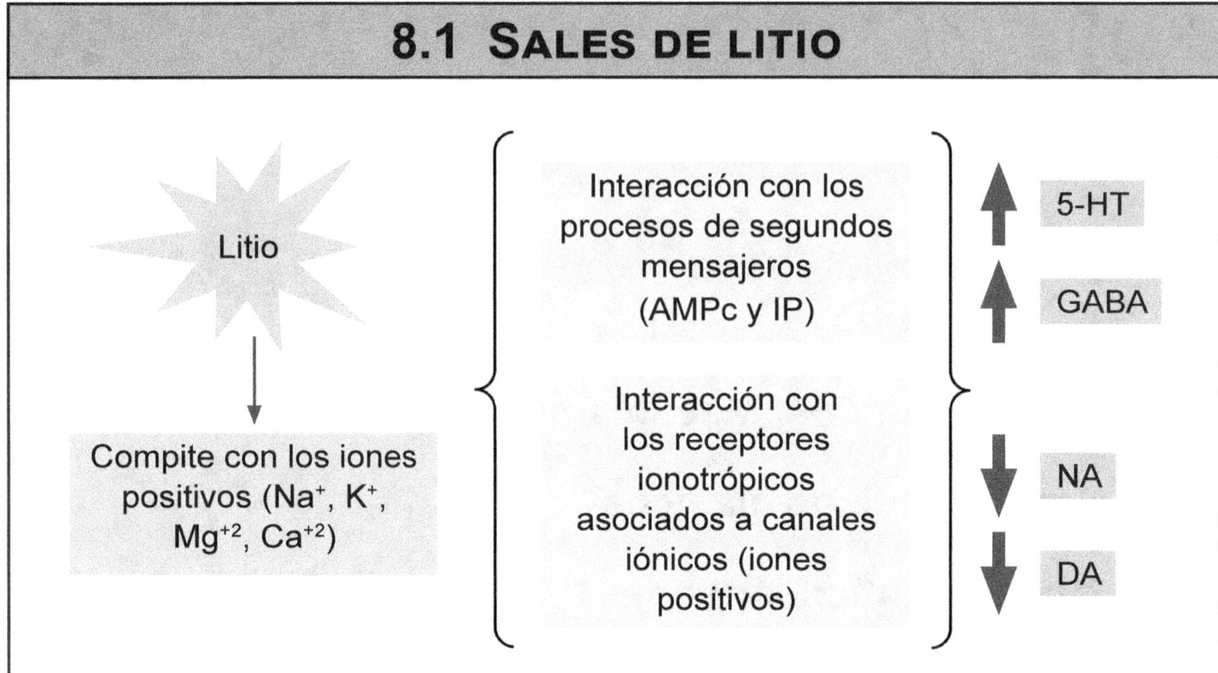

Farmacocinética

Absorción	v.o. rápida y completa (única utilizada). Preparado de liberación lenta.
Distribución	T. máx.: 2-4 h. Liberación lenta: 3-12 h. No fijación proteínas plasmáticas. t1/2: 9 h inicio tratamiento y 58 h al año de tratamiento. En ancianos posible aumento.
Metabolismo	No metabolismo hepático.
Excreción	Renal 95 %. Sudor 4-5 %. Interacciones farmacológicas.

Farmacodinámica

Indicaciones

- Tratamiento de la manía aguda.
- Depresiones resistentes. Asociación antidepresivo.
- Trastornos esquizoafectivos.
- Trastorno del control de los impulsos y la agresividad.
- Profiláctico trastorno bipolar (eficacia 70-80 %).
- Profiláctico trastorno depresivo.
- Granulocitopenias (efecto estimulante leucocitos).

SALES DE LITIO

Farmacodinámica

Contraindicaciones

- Toxicidad al litio.
- Alteraciones cardíacas.
- Hiponatremia.
- Deshidratación.
- Hipotiroidismo.
- Epilepsia.
- Parkinsonismo.
- Infección grave.
- Leucemia.
- Trastorno mental orgánico.
- Poliuria.
- Psoriasis.

Menores de 12 años. Puede disminuir la densidad ósea y depositarse en huesos.

Farmacodinámica

Seguridad

- Índice terapéutico muy bajo:
  - Concentraciones 0,75-1,2 mEq/l. profiláctica, 1-1,4 mEq/l. antimaníaca y >1,5 mEq/l. tóxica. Existe variabilidad entre pacientes con la misma dosis administrada.
  - Analíticas antes dosis matutina día 3.º y 7.º de tratamiento y semanal las 4 primeras semanas. Con posterioridad mensual.
- Intoxicación grave (efectos adversos maximizados), puede cursar en coma y riesgo de muerte. Requiere hospitalización urgente con hemodiálisis y rehidratación.
- Interacciones farmacológicas:
  - Incremento niveles de litio: diuréticos, antinflamatorios y antihipertensivos.
  - Incremento toxicidad: anticonvulsionantes, antipsicóticos típicos y antagonistas Ca^{2+}.
- No adictivo.

Farmacodinámica

Efectos adversos

- Alteraciones gastrointestinales
- Temblor fino de manos
- Vértigo
- Aumento de peso por retención de líquidos
- Diabetes insípida (polidipsia y poliuria)
- Debilidad muscular y cansancio
- Alteración de la capacidad de concentración
- Arritmias

Frecuentes (>15 %)

Poco frecuentes (3-5 %)

- Alteraciones dermatológicas (acné, foliculitis, alopecia)
- Alteraciones tiroideas* (hipotiroidismo y bocio)
- Deterioro de la función renal
- Inducción estado confusional
- Teratogénesis (cardiovascular). Supresión 1er trimestre embarazo

* Controles analíticos periódicos.

SALES DE LITIO

- Tratamiento de primera línea para el estado maníaco agudo.
- Inicio de acción terapéutica de 5 a 14 días.
- En pacientes con activación psicomotora se adjunta con finalidades sedantes:
  - Antipsicótico atípico.
  - Benzodiacepina.
- Tratamiento durante 4-6 meses tras la resolución de síntomas (si se trata del primer o segundo episodio maníaco). A partir del tercer episodio mantener prescripción profiláctica.
- Se debe informar al paciente de situaciones que pueden modificar la concentración de litio: deshidratación, diarrea / vómitos, fiebre, baja ingesta de sal y medicación concomitante (diuréticos, analgésicos, AINEs). Utilización libro de registro.
- Retirada gradual del tratamiento (2-4 semanas), se relaciona con mayor probabilidad de estabilización los tres años posteriores y reducción de tasas de suicidio.

Genérico	Comercial	Dosis (mg/día)
Sales de litio	Plenur®	400-2400 Niveles plasmáticos: 0,6-1,4 mEq/l

8.2 ANTIEPILÉPTICOS. MECANISMOS DE ACCIÓN

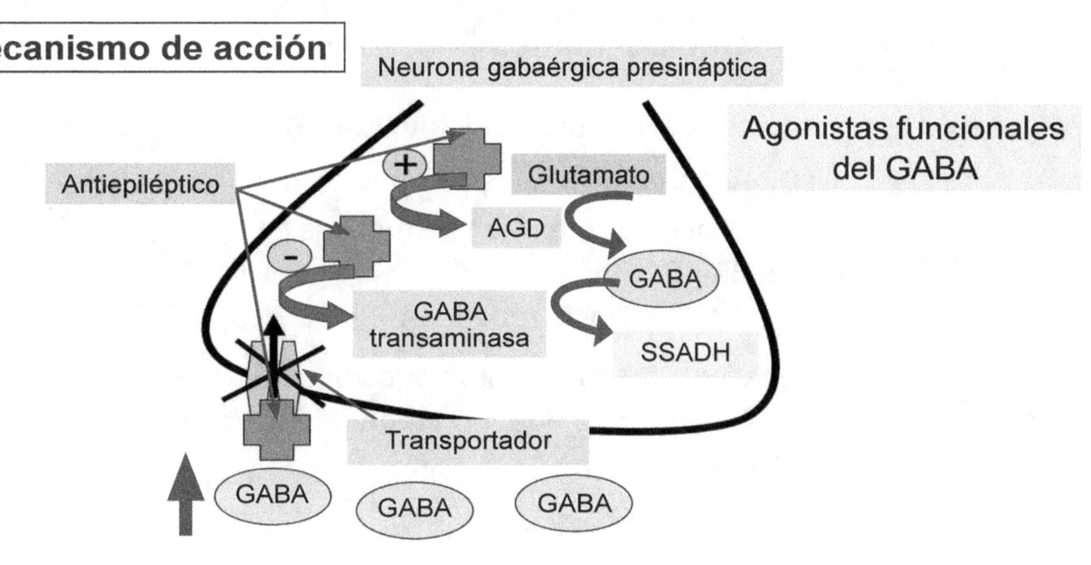

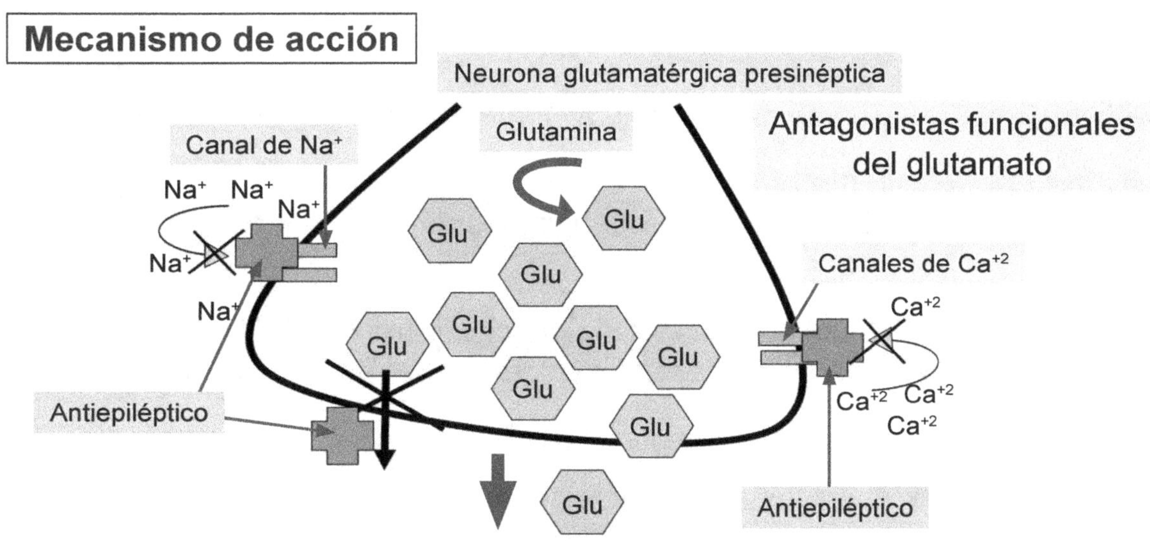

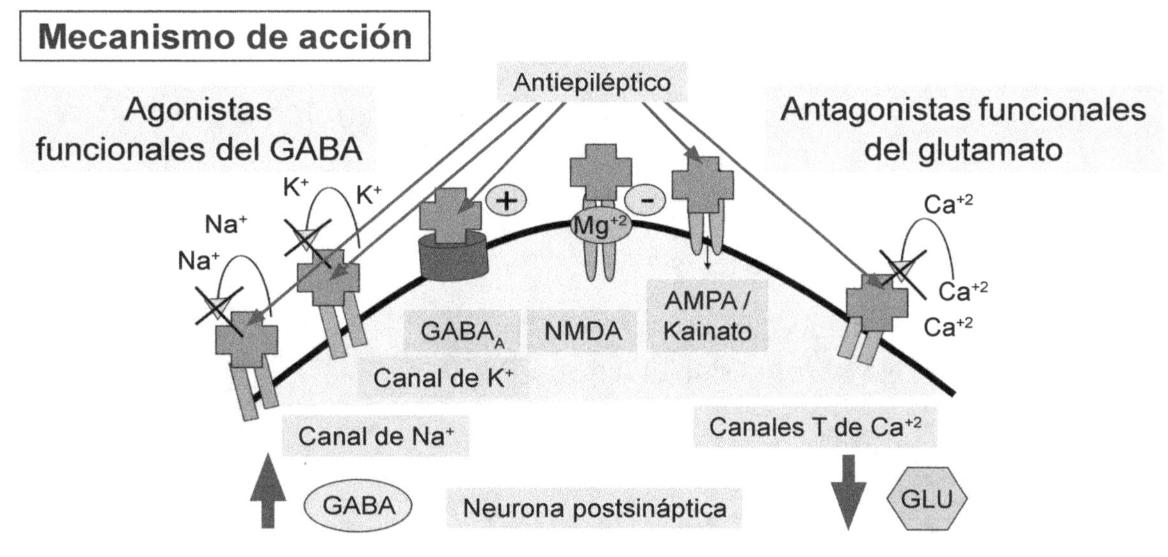

8.3 ANTIEPILÉPTICOS CLÁSICOS

Carbamacepina. Farmacocinética

Absorción	v.o. lenta e irregular (única utilizada). Tomar con comida.
Distribución	T. máx.: 6-24 h. 75 % fijación proteínas plasmáticas. t1/2: 30-40 h inicial. 　　　　12-17 h dosis repetidas.
Metabolismo	Hepático. CYP3A4. Autoinducción. Metabolito activo que incrementa la toxicidad (10,11-epóxido).
Excreción	Renal 72 % y biliar 28 %.

Valproato. Farmacocinética

Absorción	v.o. rápida y completa. Tomar con comida. v.e. (urgencias).
Distribución	T. máx.: 1-4 h. >90 % fijación proteínas plasmáticas. t1/2: 15-17 h.
Metabolismo	Hepático. No sistema del citocromo P450. Varios metabolitos inactivos, algunos con riesgo de toxicidad.
Excreción	Renal (10 % inalterada).

Valpromida. Farmacocinética

Absorción	v.o. rápida y completa (única utilizada). Tomar con comida.
Distribución	T. máx.: 6-10 h. >90 % fijación proteínas plasmáticas. t1/2: 10-20 h.
Metabolismo	Hepático. Profármaco: valproato. No sistema del citocromo P450.
Excreción	Renal.

ANTIEPILÉPTICOS CLÁSICOS

Farmacodinámica

Indicaciones

- Tratamiento trastornos bipolar. Manía aguda y profiláctico.
- Tratamiento cicladores rápidos (primera opción).
- Dolor neuropático.
- Epilepsia generalizada y parcial.
- Trastorno por uso de sustancias (abstinencia y deshabituación).
- Convulsiones febriles y tics (valproato).

Más efectivos que el litio en:
- Historia familiar de trastornos afectivos.
- Inicio precoz del trastorno.

Farmacodinámica

Contraindicaciones

- Porfiria aguda intermitente.
- Agranulocitosis.
- Anemia aplástica.
- Bloqueo atrioventricular completo.
- Trastorno tromobocitopénico.
- Glaucoma.
- Hiponatremia.
- Hipertensión.

Farmacodinámica

Seguridad

- Índice terapéutico bajo (mejor que el litio).
- Administración conjunta (carbamacepina/valproato o valpromida) totalmente contraindicada. Riesgo de toxicidad por incremento del metabolito 10,11-epóxido.
- Múltiples interacciones medicamentosas en distintas fases farmacocinéticas, que modifican sus concentraciones. Valpromida muestra el mejor perfil.
- Intoxicación grave (efectos adversos maximizados). Puede evolucionar a coma y muerte (hospitalización).
- Pauta de retirada del tratamiento de entre 2-4 semanas, suspensión brusca totalmente desaconsejada.
- No adictivos.

ANTIEPILÉPTICOS CLÁSICOS

Farmacodinámica

Efectos adversos. Controles analíticos*

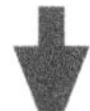

Poco frecuentes

Frecuentes

- Náuseas y vómitos
- Somnolencia, confusión
- Descoordinación psicomotora
- Vértigo, ataxia
- Cefalea
- Visión borrosa, doble
- Nistagmus
- Disfunción cognitiva
- Dolor abdominal

- Alteraciones dermatológicas (dermatitis)
- Alteraciones tiroideas* subclínicas sin síntomas
- Alteraciones hepáticas (hepatitis)*
- Alteraciones hematológicas (plaquetopenia, leucopenia, agranulacitosis)*

* Controles analíticos periódicos.

- Estado maníaco agudo:

   Valproato, valpromida: tratamiento de primera línea.

    Carbamacepina: tratamiento de segunda línea (por toxicidad).

- Inicio de la acción terapéutica de 5 a 15 días.
- En pacientes con activación psicomotora se adjunta con finalidades sedantes:

    Antipsicótico.

    Benzodiacepina.

- Antes y durante todo el tratamiento vigilancia frecuente de función hepática, renal y cardíaca junto a analíticas completas (en seguimientos con niveles plasmáticos del antiepiléptico). Controles cada 3-6 meses en fase de mantenimiento.

Genérico	Comercial	Dosis (mg/día)
Carbamacepina	Carbamacepina EFG, Tegretol®	400-2000 Niveles plasmáticos: 500-1000 mg/ml
Valproato	Depakine®, Depakine crono®, Valproico EFG	500-3000 Niveles plasmáticos: 4-12 mg/ml (valproato)
Valpromida*	Depamide®	300-1800 Niveles plasmáticos: 4-12 mg/ml (valproato)

* Suspensión comercialización en el estado español.

8.4 NUEVOS ANTIEPILÉPTICOS

Gabapentina. Farmacocinética

Absorción	v.o. buena (única utilizada).
Distribución	T. máx.: 2-3 h. No fijación proteínas plasmáticas. t1/2: 5-7 h.
Metabolismo	No metabolismo hepático.
Excreción	Renal.

Gabapentina. Farmacodinámica

Indicaciones

- Trastornos convulsivos.
- Dolor neuropático y postoperatorio.
- Síndrome de las piernas inquietas.
- Temblores.
- Sintomatología vascular asociada a la menopausia.
- Trastornos bipolares.
- Trastorno por uso de sustancias.

Contraindicaciones

- No presenta, excepto las generales.

Precauciones

- Insuficiencia hepática y renal.
- Ancianos (acumulación).

Gabapentina. Farmacodinámica

Efectos adversos

- Náuseas, vómitos
- Cansancio, astenia
- Visión borrosa
- Mareo
- Somnolencia
- Ataxia
- Nistagmus
- Descoordinación psicomotora
- Mialgia

Frecuentes

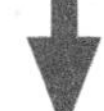

Poco frecuentes

- Confusión
- Amnesia
- Depresión
- Irritabilidad
- Cambios estado de ánimo
- Hipertensión arterial
- Temblor
- Aumento de peso

243

NUEVOS ANTIEPILÉPTICOS

Lamotrigina. Farmacocinética

Absorción	v.o. rápida y completa y v.b.
Distribución	T. máx.: 2,5 h. 55 % fijación proteínas plasmáticas. t1/2: 24-29 h; 35 h en ancianos.
Metabolismo	Metabolismo hepático. No sistema del citocromo P450. Metabolitos inactivos.
Excreción	Renal (mayoritaria) y biliar (minoritaria).

Lamotrigina. Farmacodinámica

Indicaciones

- Trastornos convulsivos.
- Profilaxis migraña.
- Prevención de trastornos bipolares.
- Prevención de episodios depresivos.
- Trastorno por uso de sustancias.

Contraindicaciones

- Síndrome de Stevens-Johnson.
- Necrólisis epidérmica tóxica.
- Embarazo.

Lamotrigina. Farmacodinámica

Efectos adversos

- Anorexia, dolor abdominal
- Náuseas, vómitos
- Mareo
- Somnolencia
- Ataxia
- Cefalea
- Visión borrosa o doble
- Astenia
- Erupción cutánea

Frecuentes

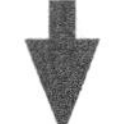

Poco frecuentes

- Confusión
- Agresividad
- Depresión
- Deterioro cognitivo
- Irritabilidad
- Cambios estado de ánimo
- Nistagmus
- Anemia

NUEVOS ANTIEPILÉPTICOS

Oxcarbacepina. Farmacocinética

Absorción	v.o. buena (única utilizada).
Distribución	T. máx.: 4,5 h. 40 % fijación proteínas plasmáticas. t1/2: 1,3-2,3 h; t1/2 metabolito: 9-10 h.
Metabolismo	Metabolismo hepático. Profármaco. No sistema del citocromo P450. Metabolito activo: 10-monohidroxicarbacepina (MDH).
Excreción	Renal.

Oxcarbacepina. Farmacodinámica

Indicaciones

- Trastornos convulsivos.
- Dolor neuropático.
- Prevención de la migraña.
- Trastornos bipolares.
- Trastorno por uso de sustancias.

Contraindicaciones

- Embarazo. Trastornos hematológicos y déficit de ácido fólico.
  Graves defectos en el recién nacido (ej., fisura paladar).

Oxcarbacepina. Farmacodinámica

Efectos adversos

- Cefaleas
- Vértigo
- Somnolencia
- Náuseas y vómitos
- Cansancio, astenia
- Ataxia
- Hiponatremia
- Alteraciones memoria

Frecuentes

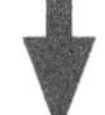

Poco frecuentes

- Temblores
- Dolor abdominal
- Alteraciones visuales
- Hipotensión ortostática
- Arrítmias
- Leucopenia
- Hepatitis

NUEVOS ANTIEPILÉPTICOS

Topiramato. Farmacocinética

Absorción	v.o. buena (única utilizada). Ingerir preferiblemente sin alimentos.
Distribución	T. máx.: 2-3 h. 13-17 % fijación proteínas plasmáticas. t1/2: 7-12 h (niños) y 20-30 h (adultos).
Metabolismo	Hepático, solo el 20-50 %. Metabolitos inactivos. Inhibidor del CYP2C19.
Excreción	Renal. 50-80 % sin metabolizar.

Topiramato. Farmacodinámica

Indicaciones

- Trastornos convulsivos.
- Profilaxis migraña.
- Trastornos bipolares.
- Trastorno por uso de sustancias.
- Trastorno por atracón, bulimia.

Contraindicaciones

- Amnesia.
- Deterioro cognitivo.
- Acidosis metabólica.
- Glaucoma.
- Dieta cetogénica (rica en proteína y grasa).
- Problemas de crecimiento.
- Embarazo.*

* Riesgo de posibles defectos congénitos en el recién nacido (ej. fisura paladar).

Topiramato. Farmacodinámica

Efectos adversos

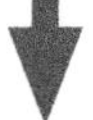

Poco frecuentes

Frecuentes	Poco frecuentes
Somnolencia	Dolor y espasmos abdominales
Fatiga, astenia	Dispepsia, vómitos
Mareo	Cambios del estado de ánimo
Vértigo, ataxia	Anorexia
Disfunción cognitiva, amnesia	Ansiedad, agresividad
Náuseas, diarrea	Inestabilidad motora
Pérdida peso (efecto diurético)	Temblores
Problemas visuales	Mastalgia
Parestesias	Confusión
Alopecia	Alteraciones menstruales*

Frecuentes

* Junto a tratamiento anticonceptivo hormonal.

NUEVOS ANTIEPILÉPTICOS

Genérico	Comercial	Dosis (mg/día)
Gabapentina	Gabapentina EFG, Equipax®, Gabatur®, Gabamerk®, Neurontin®	300-3600
Lamotrigina*	Crisomet®, Labileno®, Lamictal®, Lamotrigina EFG	25-200
Oxcarbacepina	Epilexter®, Trileptal®, Oxcarbacepina EFG	1200-2400
Topiramato*	Acomicil EFG, Fagodol EFG, Topamax®, Topibrain®, Topiramato EFG	25-500

* Presentaciones dispersables.

Pregabalina, una excepción. Mecanismo de acción

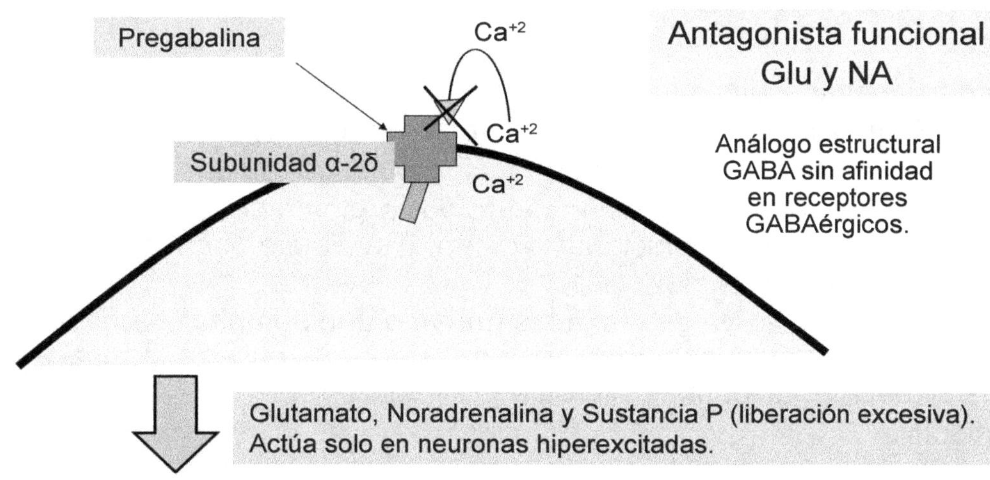

Pregabalina, una excepción. Farmacocinética

Absorción	v.o.: buena y rápida. La comida retrasa el tiempo de absorción.
Distribución	Biodisponibilidad: >90 %. T. máx.: 1 h (retraso de 2,5 h con comida). No fijación proteínas plasmáticas. t1/2: 6,3 h.
Metabolismo	Se metaboliza el 2 %. Metabolito activo: n-metil pregabalina.
Excreción	Renal (98 % inalterada).

NUEVOS ANTIEPILÉPTICOS

Pregabalina, una excepción. Farmacodinámica

Indicaciones

- Epilepsia.
- Dolor neuropático.
- Trastorno de ansiedad generalizada.
- Trastorno del control de los impulsos.
- Trastorno por uso de sustancias.
- Fibromialgia (FDA).

Precauciones

- Diabetes.
- Insuficiencia cardíaca congestiva.
- Ideas de suicidio.
- Insuficiencia renal.*
- Historia de trastorno adictivo.
- Ancianos y problemas equilibrio (riesgo de caídas).
- Menores 18 años.

* Reducción de dosis individualizada según aclaramiento creatinina.

Pregabalina, una excepción. Farmacodinámica

Seguridad

- Índice terapéutico alto.
- Tolerancia a gran parte de efectos adversos frecuentes en tres semanas.
- Se aconsejan determinaciones de función renal periódicas.
- Intoxicación cursa con depresión neurológica (somnolencia, confusión, agitación) que puede evolucionar a coma. Reversible con medidas de soporte y hemodiálisis si precisa.
- Disminución progresiva de las dosis (mínimo una semana) para evitar síntomas de retirada: insomnio, ansiedad, dolor de cabeza, náuseas, diarrea, mareos, dolor, hiperhidrosis y convulsiones.
- No adictiva.

Pregabalina, una excepción. Farmacodinámica

Efectos adversos

Frecuentes

- Mareos
- Somnolencia
- Fatiga
- Visión borrosa
- Aumento de apetito y peso
- Euforia
- Confusión
- Vómitos
- Sequedad de boca
- Estreñimiento
- Disminución de la líbido
- Disfunción eréctil

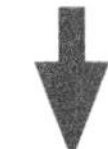

Poco frecuentes

- Alteraciones atención
- Astenia
- Hipersecreción salival
- Sudoración
- Calambres musculares
- Edemas
- Mialgia
- Disnea
- Disuria

NUEVOS ANTIEPILÉPTICOS

Genérico	Comercial	Dosis (mg/día)
Pregabalina	Aciryl EFG, Apregia EFG, Erclany®, Frida EFG, Gaprenon EFG, Gatica EFG, Lyrica®, Pramep EFG, Pregabalina EFG, Premax EFG	150-600*

* Pauta inicio tratamiento: doblar dosis a los 7 días, aumentar 150 mg y después de una semana adicional alcanzar como máximo 600 mg.

8.5 REGULADORES DEL ESTADO DE ÁNIMO. RESUMEN Y GUÍA PRESCRIPCIÓN

Acción Fármaco	Efectos segundos mensajeros	Antag Ca^{2+}	Antag Na^+	Antag K^+	Antag funcional Glutamato	Agonismo funcional GABA
Sales de litio						
Carbamacepina						
Valproato Valpromida						Inhibición metabolismo
Gabapentina						Inhibición recaptación
Lamotrigina					Inhibición liberación	
Oxcarbacepina						
Topiramato						

Manía aguda y episodios mixtos

Primera línea
- **Leve / moderado:** monoterapia con litio, valproato o valpromida, o con risperidona, olanzapina, quetiapina y aripiprazol.
- **Grave:** litio, valproato o valpromida con antipsicótico atípico y/o una benzodiacepina (si hay alteración conductual).

Segunda línea
- **Leve / moderado:** monoterapia con carbamacepina, oxcarbamacepina, haloperidol, ziprasidona, asenapina o paliperdona.
- **Grave:** valpromida o litio con haloperidol, asenapina o ziprasidona.

Tercera línea
- **Leve / moderado:** monoterapia con carbamacepina, oxcarbacepina. Clozapina (resistencia al tratamiento).
- **Grave:** valpromida o litio con haloperidol o clorpromacina.

No utilizar gabapentina, lamotrigina o topiramato.

Episodios depresivos

Primera línea
- **Leve / moderado:** solo se trata si hay varios episodios. Monoterapia con litio, lamotrigina o quetiapina.
- **Grave:** litio con valpromida; litio o valpromida con fluoxetina; olanzapina con fluoxetina.

Segunda línea
- **Leve / moderado:** monoterapia con valpromida o quetiapina.
- **Grave:** quetiapina con ISRS; litio o valpromida con lamotrigina o modafinilo.

Tercera línea
- **Leve / moderado:** monoterapia con carbamacepina o olanzapina.
- **Grave:** litio con carbamacepina; litio, valpromida o antipsicótico atípico con tricíclico; litio, valpromida o carbamacepina con ISRS o lamotrigina o topiramato.

ISRS solo en combinación con antipsicótico o estabilizador.

No utilizar aripiprazol o ziprasidona.

REGULADORES DEL ESTADO DE ÁNIMO. RESUMEN Y GUÍA PRESCRIPCIÓN

Mantenimiento

Polaridad maníaca	*Polaridad depresiva*
• Monoterapia con litio, valproato, valpromida, olanzapina o risperidona. • Litio con valproato o valpromida. • Litio, valproato o valpromida con aripiprazol.	• Monoterapia con litio, valproato, valpromida, lamotrigina o quetiapina. • Litio con valproato o valpromida. • Litio, valproato, valpromida o lamotrigina con quetiapina o ziprasidona.

Prevención de episodios maníacos: litio, valproato u olanzapina en monoterapia y aripirazol en combinación.

Se desaconseja monoterapia con antidepresivos, gabapentina o topiramato.

En tratamiento de mantenimiento

Episodios maníacos o mixtos	*Episodios depresivos*
• Optimizar dosis de tratamiento (regulador o antipsicótico). • Añadir antipsicótico. • Añadir regulador. • Cambiar regulador. • No utilizar antidepresivos.	• Optimizar dosis de reguladores. • Añadir antidepresivo (vigilando la aparición de síntomas hipomaníacos). • Añadir quetiapina. • Combinar dos reguladores.

TEC con psicofármacos en personas no respondedoras.

9 PSICOESTIMULANTES

9.1 Psicoestimulantes anfetamínicos

9.2 Psicoestimulantes no anfetamínicos

9.3 Metilxantinas

9.4 Fitoterapia

9.5 Ácidos grasos omega-3

9.1 PSICOESTIMULANTES ANFETAMÍNICOS

Mecanismo de acción

Agonistas funcionales monoaminérgicos
(Bloqueo potente de las bombas de
recaptación de la NA y DA)

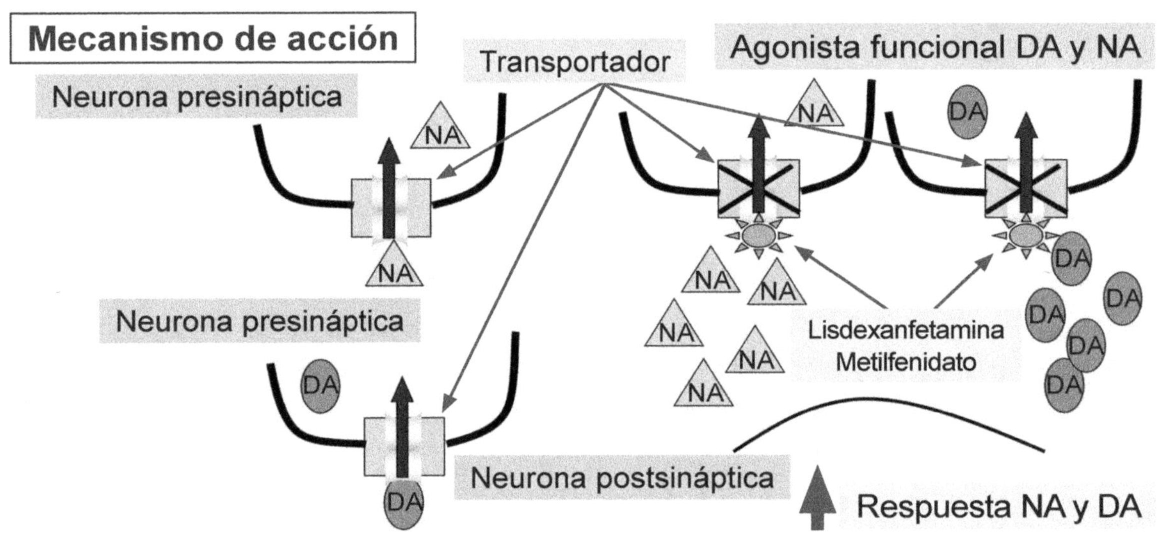

Agonismo funcional*

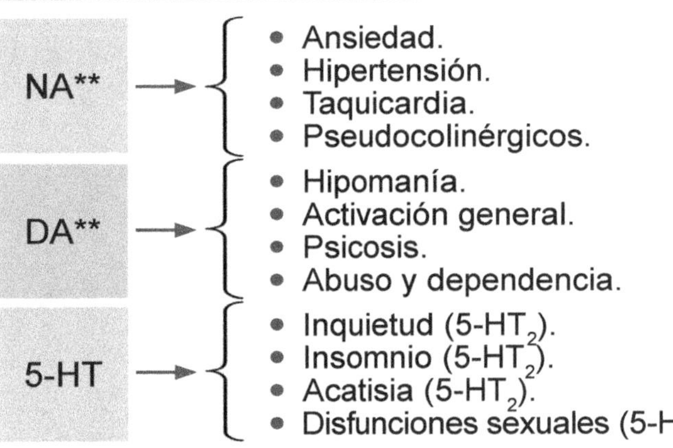

- Ansiedad.
- Hipertensión.
- Taquicardia.
- Pseudocolinérgicos.
- Cardiotoxicidad.
- Agitación.
- Activación motora.
- Glaucoma.

DA**

- Hipomanía.
- Activación general.
- Psicosis.
- Abuso y dependencia.

5-HT

- Inquietud (5-HT$_2$).
- Insomnio (5-HT$_2$).
- Acatisia (5-HT$_2$).
- Disfunciones sexuales (5-HT$_2$).
- Agitación mental (5-HT$_2$).
- Náuseas, vómitos, aumento movilidad gastrointestinal (5-HT$_3$).

* Mecanismos de acción, efectos adversos.
** Mecanismos terapéuticos.

PSICOESTIMULANTES ANFETAMÍNICOS

Lisdexanfetamina: farmacocinética

Absorción	Hidrolizado de l–lisina (aminoácido) y dextroanfetamina. Solo activo v.o.
Distribución	T. máx.: 1 h. 15-30 % fijación proteínas plasmáticas. t1/2: 11-12 h (dextroanfetamina). Una administración al día (mañana).
Metabolismo	Profármaco (principio activo dextroanfetamina). CYP2D6 (dextroanfetamina).
Excreción	Renal (96 %).

Lisdexanfetamina: farmacodinámica

Indicaciones

- TDAH
- Atracones (en estudio).

  - Se considera segunda línea de tratamiento por cautela, dada su reciente comercialización.
  - Minimiza riesgo consumo recreativo y mal uso. Refuerzo positivo menor por farmacocinética (profármaco, solo posible vía oral).

Metilfenidato. Farmacocinética

Absorción	v.o.: buena; presentaciones de liberación prolongada o modificada. v.t. (no disponible en estado español).
Distribución	T. máx.: 1-2 h. 15 % fijación proteínas plasmáticas. t1/2: 3-4 h preparados acción corta, 6-8 h preparados liberación prolongada. Última dosis a las 17 h.
Metabolismo	No metabolismo CYP450, enzimas esterasas. Un metabolito inactivo.
Excreción	Renal.

PSICOESTIMULANTES ANFETAMÍNICOS

Metilfenidato. Farmacodinámica

Indicaciones

- Trastorno por déficit de atención con hiperactividad (TDAH):
  - Tratamiento de elección (mejoría 75 % pacientes).
  - Segunda línea de tratamiento: atomoxetina, antidepresivos tricíclicos.
- Narcolepsia.
- Depresiones refractarias, especialmente en ancianos.
- Autismo infantil.
- Trastorno obsesivo-compulsivo.
- Trastorno del comportamiento por causa orgánica en ancianos.
- Potenciador cognitivo.
- Apatía en demencia (en estudio).

Farmacodinámica

Contraindicaciones

- Síndrome de Gilles de la Tourette (presencia o antecedentes familiares).
- Arrítmicas cardíacas, angina de pecho.
- Hipertensión grave.
- Trastornos psicóticos, trastorno bipolar (no controlado).
- Anorexia nerviosa.
- Trastorno por uso de sustancias.
- Ansiedad grave.
- Glaucoma.
- Epilepsia.
- Hipertiroidismo.

No asociar con IMAO, riesgo de:

- Crisis hipertensivas.
- Hemorragia cerebral.
- Psicosis tóxica grave.

Farmacodinámica

Precauciones

- Tics.
- Antecedentes trastornos psicóticos.
- Antecedentes trastorno bipolar.
- Antecedentes depresión grave.
- Presencia de agresividad.
- Patologías cardiovasculares e hipertensión.
- Obstrucción gastrointestinal (metilfenidato).

Durante el tratamiento se debe monitorizar:
- Peso y talla (niños y adolescentes). Mayoría con datos en el rango de la normalidad.
- Aparición de sintomatología psiquiátrica.

PSICOESTIMULANTES ANFETAMÍNICOS

Farmacodinámica

Seguridad

- Índice terapéutico medio.
- Prescripción de dosis bajas para evitar euforia y dependencia.
- Acumulación en ancianos y personas con insuficiencia hepática.
- Intoxicación. Síndrome confusional, agitación, vómitos, cefalea, taquicardia, hipertensión, sequedad mucosas y convulsiones (pueden ir seguidas de coma). Atención urgente de cuidados intensivos y lavado gástrico.
- Dosis altas y supresión brusca pueden desencadenar un episodio psicótico con:
    - Paranoia y alucinaciones.
    - Agresividad.
    - Comportamiento estereotipado.

Farmacodinámica

Efectos adversos

- Inquietud, irritabilidad, ansiedad
- Hiperactividad psicomotora
- Insomnio
- Anorexia
- Cefalea
- Taquicardia, hipertensión
- Dolor abdominal
- Disminución de la libido

 Frecuentes

Poco frecuentes 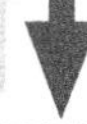

- Temblor
- Tics
- Discinesia
- Disforia
- Dermatitis
- Mareo
- Visión borrosa
- Estreñimiento
- Manía

Desarrollo de tolerancia, pero riesgo no minimizable

- Isquemia
- Accidentes cerebrovasculares
- Encefalopatía tóxica
- Necrosis vías respiratorias altas

Recomendaciones tratamiento TDAH

- Indicación farmacológica como parte de un tratamiento integral del TDAH.
- Inicio del tratamiento en niños (mayores de 6 años) y adolescentes cuando otras medidas son insuficientes. Continuar si se requiere en adultos.
- Reevaluar utilidad del tratamiento cada tres meses el primer año y posteriormente cada año como mínimo.
- En tratamiento prolongado instaurar controles analíticos de hemogramas completos y recuento de plaquetas.
- Vigilar cuidadosamente la aparición o exacerbación de conducta suicida y otros síntomas psiquiátricos (psicóticos,...), así como mal uso.
- Tratamiento bajo supervisión de un especialista con experiencia en trastornos del comportamiento en niños y adolescentes.

PSICOESTIMULANTES ANFETAMÍNICOS

Genérico	*Comercial*	*Dosis (mg/día)*
Dextroanfetamina	Retirada en España (1999)	
Lisdexanfetamina	Elvanse®	20-70
Metilfenidato	Concerta®*, Equasym®**, Medikinet®**, Rubicrono EFG**, Rubifen®	5-60

* Presentación de liberación prolongada.
** Presentaciones de liberación modificada (OROS):

- Equasym: liberación 30 % inmediata / 70 % osmótica.
- Medikinet: liberación 50 % inmediata / 50 % osmótica. Efecto a los 30 min.
- Rubicrono: liberación 22 % inmediata / 78 % osmótica.

Duración efecto de liberación prolongada o modificada alrededor de 8 h.

Tratamiento TDAH (fármacos comercializados en EEUU y nombres comerciales)

Dextroanfetamina

- Dexedrine®
- Dexedrine-CR®
- Dextrostat®

Dextroanfetamina

- Vyvance®

Sales mixtas de anfetaminas

- Adderall®
- Adderall-XR®

Dextroanfetamina

- Ritalin®
- Daytrana® (v.t.)*

Dextroanfetamina

- Focalin®
- Focalin-XR®

* Parches (9 h duración). Menos efectos adversos.

9.2 PSICOESTIMULANTES NO ANFETAMÍNICOS

Mecanismo de acción
(atomoxetina)

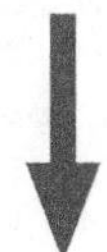

Agonista funcional noradrenérgico
(Bloqueo potente selectivo de las
bombas de recaptación de la NA)

Atomoxetina. Mecanismo de acción

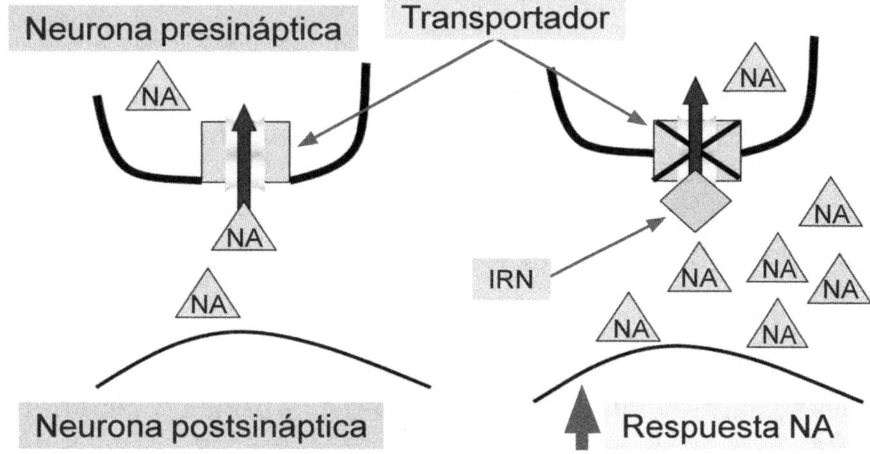

Atomoxetina (IRN). Farmacocinética

Absorción	Buena. v.o. (única utilizada).
Distribución	Biodisponibilidad > 63 %. T. máx.: 2 h. 98 % fijación proteínas plasmáticas. t1/2: 3,6 h (metabolizadores rápidos). 21 h (metabolizadores lentos).
Metabolismo	Hepático. CYP2D6. Metabolito activo: 4-hidroxiatomoxetina.
Excreción	Renal (80 % + 3 % inalterada) y biliar (17 %).

PSICOESTIMULANTES NO ANFETAMÍNICOS

Atomoxetina (IRN). Farmacodinámica

Indicaciones

- TDAH. Primera opción si existe presencia de:
  - Tics.
  - Enuresis.
  - Ansiedad.
  - Depresión.
- Disfunción ejecutiva enfermedad Parkinson (no aprobada).

Contraindicaciones

- Alteraciones de la presión arterial.
- Problemas urinarios.
- Convulsiones.
- Trastorno bipolar.
- Ideas de suicidio.
- Glaucoma.
- Crecimiento no satisfactorio.

Atomoxetina (IRN). Farmacodinámica

Seguridad

- Instauración gradual de la dosis para mejorar la tolerabilidad.
- Riesgo acumulación, evitar en ancianos. La dosis inicial y establecida debe reducirse al 50 % en pacientes con insuficiencia hepática moderada y al 25 % con severa.
- Intoxicación, puede ser grave y requerir asistencia urgente con implicaciones:
  - Neuropsiquiátricos: cefalea, ansiedad, temblor, hiperestesia, hiporreflexia, manía, alucinaciones, delirio, convulsiones.
  - Cardiovasculares: taquicardia, arritmias, hipertensión, hipertermia.
- No adictiva.

Atomoxetina (IRN). Farmacodinámica

Efectos adversos

- Sequedad de boca
- Estreñimiento
- Náuseas y vómitos
- Fatiga
- Disminución del hambre
- Pérdida de peso
- Cefalea
- Insomnio

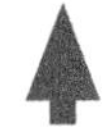

Frecuentes

 Poco frecuentes

- Taquicardia
- Palpitaciones
- Hipotensión ortostática
- Retención urinaria
- Vértigo
- Priapismo
- Impotencia
- Dermatitis

PSICOESTIMULANTES NO ANFETAMÍNICOS

Mecanismo de acción
(guanfacina)

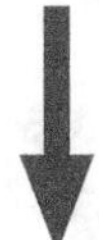

Agonista funcional noradrenérgico
(Agonista químico de los receptores α_{2A})

Guanfacina. Mecanismo de acción

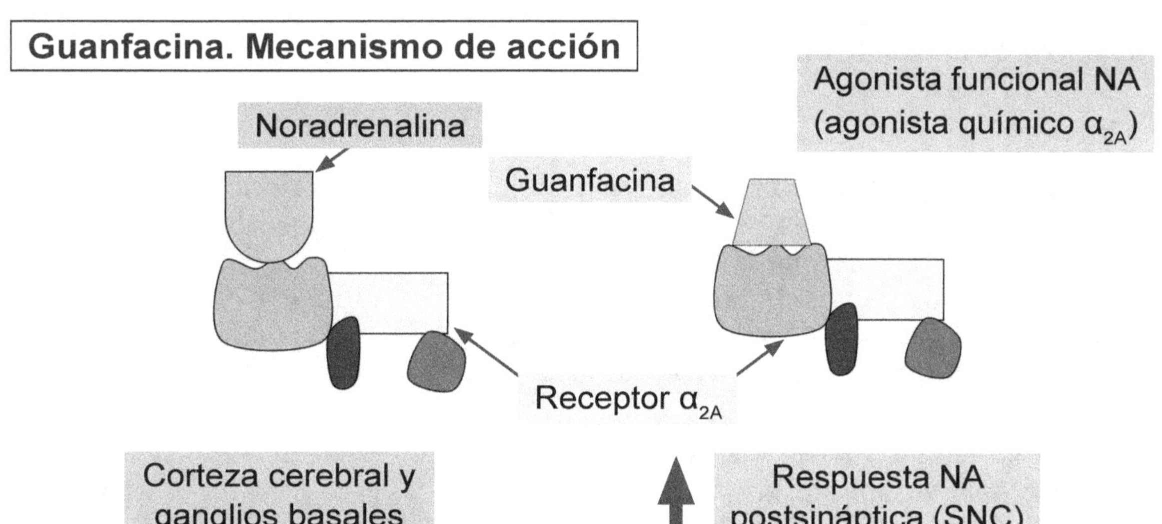

Guanfacina. Farmacocinética

Absorción	Buena. v.o. (única utilizada). No administrar con comidas grasas.
Distribución	T. máx.: 5 h. 70 % fijación proteínas plasmáticas. t1/2: 18 h.
Metabolismo	Hepático. CYP3A4 y CYP3A5.
Excreción	Renal (80 %) y biliar (20 %).

PSICOESTIMULANTES NO ANFETAMÍNICOS

Guanfacina. Farmacodinámica

Indicaciones

- TDAH. Niños de 6-17 años cuando los psicoestimulantes anfetamínicos y la atomoxetina no son eficaces o están contraindicados.
  - Mejor opción que un anfetamínimo con presencia de tics.
  - Acción terapéutica como coadyuvante a un anfetamínimo con trastorno oposicionista comórbido.

Precauciones

- Hipotensión.
- Bradicardia.
- Somnolencia.
- Insuficiencia hepática y renal.

Guanfacina. Farmacodinámica

Seguridad

- Instauración gradual de la dosis para mejorar la tolerabilidad.
- No se ha establecido la seguridad y eficacia en personas adultas, edad avanzada y menores de 6 años.
- Aumenta la disponibilidad de Valproato y tiene efectos aditivos con fármacos hipotensores y depresores de SNC.
- Intoxicación grave. Puede evolucionar a coma y muerte (hospitalización):
  - Hipotensión y bradicardia.
  - Somnolencia, mareo y visión borrosa.
  - Depresión respiratoria.
- No adictiva.

Guanfacina. Farmacodinámica

Efectos adversos

- Somnolencia
- Cefalea
- Fatiga
- Dolor Abdominal
- Hipotensión
- Enuresis
- Disminución del apetito
- Insomnio
- Ansiedad
- Depresión

Poco frecuentes 

- Agitación
- Alucinaciones
- Convulsiones
- Mareo postural
- Palidez
- Dispepsia
- Prurito
- Astenia
- Dolor de pecho

 Frecuentes

PSICOESTIMULANTES NO ANFETAMÍNICOS

Mecanismo de acción
(modafinilo)

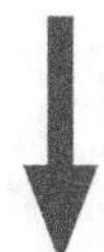

Agonista funcional glutamatérgico y adrenérgico
(Aumento liberación GLU y agonista α1)
Antagonista funcional GABA
(Decremento liberación GABA)

Modafinilo. Mecanismo de acción

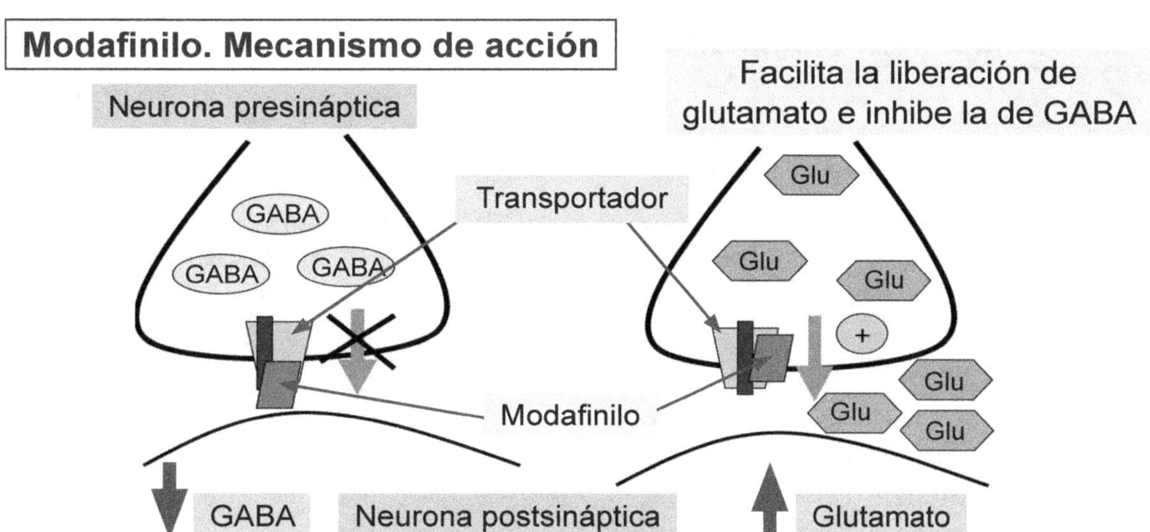

Modafinilo. Mecanismo de acción

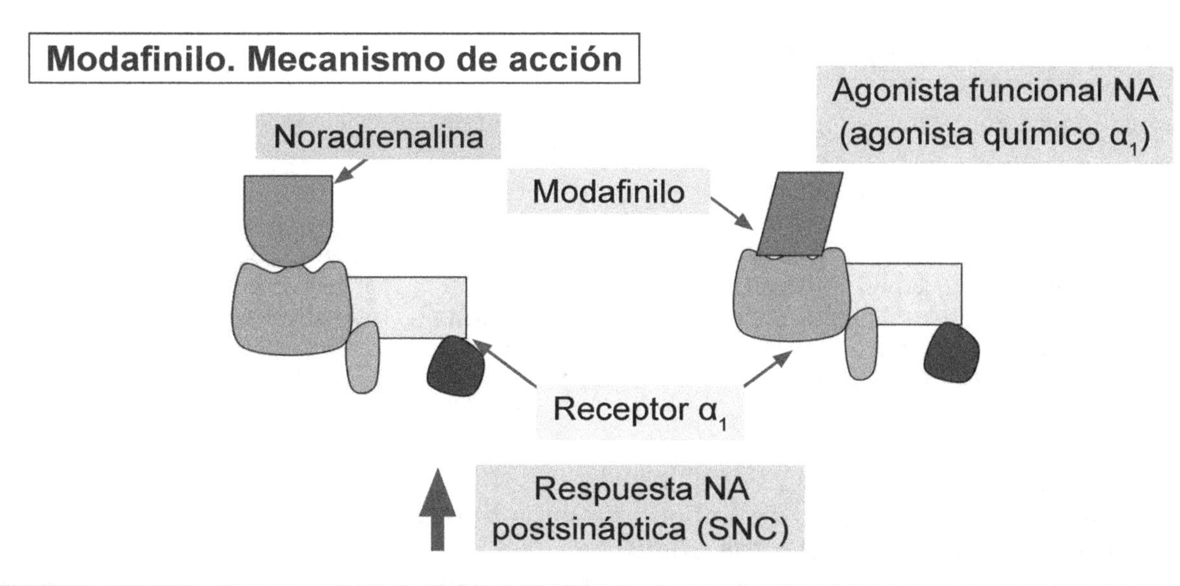

PSICOESTIMULANTES NO ANFETAMÍNICOS

Modafinilo. Farmacocinética

Absorción	Buena v.o.
Distribución	Extensa. T. máx.: 3-4 h. 61-65 % fijación proteínas plasmáticas. t1/2: 12-15 h.
Metabolismo	Hepático: CYP2C19, CYP1A y CYP3A4. Inhibidor del CYP2C9. Inductor del CYP3A4 (tolerancia farmacocinética).
Excreción	Renal.

Modafinilo. Farmacodinámica

Indicaciones

- Narcolepsia con/sin cataplejia (latencia efecto 1-2 meses).
- Apnea del sueño.
- Trastorno del sueño por turnos laborales.
- Hipersomnolencia diurna enfermedades neuropsiquiátricas.
- Depresión con respuesta parcial a antidepresivos.
- Potenciador cognitivo.

Contraindicaciones

- Hipertrofia ventricular izquierda.
- Prolapso de válvula mitral.
- Isquemia miocárdica.
- Trastorno psicótico.

Modafinilo. Farmacodinámica

Seguridad

- Índice terapéutico medio.
- Sin precauciones previas en ancianos.
- Intoxicación. Insomnio, alteraciones cardiovasculares y digestivas y excitación del SNC. Hospitalización y vigilancia durante 48 h.
- Con precaución en alteraciones cardiovasculares, hepáticas y trastornos psicopatológicos:
  - Psicóticos.
  - Afectivos.
  - Adictivos.
  - De ansiedad (control periódico).
- Puede reducir el efecto de anticonceptivos hormonales.
- No parece presentar efectos adictivos.

PSICOESTIMULANTES NO ANFETAMÍNICOS

Modafinilo. Farmacodinámica

Efectos adversos

- Ansiedad, nerviosismo
- Dolor de espalda
- Dispepsia
- Cefalea
- Insomnio
- Náuseas
- Sequedad de boca
- Taquicardia, palpitaciones

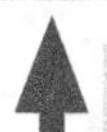 Frecuentes

Poco frecuentes

- Amnesia
- Anorexia
- Astenia
- Diarrea
- Mareo

- Dísnea
- Temblores
- Discinesia
- Ambliopía

Recomendaciones tratamiento TDAH

- Indicación farmacológica como parte de un tratamiento integral del TDAH.
- Inicio del tratamiento en niños (mayores de 6 años) y adolescentes cuando otras medidas son insuficientes. Continuar si se requiere en adultos.
- Reevaluar utilidad del tratamiento cada tres meses el primer año y posteriormente cada año como mínimo.
- Evaluación basal de frecuencia cardíaca y presión arterial y monitorización durante el tratamiento. Modafinilo: analítica previa y suspender tratamiento ante primeros signos de erupción cutánea.
- Vigilar cuidadosamente la aparición o exacerbación de conducta suicida, hostilidad y labilidad emocional.
- Tratamiento bajo supervisión de un especialista con experiencia en trastornos del comportamiento en niños y adolescentes.

Genérico	Comercial	Dosis (mg/día)
Atomoxetina	Atamax EFG, Atomoxetina EFG, Audalis EFG, Dezaprex EFG, Strattera®	40-120
Guanfacina	Intuniv®	1-7*
Modafinilo	Modafinil®, Modafinilo EFG, Modiodal®, Rixdem EFG	100-400

* Peso corporal >58 kg.

PSICOESTIMULANTES NO ANFETAMÍNICOS

Tratamiento del TDAH. Recomendaciones manejo psicoestimulantes

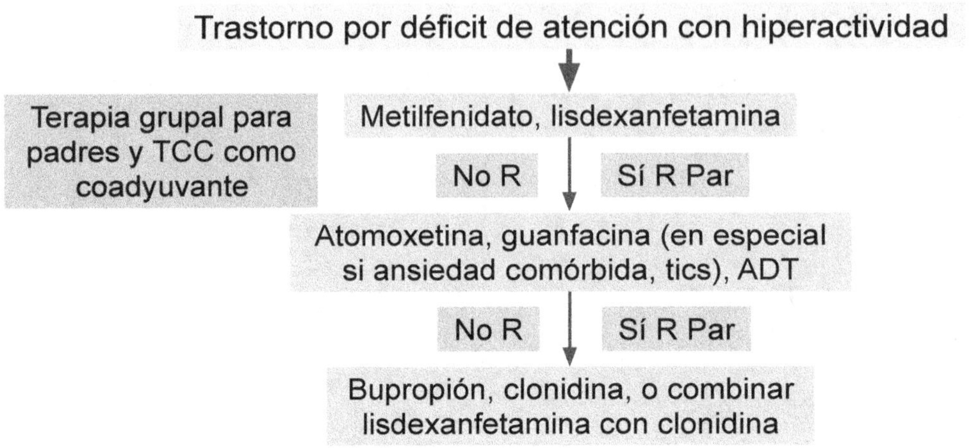

Trastorno por déficit de atención con hiperactividad

Terapia grupal para padres y TCC como coadyuvante

Metilfenidato, lisdexanfetamina

No R   Sí R Par

Atomoxetina, guanfacina (en especial si ansiedad comórbida, tics), ADT

No R   Sí R Par

Bupropión, clonidina, o combinar lisdexanfetamina con clonidina

9.3 METILXANTINAS

Cafeína

Metilxantinas

Teofilina

Teobromina

Mecanismo de acción

Agonistas funcionales monoaminérgicos
(NA, DA y 5-HT) y de la ACh poco potentes
(Antagonistas receptores A1 y A2 de la adenosina)

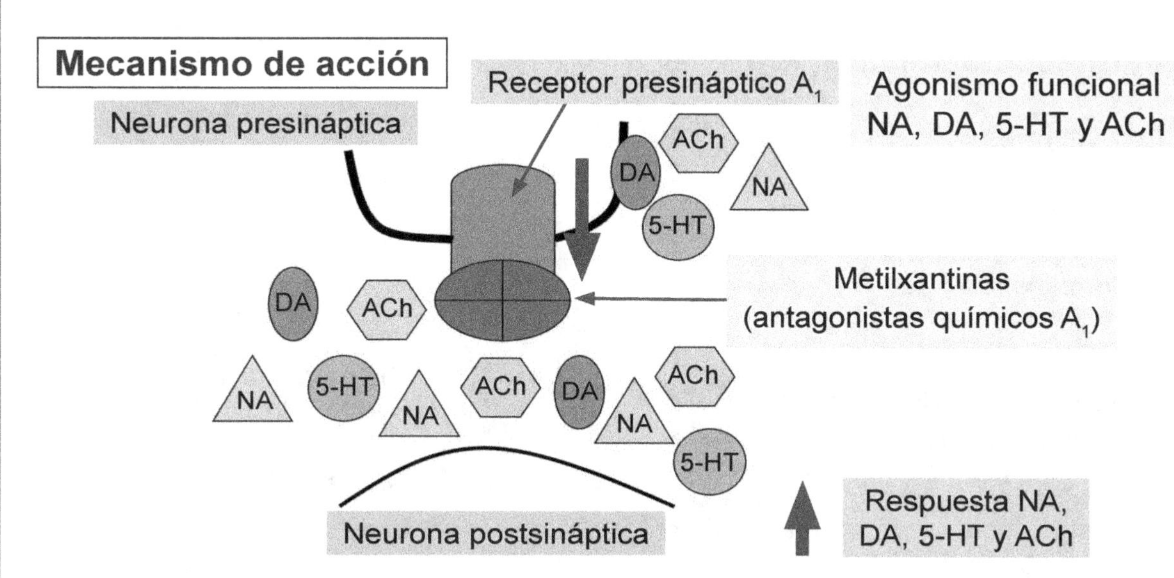

METILXANTINAS

Mecanismo de acción

Agonismo funcional DA

Cafeína. Farmacocinética

Absorción	v.o.: rápida y completa; v.e. v.r.
Distribución	Rápida y extensa. T. máx.: 30 min.-2 h. 17-36 % fijación proteínas plasmáticas. t1/2: 3-5 h.
Metabolismo	Hepático. CYP1A2. Metabolitos activos. Transconversión a teofilina. Se inhibe con disulfiran, se acelera con nicotina y ralentiza con anticonceptivos orales.
Excreción	Renal.

Farmacodinámica

Indicaciones

Cafeína

- Apnea prematuros
- Somnolencia
- Fatiga

Forma parte de preparados farmacéuticos

- Antiinflamatorios
- Fármacos para resfriados
- Analgésicos
- Antimigraña
- Relajantes musculares
- Antieméticos

Teofilina

- Asma
- Broncoespasmo
- Enfisema pulmonar
- Enfermedad pulmonar obstructiva asmática
- Apnea prematuros

Teobromina

- Diuresis

METILXANTINAS

Cafeína. Farmacodinámica

Contraindicaciones

- Embarazo. Aumento riesgo aborto, muerte fetal y parto prematuro (+ 600 mg/día).
- Alteraciones cardiovasculares graves.
- Alteraciones gastrointestinales (úlceras pépticas; enterocolitis necrotizante).
- Epilepsia.
- Insomnio.
- Insuficiencia hepática y ancianos. Riesgo acumulación.
- Trastornos de ansiedad.

Sin experiencia

- Niños menores de 12 años.
- Insuficiencia renal.

Cafeína. Farmacodinámica

Seguridad I

- Índice terapéutico alto.
- Consumo crónico poco problema adictivo. Riesgo de arritmias cardíacas y úlcera gastroduodenal.
- Tolerancia a la estimulación psicomotora y a la acción simpaticomimética (regulación al alza receptores A1).
- Puede disminuir la absorción de hierro (distanciar 2 h la administración).
- Intoxicación aguda poco frecuente (dosis muy elevadas):
  - Taquicardia, arritmias, hipertensión, hipertermia.
  - Cefalea, irritabilidad, temblores.
  - Hiperestesia, hiporreflexia.
  - Manía, alucinaciones, delirio, convulsiones.

Cafeína. Farmacodinámica

Seguridad II

- El abuso de cafeína es un factor en las sobredosis de jóvenes combinada con productos farmacéuticos (81 %) y drogas ilegales.
- Discusión sobre la necesidad de avisar al consumidor de la cantidad de cafeína que contienen les bebidas energéticas.
- Síndrome de abstinencia (DSM-5) de entre 1-5 días de duración, con pico a las 24 h:
  - Apatía, cansancio, somnolencia.
  - Incapacidad para concentrarse, baja motivación.
  - Nerviosismo, ansiedad, espasmos musculares.
  - Cefalea, náuseas.
  Tratamiento con analgésicos (aspirina) y dosis bajas de cafeína (1-5 mg).

METILXANTINAS

Cafeína. Farmacodinámica

Efectos adversos

- Inquietud, irritabilidad, excitación
- Irritación gastrointestinal
- Insomnio

Frecuentes

Poco frecuentes

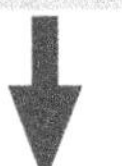

- Taquiarritmias
- Temblores
- Diarrea
- Náuseas
- Vómitos
- Ansiedad

Genérico	*Comercial*	*Dosis (mg/día)*
Cafeína	Durvitan retard®, Prolert®, Peyona®*	Máx.: 1200
Cafeína (añadida a otros principios activos, con y sin receta)	Actron®, Analgilasa®, Aspirina plus®, Biodramina Cafeína®, Cafergot®, Cafiaspirina®, Cafinitrina®, Calmagrip®, Cinfamar cafeína®, Desenfriol®, Dolviran®, Frenadol complex®, Hemicraneal®, Ilvico®, Mejoral®, Optalidon®, Resfroil®, Rinomicine®, Salvarina®, Seridon®, Yendol®	Muy variable según el preparado
Teofilina	Eufilina®**, Elixifilin®, Teromol Retard®, Theo-dur®, Theolair®	10-18 mg/kg

* Solución para perfusión venosa y solución oral. Uso hospitalario.
** Solución inyectable. Uso hospitalario.

9.4 FITOTERAPIA

Indicaciones: astenia, fatiga y agotamiento

Genérico	Comercial	Dosis (mg/día)
Kola *(Hydrocotile asiatica)*	Arkocápsulas Kola®, Gotu Kola®	250-1500
Guaraná* *(Paullinia cupana)*	Arkocápsulas Guaraná®, Guaraná Ampollas Arko®, Guaraná Eladiet®, Guaraná Natrol®, Guaraná Piracuru®, Guaraná Revital®, Saluspac estimulante®	680-3060

Contienen cafeína.
* También indicación sobrepeso. Efecto diurético suave.
Planta con mayor contenido de cafeína (3-8 %), 1 cápsula suele contener 40 mg.

Indicaciones: astenia, fatiga y agotamiento

Genérico	Comercial	Dosis (mg/día)
Eleuterococo* *(Ginseng siberiano)* *(Eleutherococcussenticosus)*	Arkocápsulas Eleuterococo®, Edensan Eleuterococo®, Eleuterococo Fitosol®, Eleuterococo GSN®, Eleuterococo Homeosor®, Eleuterodin Aquilea®, Fitokey Eleuterococo®, Eleuterogor®	500-3000

* También acción inmunoestimulante, antiviral y hepatoprotectora.
Posible aumento de la tensión arterial en pacientes hipertensos.

9.5 ÁCIDOS GRASOS OMEGA-3

Farmacodinámica

Principios activos

Ácidos poliinsaturados, metabólitos del ácido alfalinolénico. Esenciales, pues no los podemos sintetizar y debemos adquirirlos con la dieta:

- Docosahexanoico (DHA):
  - Efecto neuroactivo.
  - Aporta fluidez a las membranas.
- Eicosapentanoico (EPA):
  - Protector cardiovascular.

Farmacodinámica

Mecanismos de acción

► Hipotéticos en SNC para distintos trastornos psicopatológicos:
  - Cambios en la fluidez de las membranas neuronales (trastorno bipolar).
  - Promoción de niveles de citoquinas con menor capacidad inflamatoria (trastornos depresivos).
  - Deficiencia de omega-3 en distintos trastornos que conduce a alteraciones en el almacenamiento de los neurotransmisores y su regulación génica:
    - Trastorno por déficit de atención con hiperactividad.
    - Trastorno esquizofrénico.

Farmacodinámica

Fuentes naturales

- Carnes animales marinas.
- Pescados grasos o azules.
- Aceite de pescado.
- Mariscos (mejillones, ostras y berberechos).
- Frutos secos (nueces, avellanas y pipas de calabaza).
- Semillas y aceite de soja, calabaza, cáñamo, trigo.
- Espinacas, col, lechuga y brócoli.

Dosis recomendada: 650 mg/día.
Dosis mínima: 100 mg/día (equivalente 50-60 g de pescado azul).

ÁCIDOS GRASOS OMEGA-3

Farmacodinámica

Indicaciones (I)

- Problemas aprendizaje y comportamiento (TDAH).
- Regulación estados de ánimo.
- Regulación conducta impulsiva.
- Depresión (postparto e infantil).
- Prevención demencia.
- Mejoría cognitiva en demencia de Alzheimer.
- Suplementación en epilepsia crónica refractaria.

Farmacodinámica

Indicaciones (II)

- Prevención enfermedades cardiovasculares.
- Hipertensión leve.
- Anti-inflamatorio (artritis reumatoide, gota).
- Suplementación durante el embarazo.
- Prevención aterosclerosis.
- Síndrome premenstrual y dismenorreas.
- Degeneración macular retiniana.
- Prevención cáncer mama, próstata y colon.
- Reducción riesgo metástasis.

Farmacodinámica

Contraindicaciones

- Alergia e hipersensibilidad al pescado.
- Alergia e hipersensibilidad a las nueces.
- Diabetes (puede aumentar el azúcar en sangre).
- Riesgo hemorragia (puede aumentar el riesgo al sangrado).
  No coadministrar con:
  - Aspirina.
  - Anticoagulantes.
  - AINES.
- Hipotensión arterial.
- Taquicardia ventricular.

ÁCIDOS GRASOS OMEGA-3

Farmacodinámica

Efectos adversos

A dosis habituales recomendadas:

- Diarrea
- Trastornos gastrointestinales
- Eructos con regusto a pescado
- Mal aliento
- Náuseas
- Cambio percepción sabores
- Erupciones cutáneas
- Aumento de peso

Poco frecuentes

Farmacodinámica

Consumo excesivo puede provocar

Disminución colesterol "bueno"

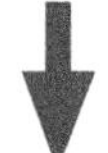

Producción cálculos biliares

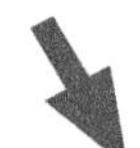

Interferencia absorción vitamina E

Genérico	Comercial	Dosis (mg/día)*
Ácidos grasos Omega-3 (DHA / EPA)	Acutil®, Aquilea omega 3®, Biovra omega 3 fish oil®, DHA 80 NM®, EnerZone omega 3 RX®, EPA 70 NM®, Herbalife Max®, Kal omega-3®, MegaRed®, Nature's way EPA-18®, Omega 3 Solgar®, Omega-3 gummies for kids®**, Omega 3 Natrol®, Sabinco EPAcaP®, Veg Omega-3 Complex®***	DHA: 120-800
	Omacor® (Excluido prestación farmacéutica en 2012)	EPA: 180-1000

* FDA recomienda un consumo máximo con suplementos dietéticos de 2 g/día de DHA y de 3 g/día de EPA.
** Presentación infantil.
*** Origen vegetal (personas vegetarianas e intolerantes al pescado).

10.1 NOÓTROPOS

- Implantación creciente, smart drugs o ¿fármacos de la inteligencia?
- Actividad antioxidante (reducción estrés oxidativo), neuroprotectora. Aumento resistencia del cerebro a agresiones físicas y químicas.
- No actúan sobre mecanismos de neurotransmisión clásicos. Sin efectos hipnóticos, sedantes, ansiolíticos, estimulantes,...
- Efectos contrastados de su administración:
  - EEG más regular, aumento amplitud de algunas frecuencias.
  - Facilitan el flujo de información entre hemisferios cerebrales.
  - Incrementan el tono de control córtico-subcortical.
  - Facilitan la producción de nuevas estrategias.
  - Potencian aprendizaje y memoria. En estudios preclínicos revierten el deterioro.

Estrés oxidativo

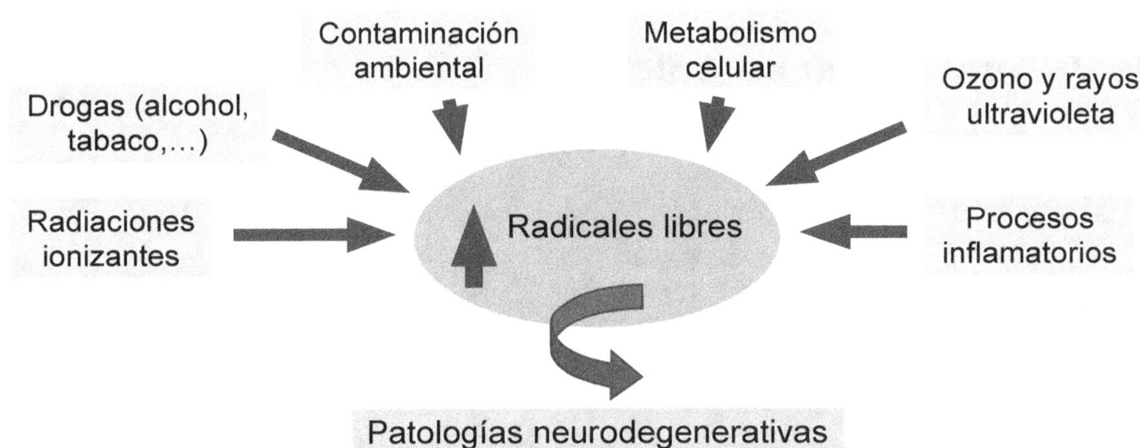

Radicales libres: Acciones celulares

- Afectación membrana (peroxidación lipídica).
- Alteración e inactivación de proteínas receptoras inotrópicas y metabotrópicas.
- Alteración actividad proteínas canal reguladas por voltaje.
- Alteración e inactivación enzimas sintetizadores, degradadores,...

Daño membrana y ADN:
- Mitocondrial.
- Nuclear.

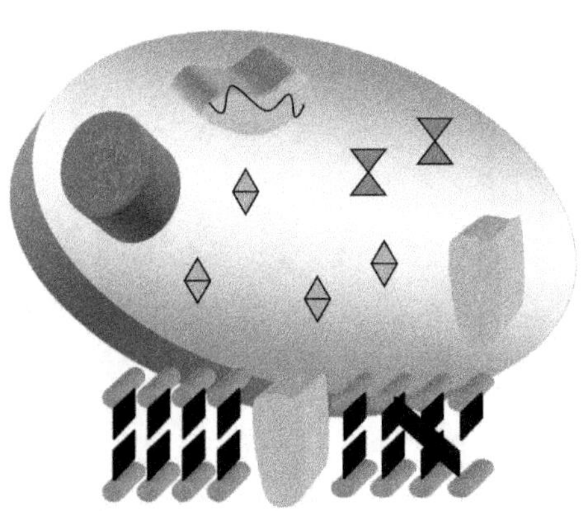

NOÓTROPOS

Acción antioxidantes

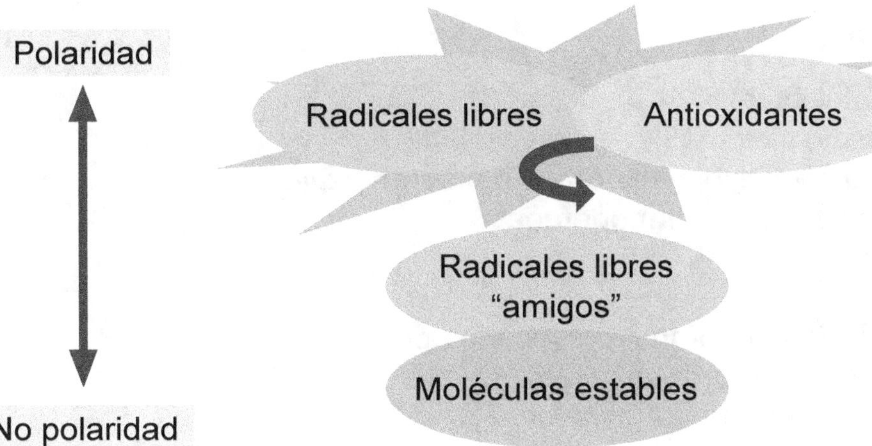

Piracetam

- Prototipo noótropos con diversos análogos (aniracepam, pramiracepam, oxiracepam), incluso más potentes, no comercializados en España.
- Estructura química derivada del GABA. No se ha establecido mecanismo de acción gabaérgico.

Piritioxina

- Análogo de la vitamina B6 (piridoxina).
- Parece que facilita el paso de glucosa a través de la BHE.

Piracetam y Piritioxina. Farmacocinética

Absorción	v.o. buena (cada 8 h), v.e. Piracetam también v.i. Inicio dosis superior para luego bajar a mantenimiento.
Distribución	T. máx.: 45 min. No fijación proteínas plasmáticas. t1/2 4-5 h (sangre) y 6-8 h (LCR). Efectos perceptibles de 30-60 min. (v.p.).
Metabolismo	No metabolismo hepático.
Excreción	Renal.

NOÓTROPOS

Farmacodinámica

Indicaciones

- Fatiga intelectual.
- Tratamiento sintomático envejecimiento.
- Deterioro cognitivo y trastornos del aprendizaje.
- Demencia senil leve / moderada.
- Alcoholismo.
- Vértigo.
- Protector daño neuronal provocado por:
  - Traumatismos craneoencefálicos.
  - Cirugías neuroquirúrgicas.
  - Hipoxia cerebral.

Farmacodinámica

Contraindicaciones

- Insuficiencia renal severa.
- Embarazo.
- Lactancia.

Seguridad

- Índice terapéutico muy alto.
- En tratamiento ambulatorio latencia efecto de 3-4 semanas.
- Producción de pocos efectos secundarios y leves.
- Baja toxicidad a dosis elevadas, intoxicación de poca gravedad con recuperación completa.
- No adictivos.

Farmacodinámica

Efectos adversos

- Agitación, excitación
- Ansiedad
- Insomnio
- Alucinaciones

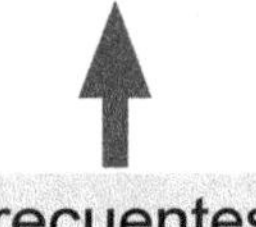

Frecuentes

Poco frecuentes

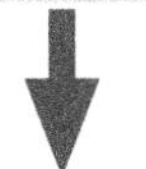

- Náuseas y vómitos
- Diarrea
- Gastralgia

NOÓTROPOS

Melatonina

- Descartes, 1662. Localización glándula pineal.
- Lerner, 1958. Identificación de la melatonina.
- Ritmo circadiano con un pico de producción nocturna (24:00-04:00 h).
- Variaciones producción durante el ciclo vital:
  - Aparición del ritmo a los 2-3 meses.
  - Niveles máximos entre 1-5 años.
  - Descenso puberal (permisibidad maduración sexual).
  - Estabilización en la edad adulta.
  - Disminución con la edad (50 años en adelante).
- Efectos: potente antioxidante (Reiter, 1970-actualidad), estimulante del sistema inmunológico, antitumoral.

Melatonina. Mecanismo de acción antioxidante

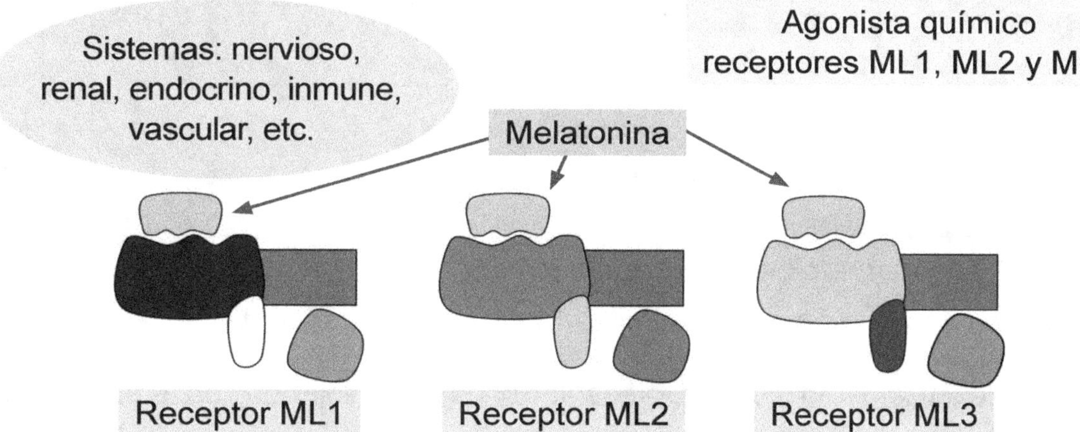

Melatonina. Antioxidante

- Neutraliza diversos radicales libres de oxígeno.
- Metabolitos con potente actividad antioxidante.
- Estimula los enzimas antioxidantes endógenos (actividad y expresión génica):
  - Glutatión peroxidasa.
  - Glutatión reductasa.
  - Catalasa.
  - Superóxido dismutasa.
- Inhibe la actividad de enzimas prooxidantes endógenos, en especial las NOS productoras de óxido nítrico.

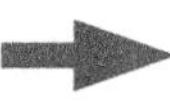

NOÓTROPOS

Melatonina. Antioxidante, antinflamatorio

► Potencial terapéutico:

- Envejecimiento.
- Patologías neurodegenerativas.
- Prevención daño neurológico (postraumático / postquirúrgico).

- Patologías cardiovasculares,hipertensión.
- Cardiotoxicidad por consumo de sustancias.

- Trastornos hormonales menopausia.
- Normalización niveles colesterol.
- Prevención osteoporosis.

Melatonina. Neurodegeneración

Preventiva monoterapia	Tratamiento combinar
5-20 mg, dosis inicial superior	

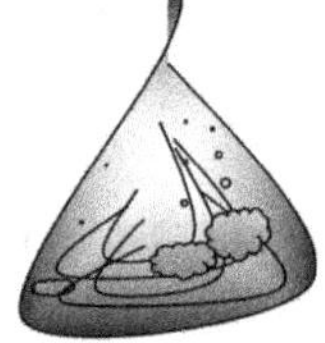

Fases iniciales. Afectación actividad de la pineal:

- Reactivación ritmicidad circadiana.
- Efectos cognitivos.
- Retraso sintomatología neuropsiquiátrica.

Fases avanzadas: pérdida receptores (poca o nula respuesta).

Elección de suplemento dietético, presentaciones disponibles con dosis superiores.

Melatonina. Estimulador sistema inmunológico

- Restaura inmunodeficiencias secundarias.
- Protege de infecciones virales y bacterianas.
- Acciones hematopoyéticas tras quimioterapia.
- Acciones sinérgicas con IL-2 en pacientes con cáncer.

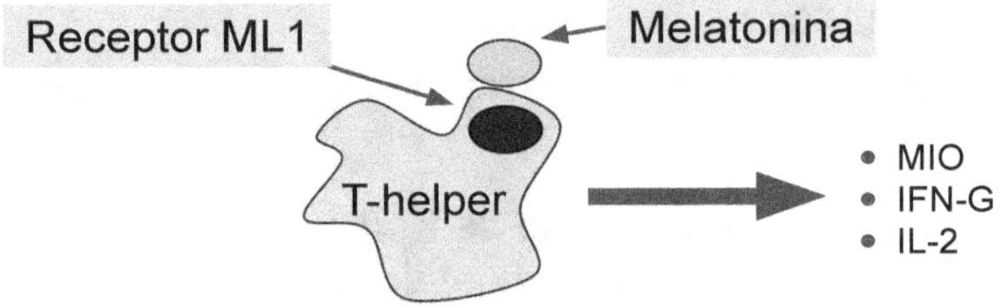

NOÓTROPOS

Genérico	Comercial	Dosis
Piracetam	Ciclofalina®, Nootropil®	v.o. 800-2400 mg/8 h v.p. 1-3 g/día*
Piracetam (junto genéricos vasodilatadores)	+ Vincamina: Anacervix®, Devincal® + Codergocrina: Diemil®	400 mg + 20 mg 1 g/5 ml + 1,87 mg
Piritioxina#		v.o. 600 mg/8 h v.e. 2-4 g/día*

* Administración endovenosa o intramuscular.
# No comercializado en el estado español.

Adquisición sin receta

Genérico	Comercial	Dosis
Ácido alfa-lipoico*	ALAsod®, ALAnerv®, ALAon®, Chelidon®	200-600 mg
Complejos antioxidantes	ALAnerv®, Balnimax®, Bio-antioxidante®, Lex Vitae®, Lycocor®	1 cápsula
Melatonina**	Melamil®, Supl. dietéticos	5-20 mg
Resveratrol	Active Resveratrol Salengei®, Resveratrol Resolife®, Salvestrol®	125-500 mg
Selenio	Bio–complex selenio + Zinc®*, Selenium Solgar®, Selenium Lambers®, SelenoPrecise®	50-200 µg

Disponen únicamente de preparados de administración oral.
* Presentaciones compuestas.
** Eficacia en prevención y tratamiento de las demencias (debe determinarse mejor el rango terapéutico de dosis).

Vitaminas

Genérico	Comercial	Dosis
Vitamina B6 (Piridoxina)	Benadon Roche®, Conductasa®, Vitamina B6 Solgar®	v.o. 600-2000 v.i. 300-600
Vitamina C* (ácido ascórbico)	Vitamina C Roche®, Redoxon®, Xavea C®	1000-4000
Vitamina E* (Tocoferol)	Auxina E®, Elevit®, Vitamina E 500 Arko®, Vitamina E Solaray®	800-3000

* Eficacia en prevención y tratamiento de las demencias:
  • Debe determinarse mejor el rango terapéutico de dosis.
  • No suficientes estudios de seguridad a largo plazo.

10.2 NOÓTROPOS. FITOTERAPIA

Genérico	Comercial	Dosis
Vid roja (Vitis vinifera L.)	Antistax®, Arkocaps Polifenoles®, Arkocápsulas Vid Roja®, Colladeen®, Grape-Seed®, Vid Roja Fitosol®, Vid Roja Gor®, Vid Roja Integralia®,Vid Roja Super Diet®, Vid Roja Ysana®	500-2700
Te verde* (Camellia sinensis)	Camelia Verde®, Chinese Green Tea®, Reduccher Te Verde®, Te Verde Ampollas Arko®	400-2700

Principio antioxidante: polifenoles.
Disponen únicamente de preparados de administración oral.
* También indicación para el tratamiento de la astenia y el sobrepeso ya que contiene metilxantinas.

Ginseng. Farmacodinámica

Indicaciones

- Desgaste físico, debilidad y cansancio.
- Agotamiento mental y astenia.
- Disminución de la capacidad de concentración.
- Antioxidante y antiinflamatoria.
- Inmunomoduladora (mediada por la producción de NO).
- Hipoglucemiante.

- Efectos no inmediatos.
- No se recomienda su uso durante períodos superiores a tres meses. El tratamiento de larga duración puede causar insomnio, ansiedad, dolor de cabeza y problemas digestivos.

Ginseng. Farmacodinámica

Principios activos

- Ginsenósidos (derivados del protopanoxadiol, derivados del ácido oleanólico).
- Polisacáridos heterogéneos (Panaxanos A-U).
- Proteínas: panaxagina y quinqueginsina.

Contraindicaciones

- Arritmias cardíacas, hipertensión.
- Ansiedad, nerviosismo.
- Embarazo (riesgo aborto espontáneo) y lactancia.
- Tratamiento con IMAO (crisis hipertensiva).
- Tratamiento con antidepresivos (episodio maníaco).

NOÓTROPOS. FITOTERAPIA

Ginseng. Farmacodinámica

Efectos adversos

- Insomnio
- Ansiedad, irritabilidad
- Diarrea matutina
- Dolor en el pecho
- Aumento presión arterial
- Aumento frecuencia cardíaca
- Aumento de la líbido
- Cambios en la menstruación
- Metrorragias en menopausia
- Efectos estrogénicos*

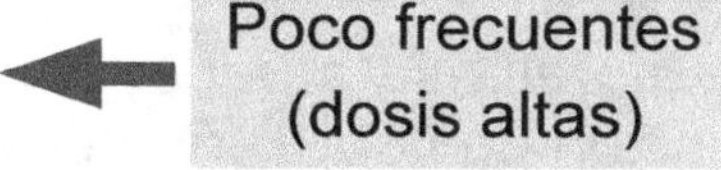

* Mujeres. Observados con preparados sin garantía farmacéutica.

Genérico	Comercial	Dosis (mg/día)
Ginseng (G115, coreano)* *(Ginseng radix)*	Arkocápsulas Ginseng®, Bio Star®, Ginpanax®, Ginsana®, Ginseng Arko®, Ginseng coreano Dietakes®, Ginseng Homeosor®, Ginseng Integralia®, Ginseng Leo®, Ginseng Med®, Ginseng Oikos®, Maeseng®, Panax Ginseng Meyer®, Radiseng®, Redseng®, Seven Seas Ginseng®	200-2000

Dispone únicamente de preparados de administración oral.
* También acción antiviral y reguladora de niveles de glucosa en sangre.

10.3 VASODILATADORES

- Vasodilatación central por diferentes mecanismos de acción, efectivos en fases patológicas iniciales. Algunos también con acción periférica.
- Pueden estimular el metabolismo cerebral.
- Sin respuesta si existe/n: arterias rígidas, vasoespasmo, placas ateromatosas e ictus.
- No asociar nunca entre ellos.

Codergocrina o dihidroergotoxina

- Bloqueo receptores alfa-adrenérgicos. Incremento del aporte sanguíneo por normalización de la presión cerebral.
- Estimulación metabolismo cerebral: favorece la síntesis de proteínas y posible aumento de la producción de DA, 5HT y NA (beneficio en activación, cognición y bienestar).
- Efecto también antioxidante que no todos los genéricos vasodilatadores presentan.

Codergocrina. Farmacocinética

Absorción	v.o. buena (comprimidos, gotas) y v.p. (no disponible en el estado español). Cada 8, 12 o 24 h (antes desayuno).
Distribución	T. máx.: 0,5-1,5 h. Gran facilidad para atravesar la BHE. t1/2: bifásica (2-3 h y 13-15 h), se alarga con tratamiento prolongado.
Metabolismo	Hepático intenso. CYP3A4.
Excreción	Biliar mayoritaria. Renal (2 %).

Farmacodinámica

Indicaciones*

- Profilaxis cefaleas y migraña de origen vascular.
- Demencia senil multi-infarto leve/moderada.
- Insuficiencia cerebro-vascular (prevención daños por déficit de O_2).
- Accidentes cerebro-vasculares.
- Secuelas de trombosis y embolia cerebral.
- Infarto cerebral y medular.
- Hemorragia cerebral y meníngea.
- Hipotensión arterial, síndrome ortostático.
- Insuficiencia venosa crónica (extremidades).

* Dependen de cada genérico, según potencia y mecanismo/s de acción adicionales.

VASODILATADORES

Farmacodinámica

Contraindicaciones

- Alteraciones cardiovasculares.
- Epilepsia.
- Psicosis.
- Insuficiencia renal.
- Insuficiencia hepática.

Seguridad

- Índice terapéutico alto.
- En tratamiento ambulatorio efectos a las 3-6 semanas.
- Intoxicación. Efectos adversos maximizados. Revierten en la mayoría de casos sin secuelas.
- No adictivos.

Farmacodinámica

Efectos adversos

- Náuseas y vómitos
- Diarrea
- Hipotensión ortostática
- Bradicardia
- Cefalea
- Visión borrosa
- Congestión nasal
- Anorexia

Genérico	Comercial	Dosis
Codergocrina	Hydergina®	2,25-4,5 mg/día
Citicolina*	Citicolina EFG, Clinadil®**, Numatol®, Somazima®	100-200 mg/8 h
Dihidroergocristina	Diemil®, Diertine forte®	1-2 mg/8 h
Naftidrofurilo	Praxilene®	100-200 mg/8 h
Nicergolina	Sermion®, Varson®	5-10 mg/8 h
Pentoxifilina	Elorgan®, Hemovas®, Hemovas retard®, Pentoxifilina EFG	200-400 mg/8 h
Vinburnina***	Cervoxan®	20 mg/6 o 12 h
Vincamina***	Tefavinca®, Vincacen®	20 mg/6 o 12 h

* También actividad colinérgica.
** Compuesto combinado con dihidroergocristina.
*** Suspensión temporal comercialización en el estado español.

10.4 VASODILATADORES. FITOTERAPIA

Ginkgo. Farmacodinámica

Indicaciones

- Síntomas demencia moderada (degenerativa primaria, vascular y formas mixtas). Insuficiencia cerebrovascular.
- Vértigo y mareo.
- Deterioro capacidad cognitiva.
- Enfermedades arteriales oclusivas.

- Efecto a las 4-6 semanas de tratamiento.
- Se recomienda tandas de tratamiento de 6-12 semanas, con períodos de descanso de 4 semanas.

Ginkgo. Farmacodinámica

Principios activos

- Compuestos flavónicos (quercetina, isorramnetol, kemferol).
- Biflavonas (amentoflavona, bilobetina, ginkgetina, isoginkgetina, 5-metoxibilobetina).
- Lactonas terpénicas (bilobálido, ginkgólidos).

Contraindicaciones

- Embarazo y lactancia (ausencia de datos).
- Tratamiento con anticoagulantes y antiagregantes (riesgo hemorragias).
- Epilepsia.
- Insuficiencia hepática o renal (precauciones).

Ginkgo. Farmacodinámica

Efectos adversos

- Molestias gastrointestinales
- Cefaleas
- Reacciones alérgicas (causadas por el ácido ginkgólido)

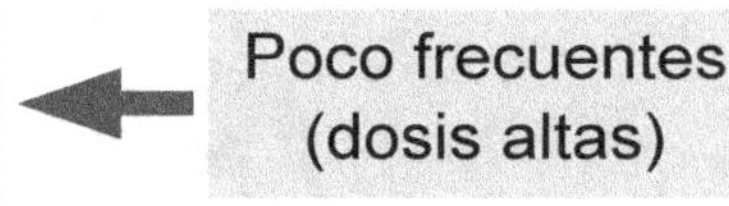

Sin precauciones especiales en ancianos

Vasodilatadores. Fitoterapia

Genérico	Comercial	Dosis
Ginkgo (*Ginkgo biloba L.*)	Fitosol Ginko biloba®, Geriaforce®, Ginkgo biloba Arkocápsulas®, Ginkgo biloba Atache®, Ginkgo biloba Extract®, Ginkgo biloba Jamieson®, Ginkgo biloba Natrol®, Ginkgo biloba Orto®, Ginkgo biloba Sanaflor®, Ginkgomax®, Normoginkgo®, Tavonin®, Tebofortan®, Winter Fito Ginkgo Diet® Tanakene*	40-300 mg/ 8 o 12 h

* Fármaco (gotas) con receta médica, excluido prestación farmacéutica en 2012.

10.5 ANTAGONISTAS CANALES DE CALCIO

Mecanismo de acción

- Acción vasodilatadora central y periférica.
- Disminuyen la velocidad de entrada del ión Ca^{+2} extracelular mediante inhibición selectiva de los canales de Ca^{+2} tipo L (alto umbral, larga duración).
- Evitan la acumulación intracelular excesiva de Ca^{+2} responsable de:
  - Muerte neuronal por desestructuración de membranas.
  - Procesos ligados al incremento de estrés oxidativo.
- Fármaco de referencia: Nimodipino.

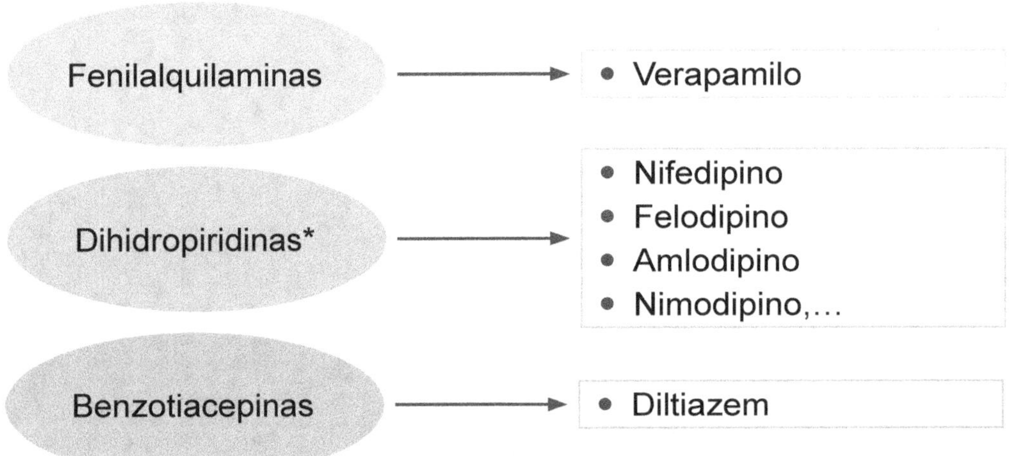

* Mayor efecto vasodilatador central.

Nimodipino. Farmacinética

Absorción	v.o. buena (cada 6-8 h.) y v.e. (en perfusión continua).
Distribución	T. máx.: 0,5-1 h. >95 % fijación proteínas plasmáticas. t1/2: 8-9 h.
Metabolismo	Hepático intenso. CYP3A4. Sin metabolitos activos.
Excreción	50 % renal y 50 % fecal.

ANTAGONISTAS CANALES DE CALCIO

Farmacodinámica

Indicaciones

- Profilaxis migraña de origen vascular.
- Prevención déficit neurológico posthemorragia subaracnoidal.
- Tratamiento precoz y profilaxis de la isquemia cerebral aguda.
- Demencia vascular y enfermedad de Alzheimer* (nimodipino).
- Trastorno bipolar. Episodios maníacos moderados y graves (segunda o tercera opción). Nimodipino, Diltiazem, Verapemilo.
- Síndrome de abstinencia de sustancias (opiáceos, alcohol y benzodiacepinas). Reducción síntomas y necesidad del uso de otros fármacos. Nimodipino.

* Efectos cognitivos, no en actividades de la vida cotidiana.

Farmacodinámica

Contraindicaciones

- Insuficiencia hepática grave.
- Administración con antiepilépticos o rifampicina (antituberculoso).

Precauciones

- Insuficiencia cardíaca, hepática y renal.
- Edema cerebral.
- Epilepsia.
- Hipotensión arterial.

Seguridad

- Índice terapéutico alto.
- No establecida su eficacia y seguridad en <18 años.
- Intoxicación conduce a hipotensión, taquicardia o bradicardia y molestias gastrointestinales (v.o.).
- No adictivos.

Farmacodinámica

Efectos adversos*

- Cefalea
- Mareo
- Hipotensión arterial
- Enrojecimiento facial
- Sofocos
- Sudoración
- Edemas extremidades
- Náuseas y vómitos
- Diarrea
- Calambres musculares

* La mayoría aparece al inicio del tratamiento y se adquiere tolerancia o bien desaparecen con el ajuste de dosis.

ANTAGONISTAS CANALES DE CALCIO

Genérico	Comercial	Dosis
Cinarizina	Arlevertan®*, Clinadil®*, Dizinel®*, Stugeron®	75 mg/8 h
Diltiazem	Angiodrox®, Carreldon retard®, Cronodine®, Diltiwas retard®, Diltiazem EFG, Dinisor retard®, Lacerol®, Lacerol retard®, Masdil®, Masdil retard®, Tilker®, Trumsal®, Uni Masdil®	60-260 mg/día
Felodipino	Perfudal®, Plendil®; Felodipino EFG, Logimax®, Triapin®	5-10 mg/día
Flunarizina	Flerudin®, Flurpax®, Sibelium®	5-10 mg/día

* Fórmulas compuestas.

Genérico	Comercial	Dosis
Nicardipino	Flusemide®, Nerdipina®, Nerdipina retard®, Nicardipino EFG, Vasonase®, Vasonase Retard®	20-40 mg/día
Nisoldipino	Sular®, Syscor®	5-40 mg/día
Nimodipino	Brainal®, Kenesil®, Modus®, Nimodipino EFG, Nimidipino Remontal®, Nimotop®	v.o.: 120-240 mg/día v.e.: 15-30 g/kg/h
Verapamilo*	Manidon®, Manidon HTA®, Manidon retard®	240-480 mg/día

* Indicaciones limitadas a patologías periféricas, excepto cefalea.

10.6 FÁRMACOS PARA LA ENFERMEDAD DE ALZHEIMER

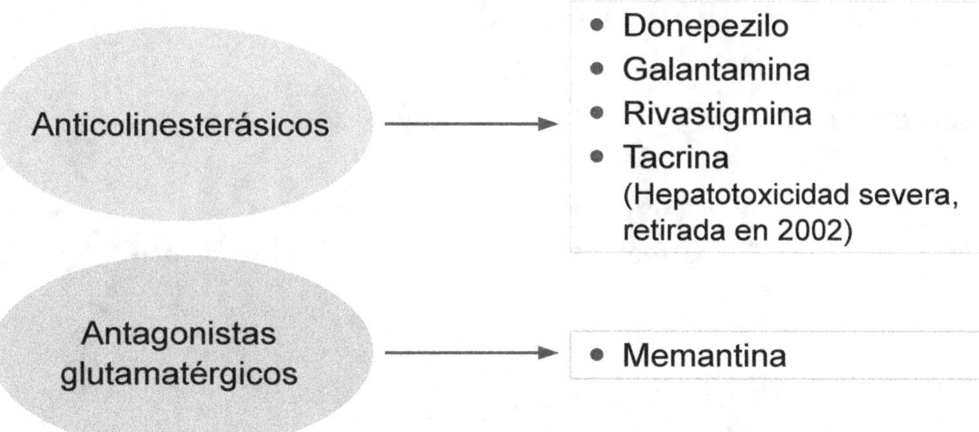

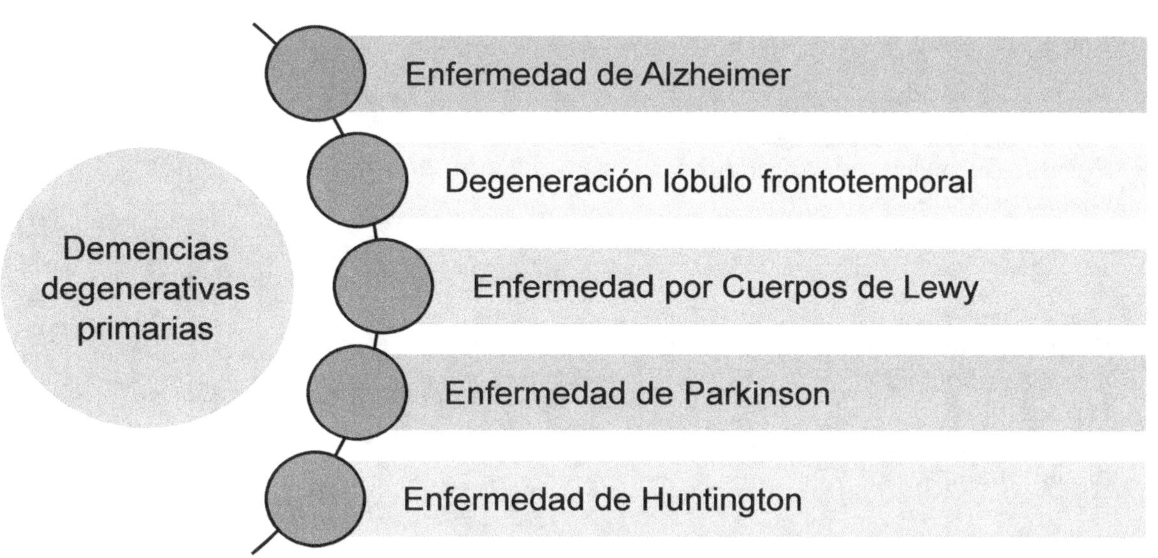

Demencias degenerativas primarias

Características:
- Se desconoce la causa o afectación encefálica primaria.
- Alteración memoria y aprendizaje.
- Deterioro progresivo función cognitiva.
- Síntomas psiquiátricos comórbidos.
- De inicio precoz (<65 a) o tardío (>65 a).

Anormalidades protéicas:
- Proteína Tau: demencias frontotemporales (incluida la enfermedad de Alzheimer).
- Proteína α-sinucleína: enfermedad de Parkinson y demencia cuerpos de Lewy.
- Proteína β-amiloide: enfermedad de Alzheimer.

FÁRMACOS PARA LA ENFERMEDAD DE ALZHEIMER

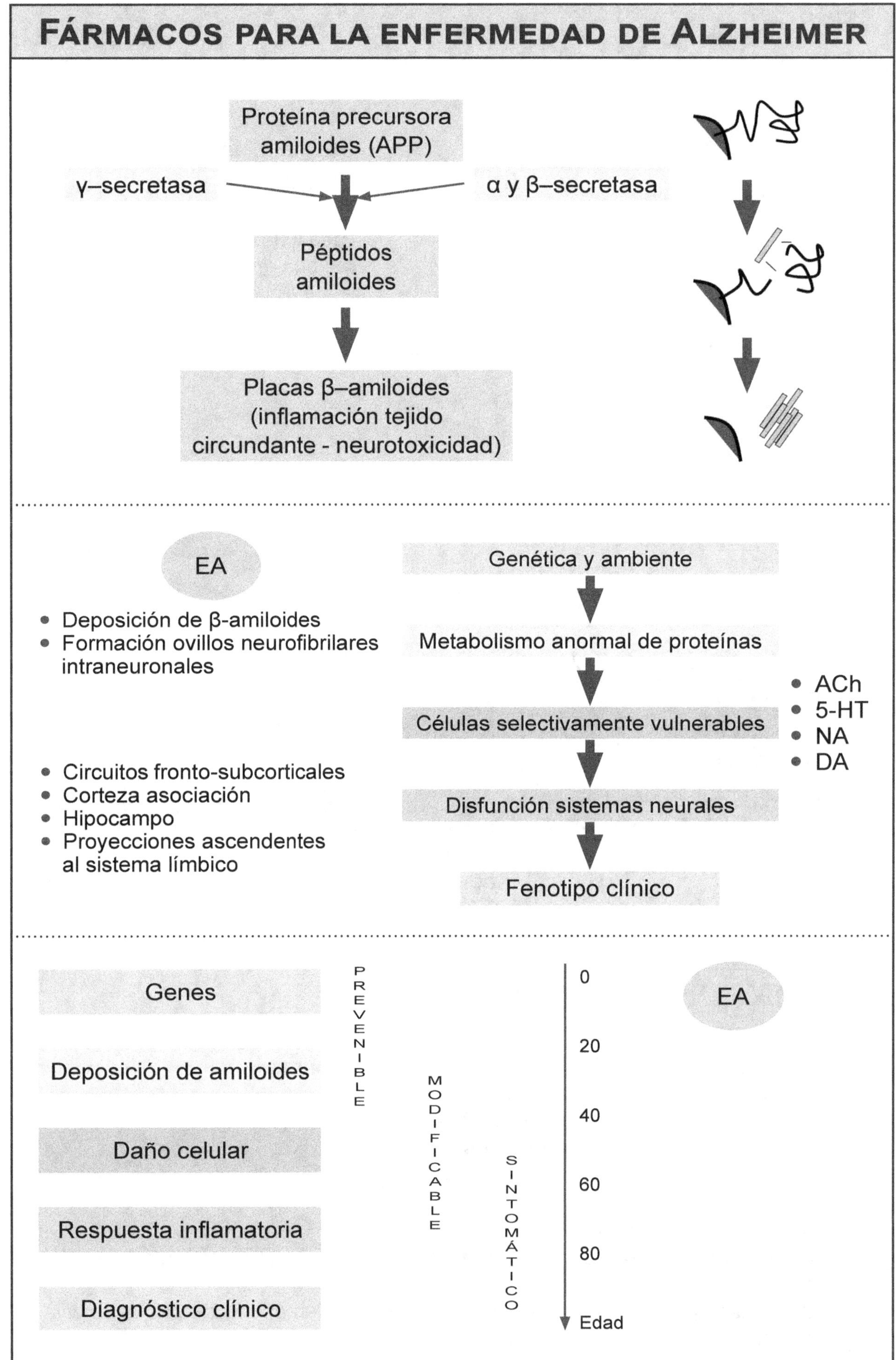

FÁRMACOS PARA LA ENFERMEDAD DE ALZHEIMER

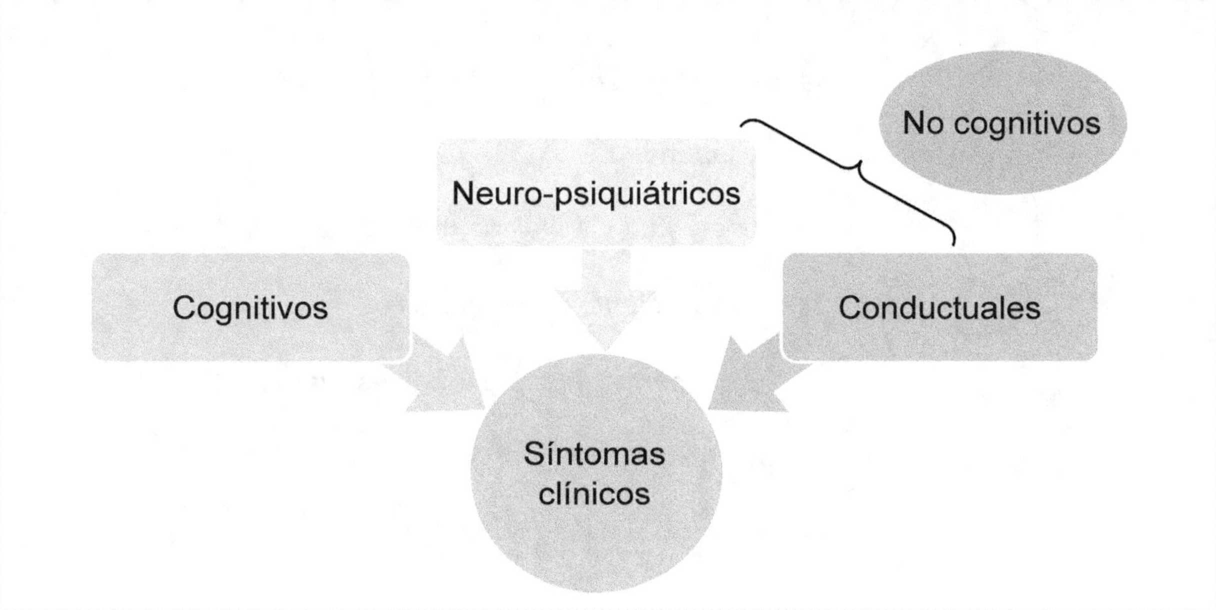

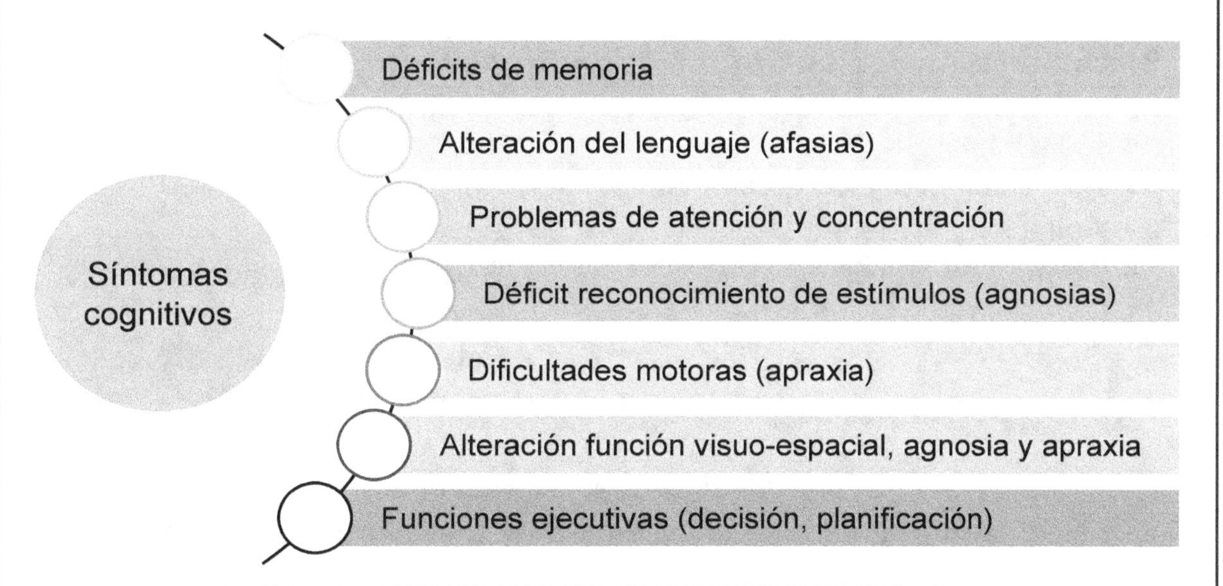

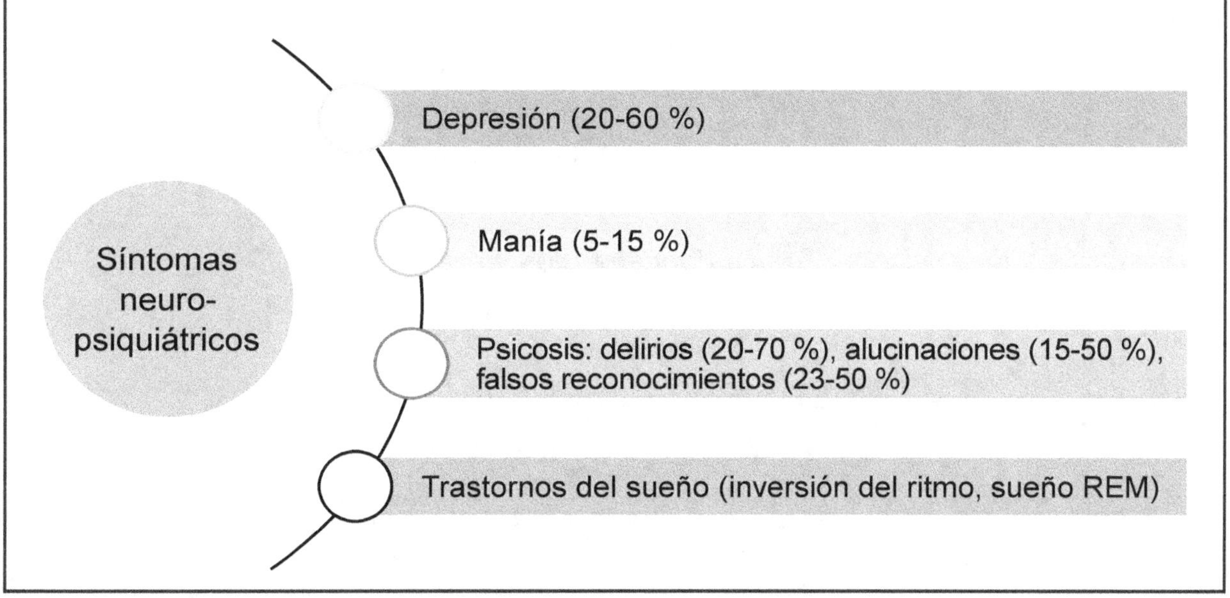

FÁRMACOS PARA LA ENFERMEDAD DE ALZHEIMER

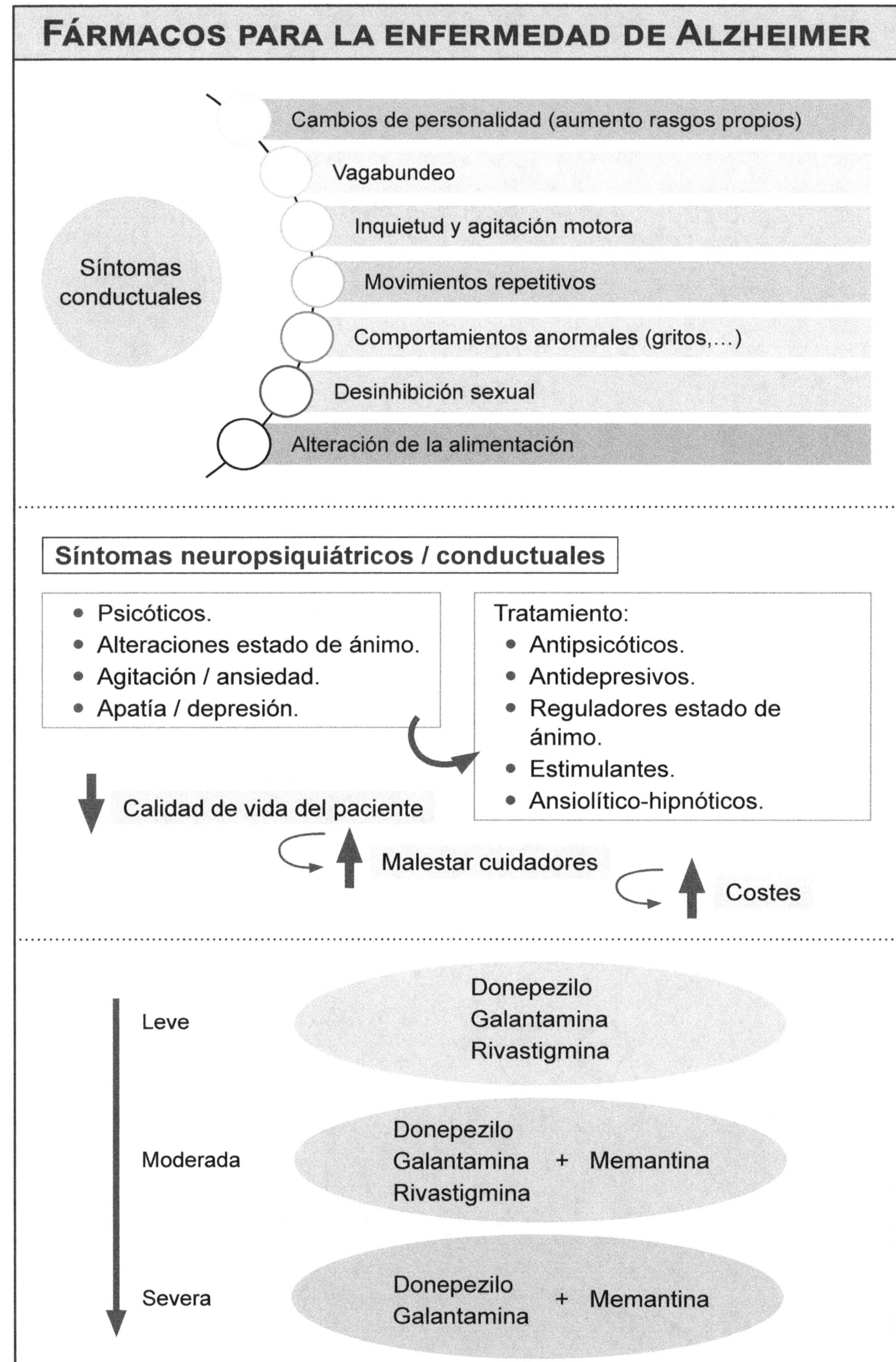

Fármacos para la enfermedad de Alzheimer

Fármaco	Puntuación escala
Anticolinesterásicos	GDS 1-5
Memantina	GDS 5-6-7

Criterios recomendados de puntuación escalas clínicas para el tratamiento farmacológico:

- Escala de Blessed.
- Escala GDS (escala global del deterioro).

La FDA y la Agencia Europea de Evaluación de Medicamentos aprueban un nuevo fármaco si mejora en 4 puntos la subescala cognitiva de la escala de evaluación de la enfermedad de Alzheimer (ADAS-COG).

Durante el tratamiento se requiere seguimiento con escalas de valoración cognitiva (GDS, Blessed, ADAS-COG o MMSE).

EA: hipofunción colinérgica

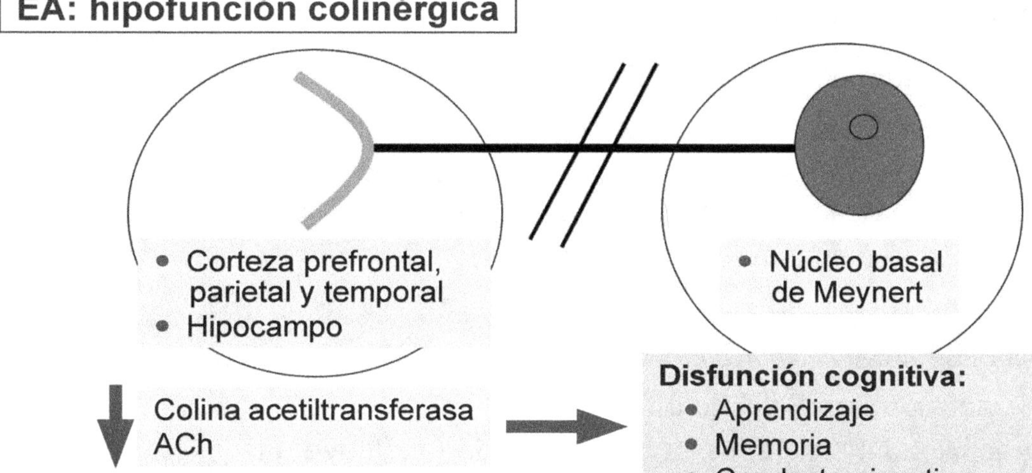

Terapia colinérgica

- Indicación solo en pacientes con diagnóstico de EA leve-moderada, no utilización preventiva.
- La respuesta depende de la dosis administrada y del inicio precoz del tratamiento.
- Aminora el deterioro cognitivo, no lo para ni lo revierte. Meseta en mejoría sintomática a los 6-12 meses.
- Su interrupción reduce gradualmente los efectos beneficiosos.
- Incrementa el flujo sanguíneo en la corteza cerebral.
- Incrementa el metabolismo de la glucosa en la corteza frontal e hipocampo.
- Interfiere con la agregación de ß-amiloides (efectos neuroprotectores).

FÁRMACOS PARA LA ENFERMEDAD DE ALZHEIMER

Terapia colinérgica

▶ Beneficios probados:

- Eficacia para síntomas cognitivos (atención, memoria, función visuo-espacial) en ensayos clínicos controlados a 6 y 12 meses.

▶ Beneficios probables:

- Pérdida leve del funcionamiento medido por actividades de la vida diaria.
- Mejoría o retraso aparición de la sintomatología neuropsiquiátrica.
- Estudios de coste-eficacia indican beneficio económico. Retarda la necesidad de cuidadores crónicos.

Enzimas metabólicos ACh

▶ Acetilcolinesterasa (AChE):

- 99 % actividad en SNC no alterado.
- Promueve la formación de placas de β-amiloide, mediante la modulación de la proteína precursora (APP).
- La actividad disminuye en EA avanzada.

▶ Butirilcolinesterasa (BChE):

- 1 % actividad en SNC no alterado.
- La actividad incrementa en EA avanzada (sustituye a la acetilcolinesterasa en la degradación de ACh).

Anticolinesterásicos. Mecanismo de acción

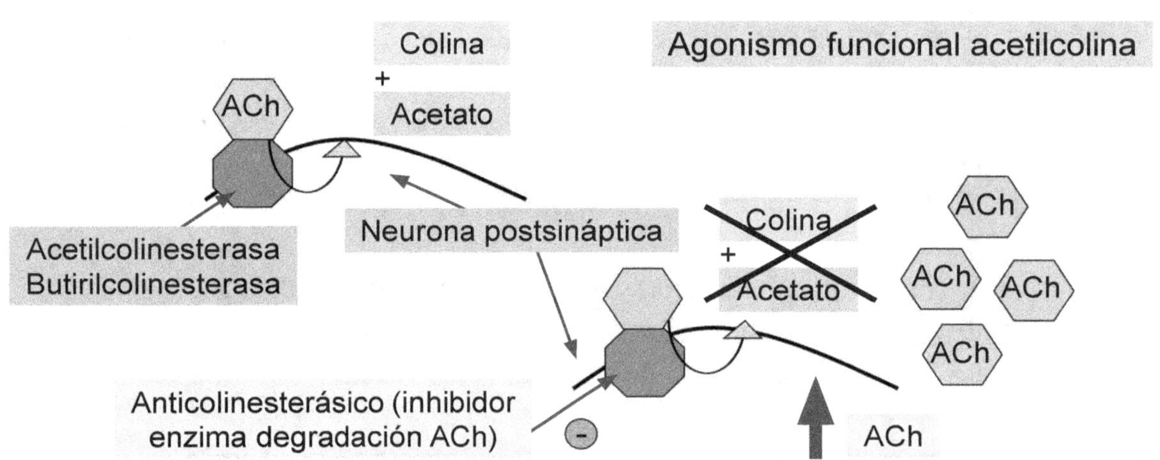

FÁRMACOS PARA LA ENFERMEDAD DE ALZHEIMER

Galantamina. Mecanismo de acción adicional

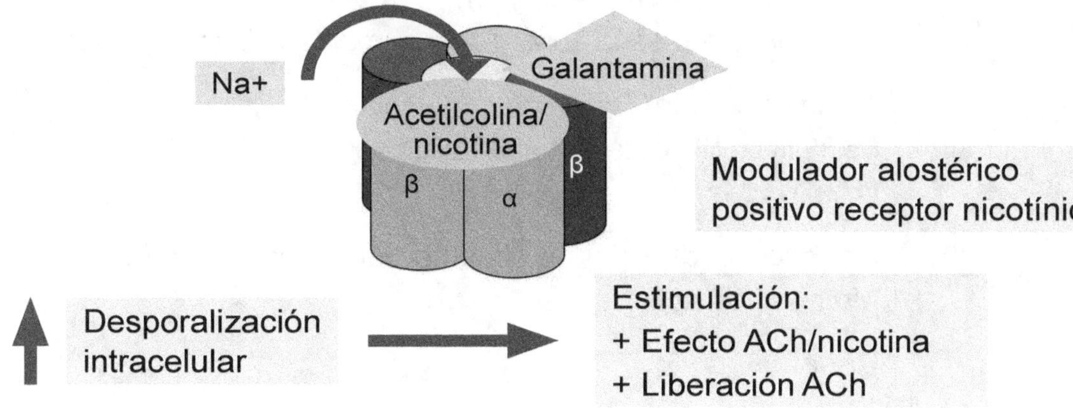

Donepezilo. Farmacocinética

Absorción	v.o. buena.
Distribución	T. máx.: 3-5 h. 96 % fijación proteínas plasmáticas. t1/2: 70-80 h.
Metabolismo	Hepático. CYP2D6 y CYP3A4. Metabolitos inactivos.
Excreción	Renal.

Galantamina. Farmacocinética

Absorción	v.o. buena y rápida, preparaciones de liberación prolongada. Mejor con comida.
Distribución	T. máx.: 30 min.-60 min. 18 % fijación proteínas plasmáticas. t1/2: 7-8 h.
Metabolismo	Hepático. CYP2D6 y CYP3A4. Metabolitos activos.
Excreción	Renal.

FÁRMACOS PARA LA ENFERMEDAD DE ALZHEIMER

Rivastigmina. Farmacocinética

Absorción	v.o. (rápida y completa) y v.t. La comida retrasa la absorción y aumenta la biodisponibilidad.
Distribución	T. máx.: 30 min.-2 h. 96 % fijación proteínas plasmáticas. t1/2: 1-10 h.
Metabolismo	Hepático. Hidrólisis, no sistema del citocromo P450. Metabolitos activos.
Excreción	Renal.

Anticolinesterásicos. Farmacodinámica

Indicaciones

- Enfermedad Alzheimer. Fase leve o moderada.

Contraindicaciones

- Bloqueo atrioventricular (donepezilo, galantamina).
- Bradicardia.
- Epilepsia.
- Úlceras gastrointestinales.
- Asma.
- Enfermedad pulmonar obstructiva crónica.
- Anorexia (galantamina, rivastigmina).
- Síndrome del seno enfermo (donepezilo, rivastigmina).
- Hipertrofia de próstata (donepezilo).

Anticolinesterásicos. Farmacodinámica

Seguridad

- Baja hepatotoxicidad.
- Instauración gradual de dosis para mejorar tolerabilidad.
- Pocas interacciones farmacológicas (antipsicóticos e ISRS).

Intoxicación

- Náuseas y vómitos.
- Salivación, espasmos gastrointestinales.
- Lacrimeo y sudoración.
- Incontinencia urinaria y fecal.
- Bradicardia e hipotensión.
- Debilidad muscular, atonía, parálisis muscular.
- Broncoespasmo, convulsiones.

FÁRMACOS PARA LA ENFERMEDAD DE ALZHEIMER

Anticolinesterásicos. Farmacodinámica

Efectos adversos

Frecuentes

- Anorexia
- Bradicardia
- Náuseas, vómitos, diarrea
- Dispepsia, dolor abdominal
- Insomnio / somnolencia
- Cansancio (rivastigmina)
- Alucinaciones (rivastigmina)

Poco frecuentes

- Cefalea
- Pesadillas
- Astenia
- Desmayo
- Poliuria
- Infecciones urinarias
- Artralgias (donepezilo)

Precaución con insuficiencia renal y hepática. Riesgo de acumulación (galantamina / rivastigmina).

Anticolinesterásicos

Genérico	Comercial	Dosis (mg/día)	Tipo actividad enzima
Donepezilo	Aricept®, Aricept Flas®, Donebrain®, Donepezilo EFG, Lixben®, Yasnal®	5-10	Reversible selectivo AChE
Galantamina	Galantamina EFG, Galnora SR®, Remilyn®, Remilyn ER®	8-24	Reversible selectivo AChE
Rivastigmina*	Exelon®, Nimvastid®, Prometax®, Rivastigmina EFG	3-12	Pseudo-irreversible no selectivo**

* Presentación en cápsulas, solución y parches transdérmicos.
** Se convierte en reversible en unas horas. Afinidad para la forma G1 de AChE (predominante en la EA) y sobre la BChE (útil con síntomas amotivacionales, déficits atencionales y alteraciones conductuales).

EA: Hiperfunción glutamatérgica. Receptor NMDA

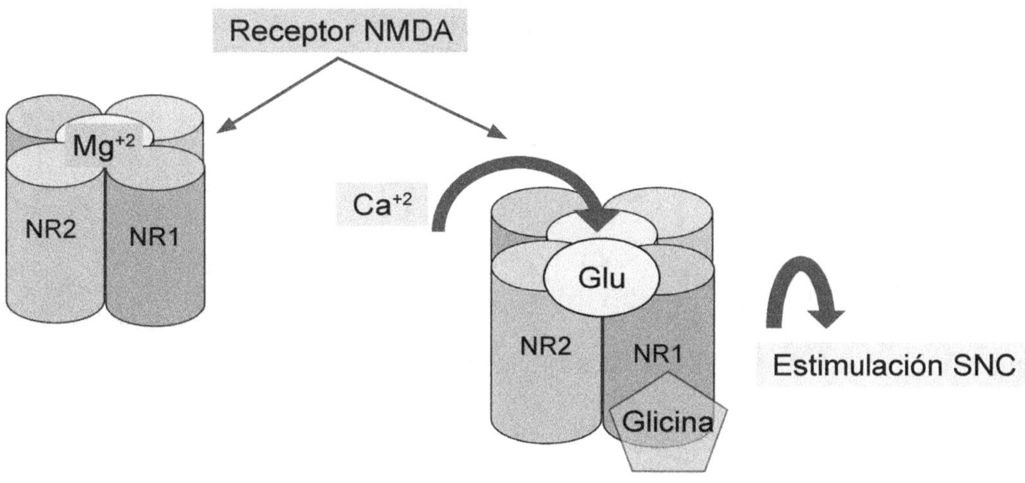

FÁRMACOS PARA LA ENFERMEDAD DE ALZHEIMER

EA: Hiperfunción glutamatérgica. Receptor NMDA

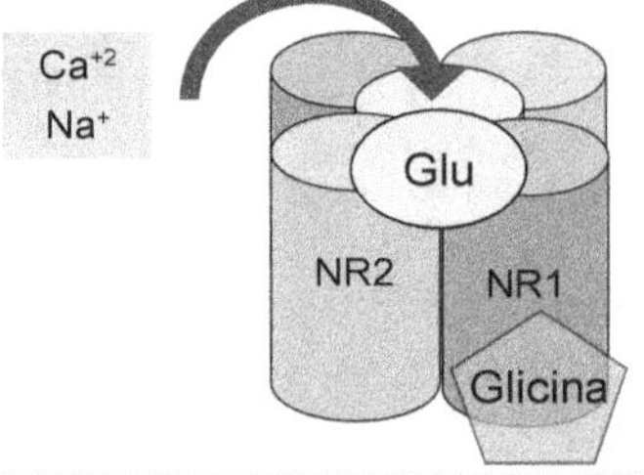

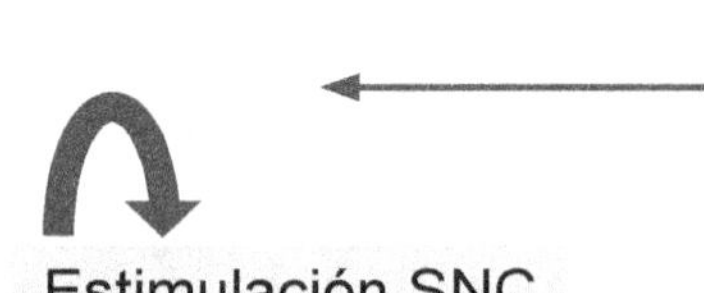

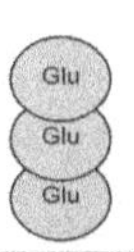

Manía/Pánico

Excitotoxicidad: daño neuronal

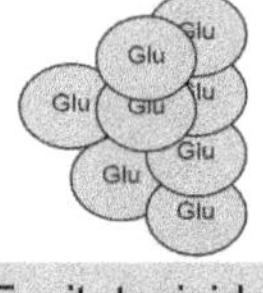

Excitotoxicidad: neurodegeneración lenta

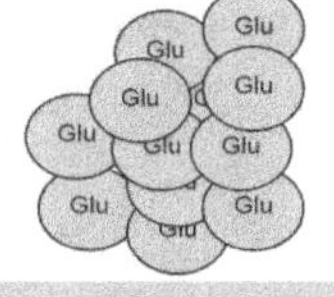

Excitotoxicidad: neurodegeneración rápida

Memantina. Antagonista funcional glutamatérgico

- Antagonista no competitivo de afinidad moderada (sin efectos neuropsiquiátricos).
- Cinética de rápido bloqueo/desbloqueo (solo contrarresta la actividad patológica no la fisiológica).

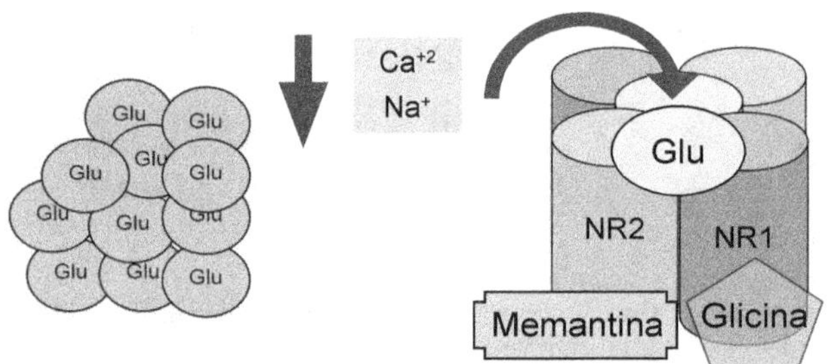

Memantina. Farmacocinética

Absorción	v.o. buena (única utilizada).
Distribución	T. máx.: 3-8 h. 45 % fijación proteínas plasmáticas. t1/2: 60-100 h.
Metabolismo	Hepático. Metabolitos activos. No sistema citocromo P450.
Excreción	Renal. 57-82 % sin metabolizar.

FÁRMACOS PARA LA ENFERMEDAD DE ALZHEIMER

Memantina. Farmacodinámica

Indicaciones

- Enfermedad Alzheimer. Fase moderada / severa.
  Más eficacia en tratamiento combinado con anticolinesterásicos.

Precauciones

- Epilepsia.
- Hipertensión no controlada.
- Infarto miocardio reciente.
- Insuficiencia cardíaca severa.

Memantina. Farmacodinámica

Seguridad

- Instauración gradual de la dosis para mejorar tolerabilidad.
- Control excreción urinaria (pH). La eliminación se afecta con cambios drásticos del pH y se reduce en pH alcalino.
- No presenta efectos psicoticomiméticos.
- No interfiere con la adquisición o procesamiento de la información cognitiva.
- Intoxicación potencialmente grave (agitación, psicosis, alucinaciones visuales, convulsiones) que puede cursar en coma. Sin antídoto específico.

Memantina. Farmacodinámica

Efectos adversos

Frecuentes	Poco frecuentes
Estreñimiento	Caidas accidentales
Mareo	Anorexia
Vértigo	Ansiedad
Hipertensión	Astenia
Cefalea	Diarrea
Confusión	Agitación
Alucinaciones	Insomnio
Somnolencia	Infecciones urinarias y respiratorias
Fatiga	
Náuseas y vómitos	

FÁRMACOS PARA LA ENFERMEDAD DE ALZHEIMER

Genérico	Comercial	Dosis (mg/día)
Memantina*	Axura®, Ebixa®, Lonrela EFG, Mantinex EFG, Marixino EFG, Memantina EFG, Nabila EFG, Nemdatine EFG, Protalon EFG, Uxamax EFG Namzaric®**	5-20

* Presentación en comprimidos, bucodispersables y gotas.
** Combinación de memantina y donepezilo. No comercializado en el estado español.

10.7 TERAPIAS EN ESTUDIO

Desarrollo de fármacos dirigidos a contrarrestar:

- Metabolismo anómalo de las proteínas implicado en EA (proteína Tau y β-amiloide) y su impacto inflamatorio.
- Estrés oxidativo.
- Alteración de la homeostasis del calcio intracelular.
- Mutaciones genéticas asociadas.
- Neurotransmisores afectados.

Enfermedad de Alzheimer

| *Agentes que inciden sobre alteraciones de las β-amiloides* | Diferentes agentes farmacológicos con efectos sobre las alteraciones de las β-amiloide. Estudios preclínicos y clínicos (fases I, II y III):

• Anticuerpos monoclonales (ej. Solanezumab, Gantenerumbab, Crenezumab). No parecen ser eficaces en los primeros estudios realizados, al contrario parecen empeorar la cognición.
• Actuación sobre las inmunoglobulinas (ej. IVIg).
• Vacunas activas (ej. CAD106, ABvac40, GV1001, LuAF20513, ACE001, UB-311, Vanutida Cridificar).
• Modulador epigenético. Inhibidor dual de la Demetilasa-1 específica de lisinas (LSD1) y de la MAO_B. |

Enfermedad de Alzheimer

| *Agentes que inciden sobre alteraciones de las proteínas Tau* | Diferentes agentes farmacológicos con efectos inhibidores de la agregación de proteínas Tau. Estudios preclínicos y clínicos (fases I, II y III):

• Inhibidores de la agregación (ej. NPT 088*, ANAKY 2-73, Masatinib, Tidelusib, Nilotinib*, Metileno azul).
• Estabilizador proteína Tau (ej. TRx0237 (LMTX)).
• Anticuerpos monoclonales (ej. Zagotenemab, ABBV-8E12, MTAU9937-A, LY3303560, JNJ-63733657, BIIB076, BIIB092)
• Vacunas activas (ej. AADvac1). |

* También actúan sobre la proteína β–amiloide.

TERAPIAS EN ESTUDIO

Enfermedad de Alzheimer

Antiinflamatorios	• Pacientes con artritis reumatoide presentan menor prevalencia de EA. • Reducción de la inflamación cerebral debida a la aparición de placas de β-amiloide. • Reducción de la muerte neuronal por excitotoxicidad y disminución de la β-amiloide circulante. • No recomendables por efectos adversos. • No evidencia de efectividad de los inhibidores de la cicloxigenasa (Cox-2; Rofecoxib y Naproxeno). • En estudio AINEs (Ibuprofeno).

Enfermedad de Alzheimer

Agentes que inciden sobre la inflamación provocada por la agregación de proteínas (β-amiloides y Tau)	Diferentes agentes farmacológicos con efectos antiinflamatorios que actuarían sobre la inflamación ocasionada por la agregación de proteínas. Estudios preclínicos y clínicos (fases I, II y III): • Antagonistas RAGE: Azeliragon, AD-4833 (PPARγ). • Pioglitazona. • ALZT-OP1a; ALZT-OP1b. • Masitinib. • GRF6019. • mA6s, AL0031, AL003 *(Young Blood Parabiosis)*.

Enfermedad de Alzheimer

Moduladores glutamatérgicos	• Potenciadores AMPA.
	• Moduladores del lugar de fijación de la glicina en el receptor NMDA (d-cicloserina, d-serina, d-alanina).
	• Antagonistas NMDA y IRND (AVD-786 y AXS-05).
	• Otros agentes glutamatérgicos:
	  ▪ AXS-05 (Dextromorfano).
	  ▪ ITI-007 (Lumateperona, modulador subunidad GluN2B).
	  ▪ BHV-4157 (Troriluzol).
	• Fitoglutamatérgicos (Xotosan, 10 hierbas medicina tradicional China, antagonismo NMDA).

TERAPIAS EN ESTUDIO

Enfermedad de Alzheimer

Procolinérgicos	• Liberadores de acetilcolina (activadores nicotínicos, antagonistas muscarínicos M2).
	• Agonistas muscarínicos (M1).
	• Antibutirilcolinesterasa: Benzofuran.
	• Anticolinesterásicos: Fenserina, Tolserina, Eserolina, Piridotacrina.
	• Fitocolinérgicos (anticolinesterásicos):
	  ▪ Huperzina A*-Huperzia serrata, China.
	  ▪ Raíces de Olacaceae, Amazonia.
	  ▪ Salvia, Europa.

* Eficacia similar a los fármacos anticolinesterásicos.

Enfermedad de Alzheimer

Agentes con propiedades neuroprotectoras y/o de activación cognitiva	• EVP-6124 (agonista receptor nicotínico α_7). • Nitradipino (antagonista canales de Ca^{+2}). • AVP-923 (Nuedixta, agonista $sigma_1$). • Colecalciferol (vitamina D_3). • Guanfacina (agonista α^2 y $5\text{-}HT_{2B}$). • Idalopiridina, RUT-101 (antagonista $5\text{-}HT_6$). • Insulina y Metmorfina. • AC-1204 (inductor de cetosis). • Aceite de coco.* • Brahmi (Bacopa monnieri).* • Nardostachys Jatamansi (D-Don).*

* Preparados fitoterapéuticos.

Enfermedad de Alzheimer

Estatinas	• Niveles altos de colesterol favorecen la agregación de β-amiloide. • La hipercolesterolemia es un factor de riesgo para el desarrollo de la EA. • Lovastatina genera un retraso en el inicio de la EA y atenúa su desarrollo. • Atorvastatina previene la degeneración inducida por las placas de β-amiloide. • Resultados clínicos contradictorios, posiblemente debido a diferencias metodológicas (población, estado de EA, duración,…). • En estudio clínico fase III: Amlodipino (Antag. canales de Ca^{2+}) + Atorvastatina, Losartan.

TERAPIAS EN ESTUDIO

Enfermedad de Alzheimer

Ácidos grasos omega-3	• Adecuados para pacientes con déficits nutricionales. • Estudios con datos muy positivos de eficacia y seguridad, pero se requieren ensayos clínicos controlados y de larga duración. • Dosis de ácido docosahexanóico (DHA) de efecto neuroactivo: 240-800 mg/día. • Estudio clínico en fase III con el ácido ecoisapentanoico (EPA). Inicio tratamiento con incremento gradual de la dosis por tolerabilidad.

Enfermedad de Alzheimer

Estrógenos y fitoestrógenos (isoflavonas de soja)	• Alta prevalencia de EA en mujeres. • Menopausia precoz es un factor de riesgo de la EA. • Efecto protector sobre el SNC (receptores para estrógenos en especial en corteza frontal, hipocampo y tálamo). • Efectos profilácticos para la EA. • Producen mejoría cognitiva (mediante el incremento de colina acetiltransferasa). • No existe evidencia de eficacia en pacientes con EA declarada.

Fitoterapia y enfermedad de Alzheimer

- Se aconseja utilizarla concomitantemente, si se estima oportuno, al tratamiento específico farmacológico para:
  - Potenciar la eficacia.
  - Prevenir y/o tratar la patología neuropsiquiátrica y síntomas conductuales.
- Si el compuesto tiene actividad antioxidante puede ser beneficioso en todas las fases de la enfermedad.
- El tratamiento en monoterapia sólo se debe realizar en pacientes intolerantes a los fármacos con indicación aprobada (acetilcolinesterásicos, memantina).

Adan, A. & Vilanou, C. (Eds.) (2011). *Substance abuse treatment. Generalities and specificities.* Barcelona: Marge Médica Books.

Agüera, M.F., Martín, M. & Sánchez, M. (2021). *Psiquiatría geriátrica.* 3ª edición. Barcelona: Elsevier.

Aguilar M.A., Manzanedo C., Miñano J., Rodríguez-Arias M. (2010). Psicofarmacología para estudiantes de Psicología. 2ª edición. Valencia: CSV.

Aguilar, A., Caamaño, M., Martín, F.R. & Montejo, M.C. (2014). *Biofarmacia y farmacocinética.* 2ª edición. Barcelona: Elsevier.

Álvarez, E. & Gastó, C. (2008). *Sintomatología depresiva en atención primaria. Algoritmos diagnósticos y terapéuticos.* Barcelona: Marge Médica Books.

Álvarez, E., Roca, M. & Gastó, C. (2008). Sintomatología ansiosa en atención primaria. Algoritmos diagnósticos y terapéuticos. Barcelona: Marge Médica Books.

Amador, J.A., Forns, M. & González, M. (2010). Trastorno por déficit de atención con hiperactividad (TDAH). Madrid: Editorial Síntesis.

American Psychiatric Association (2002). *Manual diagnóstico y estadístico de los trastornos mentales IV edición.* Texto revisado (DSM-IV-R). Barcelona: Masson.

American Psychiatric Association (2013). *Diagnostic and statistical manual of mental disorders.* Fifth Edition (*DSM-5).* Arlington: American Psychiatric Association.

American Psychiatric Association (2015). *DMS-5. Casos clínicos.* Madrid: Editorial Médica Panamericana.

Arciniegas, D.B., Anderson, C.A. & Filley, C.M. (Ed.). (2013). *Behavioral neurology & neuropsychiatry.* London: Cambridge University Press.

Asociación Española de Psiquiatría del Niño y del Adolescente (2010). *Manual de Psiquiatría del Niño y del Adolescente.* Madrid: Editorial Médica Panamericana.

Azanza, J.R. (2013). *Guía práctica de farmacología del Sistema Nervioso Central.* 14ª edición. Madrid: Pfizer.

Balada, F., Marquez, C., Nadal, R., Redolar, D. & Silvestre, J. (2012). *Farmacología y endocrinología del comportamiento.* Barcelona: UOC.

Becoña, E. & Cortés, M. (Eds.) (2011). *Manual de adicciones para psicólogos especialistas en psicología clínica en formación.* Barcelona: Socidrogalcohol. http://www.pnsd.msc.es/Categoria2/publica/pdf/ManualAdicciones Pires.pdf

Bourin, M. (2016). *Ensayos clínicos en psiquiatría. Formación del investigador.* Amazon Media EU: E-book

Bowkee, L.K., Price, J.D., Sish, K.S. & Smith, S.C. (2018). *Oxford Handbook of Geriatric Medicine.* 3rd Edition. Oxford: Oxford University Press.

Bravo, M.F. & López-Cánovas, F.J. (2018). Manual de Psicofarmacología para profesionales de la salud mental. Madrid: Ed. Síntesis.

Castillo, E. & Martínez-Solís, L. (2015). *Manual de fitoterapia.* 2ª Edición. Barcelona: Elsevier.

Chinchilla, A. (2014). *Las depresiones.* Madrid: Adeviramerica.

Cuenca, E. & Álamo C. (2012). *Glosario de psicofarmacología y ciencias implicadas.* Madrid: Universidad de Alcalá de Henares, Servicio de Publicaciones.

Davis, K.L., Charney, D., Coyle, J.T. & Nemeroff, C. (Eds.). (2002). *Neuropsychopharmacology. The fifth generation of progress.* American College of Neuropsychopharmacology. Philadelphia: Lippincott Williams & Wilkins. (documento consultable en línea).

Diamond, R.J. (2004). *Psicofarmacología para todos*. 2ª edición. Santiago de Chile: Editorial Cuatro Vientos.

ESCOP (European Scientific Cooperative on Phytotherapy). (2020). *ESCOP monographs. The Scientific foundation for herbal medicinal products*. Exeter: ESCOP. Available on-line: https://escop.com/online-consultation/online-consultation-registration/

Fernández-Teruel, A. (2008). *Farmacología de la conducta. De los psicofármacos a las terapias psicológicas*. Barcelona: UAB, Servei de Publicacions.

Fernández-Teruel, A. (2010a). *Psicofarmacología, terapias psicológicas y tratamientos combinados (I). Utilidad comparada en los trastornos mentales*. Barcelona: UOC.

Fernández-Teruel, A. (2010b). *Psicofarmacología, terapias psicológicas y tratamientos combinados (II). Utilidad comparada en los trastornos mentales*. Barcelona: UOC.

Flórez, J., Armijo, J.A. & Mediavila, A. (2013). *Farmacología humana*. 6ª edición. Barcelona: Elsevier Masson.

García-Portilla, M.P., Bascarán, M.T., Sáiz, P.A., Parellada, M., Bousoño, M. & Bobes, J. (2014). *Banco de instrumentos básicos para la práctica de la psiquiatría clínica*. 7ª edición. Majadahonda: Cyesan.

García-Sevilla, J.A. (2003). *Receptores para neurotransmisores*. 2ª edición. Sitges: Ediciones en Neurociencias.

Gastó, C. (2007*). Esquizofrenia y trastornos afectivos. Avances en el diagnóstico y la terapéutica*. Madrid: Editorial Médica Panamericana.

Gómez, C., Jordán, M.I., Hernández, G., Rojas, A., Santacruz, H. & Uribe, M. (2018). *Psiquiatría Clínica. Diagnóstico y tratamiento en niños, adolescentes y adultos*. 4ª edición. Madrid: Editorial Médica Panamericana.

Grilly, D.M. & Salamone, J.D. (2011). *Drugs, brain and behavior*. 6th Edition. Philadelphia: Prentice Hall.

Haro, G., Bobes, J., Casas, M., Didia, J., Rubio, G. (2010). *Tratado sobre patología dual. Reintegrando la salud mental*. Madrid: MRA Médica.

Haug, M. & Schapiro, S.J. (Eds.). (2011). *Handbook of laboratory animal science. Animal models*. Volume II. Boca Raton: CRC Press. Taylor & Francis Group.

Jacobson, S.A. (Ed.) (2014). *Clinical manual of geriatrics psychopharmacology*. 2nd edition. Washington: American Psychiatric Publishing, Inc.

Janicak, P.G., Davis, J.M., Preskorn, S.H., Pavuluri, M.N., Marler, S.R. (2010). *Principles and practice of psychopharmacology*. 5th Edition. Baltimore: Lippincott Willliams & Wilkins.

Jufe, G. (2017). *Psicofarmacología práctica*. 4ª edición. Buenos Aires: Editorial Polemos.

Karch, S.B. (2021). *Drug abuse handbook*. 3rd Edition. Florida: CRC Press. Taylor & Francis Group.

Kuhn, C., Swartzwelder, S. & Wilson, W. (2011). *Colocados*. Barcelona: Editorial Debate.

Laci, C.F., Armstrong, L.L., Golman, M.P. & Lance, L.L. (2019). *Drug information handbook*. 28th Edition. Ohio: Lexi-Comp Inc.

Lam, R.W. & Tam, E.M. (2009). *A clinician's guide to using light therapy*. London: Cambridge University Press.

Leonard, B.E. (2016). *Fundamentals of psychopharmacology*. 4th Edition. Chichester: Wiley-Blackwell.

Levin, E.D. & Buccafusco, J.J. (Eds.). (2006). *Animal models of cognitive impairment*. Florida: CRC Press. Taylord & Francis Group.

Levois, P., Zerbo, E. & Aggarwal, L. (2017). Guía para la evaluación y tratamiento de las adicciones. Madrid: Elsevier España.

López-Galán, S. (2019). Precauciones especiales de los psicofármacos: la seguridad de nuestros pacientes. Madrid: Editorial Médica Panamericana.

López-Galán, S. (2018). Guía farmacológica en psiquiatría. Madrid: Editorial Rey Alí.

López-Galán, S. (2017). Interacciones de los psicofármacos: la seguridad de nuestros pacientes. Madrid: Editorial Médica Panamericana.

López-Muñoz, F. & Álamo-González, C. (2007). *Historia de la psicofarmacología.* 3 Volúmenes. Madrid: Editorial Médica Panamericana.

Lorenzo, P., Ladero, J.M., Leza, J.C. & Lizasoain, I. (Ed.). (2009). *Drogodependencias: farmacología, patología, psicología, legislación.* 3ª edición. Madrid: Editorial Médica Panamericana.

Lorenzo, P., Moreno, A., Leza, J.C., Lizasoain, I., Moro, M.A. & Portolés, A. (Ed.). (2018). *Farmacología básica y clínica.* 19ª edición. Madrid: Editorial Médica Panamericana.

Lüllmann, H., Mohr, K. & Hein, L. (2010). *Farmacología. Texto y atlas.* 6ª edición. Madrid: Editorial Médica Panamericana.

Mardomingo, M.J. (2015). Tratado de Psiquiatría del niño y el adolescente.Madrid: Editorial Díaz de Santos.

Mcintyre, R.S., Rong, C., Subramaniapillai, M., Lee, Y. (2020). *Trastorno depresivo mayor.* Barcelona: Elsevier.

McVoy, M. & Findling, R.L. (2017). *Clinical manual of child and adolescent psychopharmacology.* 3nd Edition. London: American Psychiatric Association.

MEDIMECUM (2020). *Guía de terapia farmacológica.* 25ª edición. Madrid: Springer Healtcare.

Meyer, J.S & Quenzer, L.F. (2013). *Psychopharmacology: Drugs, the brain, and behavior.* 2nd Edition. Sunderland: Sinauer Associates Inc.

Navarro, M.C., Crespo, M.E. & Montilla, M.P. (2008). *Plantas medicinales para el insomnio.* Madrid: Infito-Editorial Complutense.

Nelson, R.J. (2016). *An introduction to behavioral endocrinology.* 5th Edition. Sunderland: Sinauer Associates.

Nestler, E.J., Hyman, S.E. & Malenka, R.C. (2015). *Molecular neuropharmacology: A foundation for clinical neuroscience.* 3rd Edition. New York: McGraw-Hill.

Okpaku, S.O. (Ed.). (2014). *Essentials of global mental health.* London: Cambridge University Press.

Organización Panamericana de la Salud. (2003). *Trastornos mentales y del comportamiento.* 10ª Revisión (CIE-10) con nuevas actualizaciones. Madrid: Meditor.

Pereiro, C. & Fernández-Miranda, J.J. (Ed.) (2018). *Guía de adicciones para especialistes en formación.* Barcelona: Socidrogalcohol. https://www.lasdrogas.info/escaparate/producto/guia-de-adicciones-para-especialistas-en-formacion-socidrogalcohol/

Pérez de los Cobos, J.C., Valderrama, J.C., Cervera, G., Rubio, G. (dir.) (2006). *Tratado SET de trastornos adictivos.* Sociedad Española de Toxicomanías. Madrid: Editorial Médica Panamericana.

Preston, J.D., O'Ned, J.H. & Talega, M.C. (2017). *Handbook of psychopharmacology for therapists.* 8th Edition. Oakland: New Harbinger Publications.

Preston, J.D., O'Ned, J.H. & Talega, M.C. (2015). *Child and adolescent clinical psychopharmacology made simple.* 3rd Edition. Oakland: New Harbinger Publications.

Puri, B.K. & Treasaden, I.H. (2010). *Manual Oxford de urgencias en Psiquiatría.* Madrid: Aula Médica.

Raffa, R., Beyzarov, E.P. & Rawls, S.M. (2008). *Netter. Farmacología ilustrada.* Barcelona: Elsevier-Masson. http://www.peraltalorca.com/biblioteca/Netter%20-%20Farmacologia%20ilustrada.pdf

Redolat, D. (2008). *Cerebro y adicción.* Barcelona: Editorial UOC.

Rither, J.M., Flower, R.J. & Henderson, G., Loke, Y.K., MacEwan, D. & Rang, H.P. (2020). Rang y Dal. *Farmacología.* 9ª edición. Barcelona: Elsevier.

Rodríguez, J.M. (Ed.) (2011). *Guía de buena práctica clínica en algoritmos de decisión de depresión.* Madrid: Organización Médica Colegial de España. https://www.cgcom.es/sites/default/files/gbpc_algoritmos_depresion.pdf

Roncero, C. & Casas, M. (2016). *Patología dual. Fundamentos clínicos y terapéuticos.* Barcelona: Marge Médica Books.

Ruiz, J.M. & Pedrero, E.J. (2014). *Neuropsicología de la adicción.* Madrid: Editorial Médica Panamericana.

Sadock, B.J., Sadock, V.A. & Ruiz, P. (2017). *Kaplan & Sadock's text book of psychiatry.* 10th Edition. Philadelphia: Lippincott Williams & Wilkins.

Salazar, M., Peralta, C. & Pastor, J. (Eds.). (2010*). Tratado de psicofarmacología. Bases y aplicación clínica.* 2ª edición. Madrid: Editorial Médica Panamericana.

Schatzberg, A.F. & DeBattista, C. (2018). *Manual de psicofarmacología clínica.* 8º edición. Medellín: Amolca.

Schatzberg, A.F. & Nemeroff, C.Y. (2006). *Tratado de psicofarmacología.* Madrid: Masson.

Self, D.W. & Staley, J.K. (2010). *Behavioral neuroscience of drug addiction.* Madrid: Aula Médica Ediciones.

Shiloh, R., Nutt, D. & Weizman, A. (2006). *Atlas of psychiatric pharmacotherapy.* 2on Edition. Florida: CRC Press. Taylord & Francis Group.

Soler-Insa, P.A. & Gascón-Barrachina, J. (Coord.). (2012). *RTM-IV Recomendaciones terapéuticas en los trastornos mentales.* 4ª edición. Majadahonda: Cyesan.

Sosa, C.D. & Capafons, J.I. (2017). *Tratando... fobias específicas.* 2ª edición. Madrid: Pirámide.

Soutollo, C. (Coord.) (2017). *Guía esencial de Psicofarmacología del niño y del adolescente.* 2ª edición. Madrid: Editorial Médica Panamericana.

Soutullo, C. (2018*). Convivir con niños y adolescentes con trastorno por déficit de atención e hiperactividad (TDAH).* Madrid: Editorial Médica Panamericana.

Stahl, S.M. (2010). *Depresión y trastorno bipolar.* 3ª edición. Madrid: Aula Médica Ediciones.

Stahl, S.M. (2014). *Psicofarmacología esencial. Bases neurocientíficas y aplicaciones prácticas.* 4ª edición. Madrid: Aula Médica Ediciones.

Stahl, S.M. (2015). *Psicofarmacología esencial de Stahl. Guía del prescriptor.* 5ª edición. Madrid: Aula Médica Ediciones.

Stahl, S.M. (2018). *Guía del prescriptor. Antipsicóticos.* 6ª edición. Madrid: Aula Médica Ediciones.

Stahl, S.M. & Grady, M.M. (2012). *Stahl ilustrados. Ansiedad, estrés y PTSD.* Madrid: Aula Médica Ediciones.

Stahl, S.M. & Grady, M.M. (2017*). Stahl's illustrated substance use and impulsive disorders.* 2nd Edition. London: Cambridge University Press.

Stagnaro, J.C., Bednarz, C. & Sobredo, L. (2005). *Diccionario de psicofarmacología y drogas coadyuvantes de la clínica psiquiátrica.* 5ª edición. Buenos Aires: Editorial Polemos.

Stein, D.J., Lerer, B. & Sthal, S.M. (Eds.). (2012). Essentials e*vidence-based psychopharmacology.* 2nd Edition. London: Cambridge University Press.

Taylor, D., Barnes, T.R.E. & Young, A.H. (2020). *The Maudsley prescribing guidelines in psychiatry.* 13th Edition. Chichester: Wiley-Blackwell.

Vanaclocha, B. & Cañigueral, S. (2019). *Fitoterapia. Vademecum de prescripción.* 5ª edición. Barcelona: Elsevier.

Vallejo, J. (Ed.) (2015). *Introducción a la psicopatología y la psiquiatría.* 8ª edición. Barcelona: Masson.

Vallejo, J. & Berrios, G. (2006). *Estados obsesivos.* 3ª edición. Barcelona: Elsevier-Masson.

Vieta, E. & Pacchiarotti, I. (2014). Novedades en el tratamiento del trastorno bipolar. 3ª edición. Madrid: Editorial Médica Panamericana.

Vieta, E. (2014). *Novedades en el tratamiento del trastorno bipolar.* 3ª edición. Madrid: Editorial Médica Panamericana.

World Health Organization (2009). *WHO Monographs on Selected Medicinal Plants.* Vol 4. Geneva: WHO.

Wikinski, S. & Jufe, G. (2013*). El tratamiento farmacológico en psiquiatría. Indicaciones, esquemas terapéuticos y elementos para su aplicación racional.* 2ª edición. Buenos Aires: Editorial Médica Panamericana.

Willner, P. (1991). *Behavioural models in psychopharmacology. Theoretical industrial and clinical perspectives.* Cambridge: Cambridge University Press.